漢方 診療三十年

[日] 大塚敬节◎著

王宁元　孙文墅◎译

华夏出版社

HUAXIA PUBLISHING HOUSE

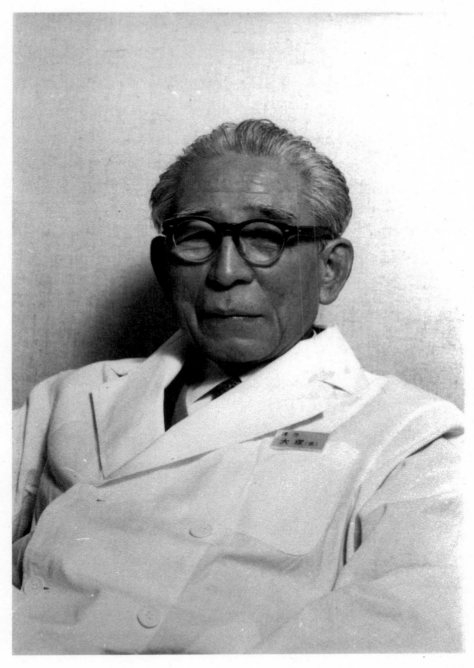

大塚敬节先生（1900−1980）像

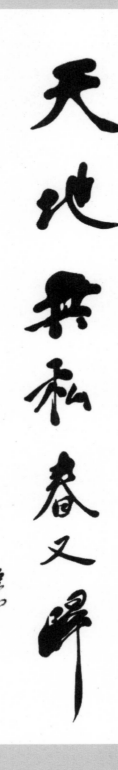

大塚敬节先生手书『天地无私春又归』

交流的"生性"
——《汉方诊疗三十年》二版小记

　　华夏出版社与创元社继续出版《汉方诊疗三十年》在中国大陆的简体中文第二版，实乃有益之举。

　　大塚敬节先生的名著《汉方诊疗三十年》简体中文版自2011年1月出版以来，受到各位尊敬的读者的欢迎和喜爱，至今已进行了七次印刷。书中医案的描述式实录所蕴含的经方方证辨证的高深思维也与许多读者发生共鸣，并不断在临床诊疗中得到印证。

　　一位读者在留言中写道：这本书在汉方领域的重要性是不言而喻的，中译本的面世实在是太迟了，让人翘首以待了好长时间。

　　一位中医专家谈到传统医学习得与个人禀赋气质的关系，结合自己的体悟，感佩书中"汉方医学合了我的生性"这句从心底自然流出的话语。

　　有高校老师以专题讲座的形式向学生们介绍《汉方诊疗三十年》

的学术特点和值得汲取的价值，有热心的同道或在单位或通过网络组织专业人员学习该书，有严谨而博学的读者指出了书中译文的错误。

南京中医药大学国际经方学院院长黄煌教授高度评价大塚敬节的学术成就，认为"大塚敬节的书非常值得一看，在古方怎样用在现代疾病上，大塚敬节先生是个天才"，并鼓励"希望以后要多翻译大塚敬节的书到中国来"（《麻黄类方的临床应用》，2011年北京国际经方论坛）。

著名经方学家娄绍昆先生在《久久不能释怀的中医之味》一文中谈到："时时亲切细腻地体验到具象的经方知识和大塚敬节先生的临床智能与技巧。在医案叙说的字与字关联之中，朦胧地传递着破解方证对应的密码，不知不觉之间欣喜地理解到临床时意向性思维的作用，渐渐地懂得从原始的临床资料去接近经方。还原方证这是经方医师的必须要经过的一道窄门。"从认知方式特点上揭示了《汉方诊疗三十年》拙朴蕴高妙、韵险得意深的一面。

值此第二版出版之际，向给予宝贵指导和支持的各位师长和同道们表示衷心地感谢，也向在该书出版过程中付出诸多辛劳的出版社相关各位谨表谢意。

第二版修改了一版的一些错误和不当之处，同时应编辑部要求撰写这篇小记。此时因缘显现，突然有机会拜谒永昌县容圣寺和武威市鸠摩罗什寺。两寺位于丝绸之路的古凉州，与史上高僧也是著名佛经翻译家玄奘法师、鸠摩罗什法师渊源颇深。玄奘西行归来曾在容圣寺讲学，而武威则是鸠摩罗什生活十七年之地，罗什寺塔藏有法师的舌舍利。伫立先贤们曾经的驻足之地，遥想当年的时空与人物，感慨良多，法师们功德无量的译经活动经历了难以言表的艰辛，然而具有不可替代的开拓性，不断与后世传承者实现着被一位西方哲人称为"我们历史上见"的精神性对面。优秀文化之间的转达与移植总是以各种形式在绵延和存续，这也是人类的一种"生性"吧。

谨以数年前赞颂鸠摩罗什与弟子僧肇同场译经相互感应情景的二首短诗结束小记。

其一

冥心真境中，

清微宣远言，

风摆绛衣处，

琴悠不见弦。

其二

名师名弟子，

同场译经维，

神静闻天籁，

气动熠清辉。

王宁元 谨识

二〇一九年八月 于北京市小清河未及古人斋

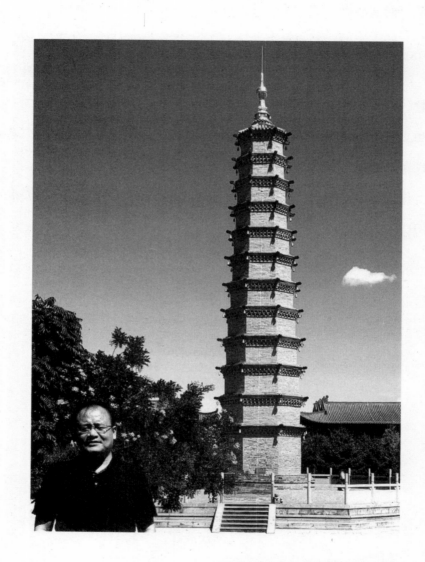

2019年8月译者于武威鸠摩罗什寺

《汉方诊疗三十年》中文版序1

在大塚敬节先生的著作《汉方诊疗三十年》中文译版由华夏出版社出版之际，译者王宁元医师邀请我写一篇序文。大塚敬节先生是我长期工作的北里大学（原北里研究所）东洋医学综合研究所的第一任所长，我也曾有幸近闻先生的謦欬。第二任所长矢数道明先生是大塚敬节先生最亲密的汉方医学同道者，是我的恩师。第三任所长大塚恭男先生是大塚敬节先生的长子，是长期予我以教诲，我深深敬爱的恩师，令人痛惜的是大塚恭男先生于今年三月去逝了。

大塚敬节先生的著作被译成中文而被中医界的各位广泛阅读，这是一件令人喜悦不已的事情。虽然我来写序文实为僭越，但由于上述我与大塚敬节先生的因缘而终于冒昧地执笔。

大塚敬节先生于1980年逝世，1986年的逝世六周年之际，在墓地（东京多磨灵园）树立了纪念碑，受矢数道明先生的指示，由我起草碑文，道明先生作了修改。敬节先生的业绩广大而深厚，笔舌之端难以尽言，因碑文里有扼要的记述，现将该碑文转载如下。

先生，姓大塚氏，名敬节。为父惠迪、母宫的次子，1900年2月25日出生于高知市追手筋。家中四代为医，初代希斋、二代恭斋为山内侯典医。1923年毕业于熊本医学专门学校，未几，父病故，继承家业，与松本福荣结婚。1927年因读汤本求真的著作《皇汉医学》而有所感，遂于1930年关闭医院，赴东京，入于求真门下，1930年在东京牛込船河原街开设汉方专科医院。与此同时期，经诗友伊福部隆彦介绍结识权藤成卿。权藤为农本主义者，其学说类于自然渐化的东方思想。对其思想有所铭感，终以师事之。1934年参与创立日本汉方医学会，协助会刊《汉方与汉药》的发行。1936年与同道者一起结成偕行学苑，在拓殖大学开设汉方医学课程，并发起成立东亚医学会促进国际交流。1943年随同板仓武在同爱纪念医院开设东方治疗研究所并从事研究工作。1950年创立日本东洋医学会，历任该会要职。1955年从西荻洼的临时住所乔迁至四谷三荣街新居。随后为设立医疗法人金匮会中将汤大楼诊疗所、财团法人日本汉方医学研究所而奔走。1973年协助日本医师会武见太郎会长创设社团法人北里研究所附属东洋医学综合研究所，并就任第一任所长。前后五十年来，一心一意地从事疑难病患者的诊疗工作，为复兴濒于灭绝的汉方医学，为培育后续人才而鞠躬尽瘁，且一生著述颇丰。因其功绩，1978年被授予日本医师会最高优功奖。1981年被追授予文部大臣奖，以表彰其生前成就。1980年10月15日早晨，因突发脑出血而逝世，享年八十岁。葬于多磨灵园，谥号杏学院医翁敬节居士。

《汉方诊疗三十年》一书，1959年初版以来，已经历了半个世纪的岁月。1967年由吴家镜氏翻译、台湾正言出版社出版了汉字繁体译本，但时至今日，该版本已经很难再得到了。在这种情况下，中国大陆出版新的译本，使该书有了与中国的医师见面的机会。说实话，这件事情是我所没有想到的，而新译本由我来写这篇序言更是我梦中也没有见到过的。

　　生前致力于汉方医学的研究和普及，并对与中国大陆的文化交往倾注了极大热情的大塚敬节先生今天在天国也一定会很高兴的。在这里向策划和实行该书中文翻译的王宁元医师的辛劳表示诚笃的敬意，向中国的读者诸贤致以真挚之礼！

　　　　　　　　　　　　2009年10月27日于日本东京白金

　　　　　　　　　北里大学东洋医学综合研究所医史学研究室

　　　　　　　　　　　　　　　　　小曽户洋　谨识

《汉方诊疗三十年》中文版序 2

　　大塚敬节先生是日本当代著名汉方医学家，也是引领二十世纪日本汉方医学走向复兴的最重要医家。大塚先生在青年时代学习并从事现代医学临床，后接触汉方医学，并被深深地吸引，遂入当时汉方名家、《皇汉医学》作者汤本求真门下，钻研《伤寒杂病论》，开始了汉方医学研究。在此后五十年的学术生涯中，学宗仲景，勤求古训，博采众长，精于临证，著作等身，并且参与创建汉方研究组织和机构，致力于后继人才培养，成为日本汉方医学一代宗师，在日本之外，特别是在中国大陆、台湾和韩国等地也享有盛名。

　　大塚敬节先生一生勤于著述，除了与矢数道明先生合作，系统整理、编著大量中古时期以来日本医学著作，出版了《近世汉方医学书集成》外，仅他亲自撰写的学术著作就多达三十余部，这些著作可以说多是日本当代汉方学术精华。如《临床应用伤寒论解说》、《金匮要略讲话》、《从证候论治——汉方临床治疗的实际》、《汉方诊疗三十年》、《伤寒杂病论辨脉法平脉法讲义》、《皇汉医学要诀》、

《汉方医学临床提要》等，在日本的汉方医学界有深远影响，为许多汉方学习者的必读之书。

《汉方诊疗三十年》是大塚敬节先生自一九二七年独立开设大塚汉方医院起至一九五八年的三十年间临床医案的精华，从一个侧面真实地反映了大塚先生的学术历程，其学术性和史料价值都很高。通过阅读该书，我们可以感觉到大塚先生在汉方医学尤其是在仲景学说理论和临床方面的高深造诣，体会到他对证与脉的理解与重视，学习到他对诸多方剂独到的运用经验。书中所选病案既反映了大塚先生独具慧思、良效迭出的丰富临床经验，也有一些治疗过程并不顺利，用他自己的话就是"不高明"，甚至"赧颜"的记录，这种求实认真的治学态度，科学诚实的精神，更显大家之风范，令人高山仰止。

《汉方诊疗三十年》是一部难得的、风格独特的医案集，该书的编写体例为读者使用着想，先将病案编号，编排目录，另外又建有病名证候索引和方剂索引，读者既可以由目录选择阅读，也可以根据感兴趣的证候或方剂找到相关的病案。书中文语浅易，医理兼顾，寓意深奥，字里行间显示了这位汉方大家善于驾驭文字的高妙笔力，但对译者也提出了医、文（外文与中文）的高难要求。

译者王宁元博士出生于中医世家，毕业于河北中医学院，留学日本多年，获博士学位后回祖国发展，对中日两国传统医学的状况均有所了解，专业和语言能力能够胜任这种学术翻译工作，他将《汉方诊疗三十年》译成中文出版，做了一件很有意义的实事。他向我谈起继续翻译大塚敬节先生代表著作的想法，我愿意看到他的成功，希望他能够以认真负责的态度和译出精品的意识把这件事情做仔细，做到底，做好。这对两国医学交流，将是一件功德无量的好事。

2010年6月于北京

卫生部中日友好医院教授　日本大学医学部客座教授

史载祥　谨识

代序

大正九年（一九二〇年）时，我还是熊本医学专门学校（现熊本大学医学部——译者注）的二年级学生。有一天，我路过熊本市外水前寺公园后面的一条街时，看到了"汉方深水医院"的名牌。那时见过的其他医院的广告牌子于今都忘记了，只有这个深水医院的名牌还留在我的记忆里。

为什么只记住了这个名牌呢？这是因为数年后我也研究起汉方，得以翻阅旧时记忆的缘故吗？不，并不是那样。

记得当时看到这个名牌时，我是用轻蔑的眼光看"汉方"两字的。其实这家深水医院是从德川时代（即江户时代，1603–1867年——译者注）延续至今的汉方医学名家，对此一无所知的我，好像透过名牌看到的是一种江湖庸医的面孔。

可是，有些讽刺意味的是，数年之后，我只要看到"汉方"两字时就要激动得心里扑通直跳，自己已经一头扎进汉方医学的世界里了。

为什么学习现代医学出身的我，又告别了现代医学，做起了被世人冷淡和疏远的汉方医学研究呢？现在静静地回顾这些事情，最后应该可以用这么一句话作为答案，就是"汉方医学合了我的生性"。

对于"你为什么做起了汉方研究"这样的询问，我做过如下的回答：

（一）自己幼年时因病体弱，对现代医学治疗的无力感心生厌倦。

（二）我家代代行医，家里有汉方的医籍和家传的方药。

可是，再仔细考虑一下，到目前为止，我使用汉方治好过多名医生的疾病，虽然这些人生病时也服用汉方药，但他们并没有想到要去研究汉方。另外，即使是出身医家，也有家传汉方医籍和方药的医生，像我这样放弃现代医学投身于汉方研究的人也很少见。

这样想来，我之所以能够迈进汉方研究世界的理由，除上述的（一）、（二）之外，我自身性格使然的考虑，应该是更接近真实的吧。

但是，如果没有下述的机会，在我的一生中也许就不会出现进行汉方研究的事情了。

大正十二年（一九二三年——译者注）的三月，我从学校毕业，虽然取得了医师资格，但自己并没有一生投入到医学研究中去的想法，总有一种所学得的医学与自己性格不符的感觉。就这样，没有一个要去积极做某件事情、达成一定目标的理想，完全是顺其自然地回到了家乡。父亲是个开业的医生，于这一年的十月里五十五岁上病故。

我必须为养活母亲和弟弟妹妹而工作，然而除了行医才能支撑生计，别的什么也干不了。于是我就继承父亲的工作，在土佐（日本旧国名，今高知县——译者注）的海滨开业行医了。

就这样，我不由自主地成了一名医生，很快地度过了二三年的时光。昭和二年（一九二七年——译者注）三月的一个早上，我像平时一样，于开始诊疗工作前先看看报纸《读卖新闻》。这一天报纸文艺栏目里有一篇对《汉方医学的新研究》的书评，书的作者是中山忠直，书评的作者叫福永荣。我看了这篇书评，产生了阅读的念头，便立即向出版社宝文馆订购了该书。

中山忠直在大正十五年（一九二六年——译者注）的《日本及日本人》杂志秋季增刊号上发表了《汉方医学复兴论》，引起了轰动。《汉方医学的新研究》就是在那篇文章的基础上作了若干补充而于昭和二年二月二十五日（令我惊奇的是这一天正是我的生日）出版发行的。

我读了这本书，知道了一直被自己小看的汉方医学实际上是很了不起的高级临床医学，以前认为汉方医学也就是煎服一些类似鱼腥草、老鹳草等药草的民间疗法，现在真是为自己的无知而羞愧了。通过这本书的介绍，我知道了汉方医学的《伤寒论》是世界最高的论述治疗学的古典医著。我从储藏室里找出了《伤寒论》，打开来看，但全是很难认的汉文，一行也没有读下来。

那个时候，《读卖新闻》几乎每天都在公布向内务省提交的新刊行书目。看看有没有汉方医学相关的书呢？每天早上我都是一边激动着，一边仔细地搜索着这个栏目。就这样，终于发现了于昭和二年（一九二七年——译者注）六月二十八日发行的《皇汉医学》第一卷，便订购了该书。这本书是后来成为我的恩师的汤本求真先生在生计困苦中以自费的形式出版的，我读了它，下定了把自己一生投入到汉方研究中去的决心。

从那时至今，三十年的日夜流逝而去。

现在，在执笔写《汉方诊疗三十年》之际，回顾往昔的岁月，万千的感慨充满于心胸。

汤本先生的《皇汉医学》第二卷、第三卷也相继出版，我惜时如金地阅读它们。一遍又一遍地读了，但是，越读越觉得不明白的地方越多。

昭和五年（一九三〇年——译者注）的一月，我决意关闭诊所，从零开始学习汉方医学。这可以说是背水一战。

到东京去，在汤本先生的身边认真充分地学习，下了这样决心的我，于这一年的二月二十六日早晨到达了东京。

我在神明街车站下了汽车，向一位路过的老人询问："一位叫汤本的汉方先生的住所在什么地方？"

"不远，水沟对面的那家就是哟。"

我按照老人所指的方向，找到了一家小而陈旧的平房，这就是我在这个世界上最尊敬的汤本求真先生的诊所兼住宅。

大门口挂着"皇汉医术诊疗教授汤本医院"退色字迹的名牌。

我在相邻的房子里住下了，本来非常疲劳，但这一夜怎么也睡不着觉。天快亮时，梦见自己去乡下出诊了。第二天，我和荒木性次、佐藤省吾两君一起成为了先生的门生。

汤本先生是于明治三十四年（一九〇一年——译者注）以第一名的成绩毕业于金泽医学专门学校的高才生，但因有所感，便放弃了现代医学，学习汉方，已经自成一家。

日本政府在明治初年废除了汉方医制度，形成了西方医学一边倒的局面，所以现在汉方医这种特别的医师消失了。但是在我决心投身到汉方医学世界的昭和初年，从明治初年留下来的纯粹汉方医和学习西方医学取得医师资格后又转向汉方研究的人还有一些。虽然说即使废止了汉方医制度，只要取得了医师资格，也还可以自由地进行汉方治疗，但是学习了现代医学之后再转向汉方研究的人极为罕见，汉方的传统几近断绝。

日本的汉方进入德川时期后产生了多个流派，其中占主流的有古方派、后世派和折中派。

汤本先生是代表昭和时期古方派的大家，我跟随先生学习了古方派。古方派的基本立场是，只要研究了汉末医著《伤寒论》和《金匮要略》，唐宋以降的杂书就没必要看了。为此，在最初的二三年里，我全力以赴地做了《伤寒论》和《金匮要略》的研究。这样一来，我达成了与汉方医学最根本经典的亲近和熟悉。像这样在学习的初期，没有涉及杂学，而能够直接全力攻读了伤寒论，这是汤本先生予我的恩赐。

但是我终于还是产生了疑问。《伤寒论》和《金匮要略》的重要性是自不待言的，可是唐宋以降名医的著作都是无用的吗？真的就没有研究价值吗？

这些疑问藏在心底不得释然。有一天，从我的汉学老师权藤成卿先生那里得到了如下的告诫：

"你是个古方派，可是古方派有排他癖。你不觉得这是古方派的短处吗？"

我好像突然被刺了一下，吃了一惊。如果只认古方为是，认后世方为非，这种态度与只以现代西方医学为是，以汉方为非的态度不就一样了吗。此时，我做了深深的反省。又下了决心，不论唐、宋、金、元、明、清的医书，还是德川时期后世派和折中派医家的著述都要读。于是，将龟井南溟（1743－1814，日本江户时期医家——译者注）的箴言挂于壁龛：

"医者意也，意生于学，方无今古，要期乎治"。

对呀，是这样的，我的心底发出了共鸣。

对于医术，没有古方与今方的区别，能够治愈疾病就好。

这样，我从向古方一边倒的境地中解放出来，与后世派和折中派医师交朋友，壮大了自己的药囊。

在这里，再次向这些师友献上感谢的话语。

我在本书中，收集了三十年经验里的近三百七十例验案。其中约一百五十例曾在《古医道》、《汉方与汉药》、《东亚医学》、《东洋医学》、《汉方》、《日本东洋医学会志》等刊物发表，这次又作了简单的修改。其他案例是从二次世界大战以后的病例记载中挑选的，以汉方诊断的必要证候为主，现代医学的记载尽可能地简略。在这些案例中也有失败例和令我赧颜的拙稚东西，考虑到这类案例也许反而成为初学者的参考，也就鼓足勇气收录进来了。这些案例的主人公们给予了我宝贵的经验，在这一点上与师友一样也是我的恩人。

在即将止笔之时，也向他们各位奉上感谢的话语。

大塚敬节

一九五九年二月十三日于梅开之窗际

致本书读者的阅读说明

一、本书收集的验案以治疗所使用的方剂为中心进行分类编集，例如第一章从桂枝汤开始，列举了桂枝汤及其加减方的验案。其他章亦如此。但是在一个病案治疗过程中，有时随着病情的变化，方剂也随之改变。为了阅读检索方便，另外设列了证候、病名索引和方剂索引。

二、证候、病名索引各项下的数字，是病案的序号，表示在该序号所示的病案中出现该证候或病名。

例如："嗳气、噫气　132　135　140　220　314"表示嗳气同噫气，该症状出现在第132、135、140、220、314号病案里。而"噫气，参照嗳气项"，表示噫气出现在嗳气病案里。

"下肢冷（参照肢冷证、手足冷项）"表示"下肢冷"、"肢冷证"和"手足冷"均为类似的症状，宜互相参照。

三、同理，方剂索引各项下的数字表示在该序号所示的病案中出现该方剂。无数字表示的方剂为加减使用的原方，在病案中未出现。

药物的剂量均采用米制，所表示的是以克为单位，成人一日量。如果没有特别说明用法，即使名为某某散、某某丸，也均为煎剂。煎服方法为，水600毫升（约三合余），以微沸程度的火力煮至一半，立即滤出，一日分三次或二次，尽量空腹服用。原则上宜温服，但当出现咯血、吐血、衄血等症状时或某些呕吐的场合宜凉服。另外当药液有强烈的气味而难以下咽时，凉服比热服容易下咽。儿童应减量使用，十二三岁者为成人的半量，五六岁者为三分之一量，二三岁者为四分之一至五分之一量。

这里所说的量是大概的标准，实际临床宜根据病势和体质加减应用。

另外，汉方药有假药和劣药的问题，对此须加以注意。

四、煎药的容器最好为砂锅、土锅，铝合金锅也可使用，但铁锅绝对不可。

五、本书中生姜的剂量是指鲜姜的分量，而非汉方药店里出售的生姜。汉方药店的姜为干燥品，如果以干燥品代用的话，以鲜姜量的四分之一左右为宜。

六、大黄为泻下剂，对其敏感者仅用0.5克即可引起腹泻、腹痛。但有些顽固性便秘有必要用至10克以上。

七、因附子含有引起中毒的有毒成分，希望在用量上要慎重。使用唐炮附子（自中国输入品——译者注）时中毒的危险性小。另外被称为白川附子（亦称白河附子，为日本产附子——译者注）的附子虽然也是比较安全的，但一日用量即使0.3克左右，也有时出现口唇麻木、悸动眩晕、头痛和胸中苦闷不适，这些是轻度中毒的症状，宜停止用药。

八、对于病案中出现的胸胁苦满、少腹急结、心下痞硬（心窝部痞塞感）等汉方医学独特的腹证，文中进行了一定的说明。另在拙著《汉方医学》（创元医学新书）里，插入绘图说明了腹诊法，并对脉诊和药物的功效进行了论述，可供参考。

大塚敬节

目录

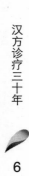

【第陆章】...........147

【第捌章】 217

第壹章

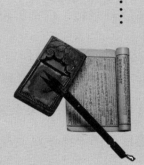

1 患感冒辄畏寒不止

某患者，每次患感冒都特意从福井县来东京找我诊治。或许有人认为像感冒这样的病没必要如此费事。但是该患者每次感冒，必须服用我的处方才能治愈。

与该患者的交往可上溯到1942年，当时患者30岁左右，住在鎌仓。有一次患感冒，持续出现低热、畏寒、头痛等症状不见好转而来我处就诊。当时给予桂枝汤治疗，病情立刻好转，后来每次感冒，给予桂枝汤或桂枝麻黄各半汤，便会很快治愈。

后因战争激烈化，该患者疏散到了福井县。每次感冒仍然是畏寒、低热、头痛等症状总不见好转，所以特意从福井县来东京就诊。

但是，患者近两三年身体渐胖。感冒后仍予桂枝汤或桂枝麻黄各半汤治疗后不见好转，而用柴胡桂枝汤可以治愈。症状未变，仍是畏寒、头痛、低热，但腹证发生了变化。腹诊时，诉右侧季肋部有抵抗感，有胸胁苦满症状（参考80、99），这是使用柴胡的指征，便使用了小柴胡汤和桂枝汤合在一起的柴胡桂枝汤。这表明患者由可以使用桂枝汤的虚证体质变成了适用柴胡桂枝汤的实证。

2 桂枝汤备忘录

＊桂枝汤是《伤寒论》中第一个出现的方剂，用于有头痛、恶寒、发热等症状，且脉象浮弱者。在《伤寒论》中，出现这些症状称

为有表证。

* 桂枝汤常用于感冒初起，但有时也用于长期有发热、恶寒症状而无其他明显异常者。

* 使用麻黄汤和葛根汤，虽然汗出，但是仍有发热、恶寒不能去除时，有时也宜于使用桂枝汤。这种情况下，脉浮弱是指征之一。

* 浮脉如水漂木，一按就躲开，不应指腹。

* 桂枝汤有强壮的作用。古人认为它有改善气血循环，调和阴阳的作用。

* 比起体力充实者，桂枝汤用于衰弱者较多。

* 名古屋玄医（1628-1696，日本江户时期医家——译者注）经常在桂枝汤的基础上加减应用于各种疾病。他认为疾病是由于阴阳不调和引起的，所以宜于用桂枝汤来调和。

* 《金匮要略》妊娠篇的一开始就出现了桂枝汤。论述了妊娠初期使用桂枝汤的情况。下一个验案就是这种病例。

* 桂枝麻黄各半汤是将桂枝汤和麻黄汤合二为一的处方，用麻黄汤发汗但脉太弱，用桂枝汤又虑其药力不足时为其使用指征。

* 桂枝麻黄各半汤亦用于感冒缠绵不愈者。

* 柴胡桂枝汤用于恶寒、发热、关节痛、头痛、腹痛等主诉者，与小柴胡汤（参考第肆章）证相似。所以不仅用于感冒缠绵不愈者，也用于胃炎、胃溃疡、胆囊炎、阑尾炎等。

3 妊娠初期持续低热

某妇人，诉从妊娠两个月起感觉身体不适（身体违和），轻微头痛，低热，体温在37.2～37.3℃，持续十余天未见好转。脉浮弱。

我诊断为妊娠恶阻，投予桂枝汤治疗，五天后全身感觉变得爽快，体温也降至正常。

另一妇人，从妊娠七个月起，每天下午发热，体温38℃多，持续十余天不见好转。在其他医院考虑是肺结核引起的发热，建议人工引产，但是患者对手术有顾虑，故来我院求治。

诊察，脉浮大弱而不数，咳嗽也不剧烈，食欲尚可。检查发现左肺上叶有浸润。

我投予桂枝汤治疗，从第三周开始，体温下降，最后平安分娩。当时出生的男孩，现在已经大学毕业，在某公司工作。

四年后冬季寒冷的一天，该患者又来医院，诉妊娠三个月，每天下午发热，体温37.4℃～37.5℃，还有咳嗽，食欲不振。妇产科医生说尽快实施人工流产，但患者不希望这样。说几年前你的药救了我，所以这次还请给我开治病的良药。

于是诊察患者，和数年前一样，脉浮弱，左肺上叶仍有浸润。仍给予桂枝汤治疗，二周后咳嗽消失，食欲大增，发热也退去，直至最后平安分娩。当时出生的女孩，现在已上大学。并且该妇人的肺结核没有进行特别治疗也已痊愈，现在一家人生活很幸福。

对于肺结核的低热，有时也用桂枝麻黄各半汤、小柴胡汤、柴胡姜桂汤等进行治疗。近年有了链霉素等各种有效药物，但在当时，治疗这类患者会费很多周折。

4 妊娠初期汗出不止

某妇人，素患有胆石症。几乎每个月都有剧烈腹痛发作，很痛苦。我投予大柴胡汤治疗，发作完全消失，六个月中没有任何不适。但是在一九四一年二月寒冷的一天，该患者又来诊，诉最近苦于汗出多，疲惫乏力。伴轻微的心下部位疼痛，恶心，大便每日二次。月经两个月未潮。几年前妊娠时也曾有同样的症状，莫非这次又是妊娠。

经过诊察，确诊为妊娠。投予桂枝汤治疗，汗止，心下部位疼痛消失，食欲也增加了。

5 关节炎后的丹毒

五十一岁男性，十几天前患急性关节炎，投予甘草附子汤七日量，服药治愈，但是昨天晚上开始出现重度恶寒，发热，体温达39.0℃，要求我往诊。

患者像是感冒，但是详细诊察时，发现前额部稍微红肿，触摸局部有灼热感，轻微疼痛，诊为丹毒。脉浮弱，自诉头痛。

遂以脉浮弱、头痛、发热、恶寒为指征，投予桂枝汤治疗。

服药后恶寒减轻，汗出，翌日体温降至37.5℃～37.6℃，服药八天痊愈。

关于丹毒，曾用过白虎加桂枝汤、十味败毒汤，这次知道了用桂枝汤也能治愈。

急性关节炎初期疼痛剧烈时，有时使用甘草附子汤。这种情况下，恶寒、脉浮大而数是其指征。体温上升接近39.0℃时，也可使用。

6 主诉腹胀、腹痛、便秘

四十三岁妇人，一九五〇年一月二十五日初诊。素来身体健壮，好像从来没有生过病。数年前丈夫病故，现与双亲、女儿四人一起生活。

一月二十一日傍晚，突然剧烈腹痛，请附近的某胃肠道专科医生到家出诊，注射了药物。医生考虑轻度阑尾炎，嘱其冷敷盲肠部。

但是，夜间又腹痛难忍，医生出诊又予以注射治疗。第二天注射二次，第三天注射了三次镇痛剂。然后嘱其服用了驱虫剂。

从那时开始，腹部出现严重膨满，背部和腰部疼痛，口渴。

此日予以灌肠，但只是药物逆流而出，没有排出大便样东西。

翌日腹痛加剧，医生出诊数次，又予以注射治疗。并嘱用湿薄荷敷在腹部，然后灌肠，结果出来的仍只是药物。

又过了一天，也就是发病的第五天，邀我往诊。

往诊时症状如下，患者因腹痛呈痛苦表情，四天来几乎未眠，也几乎没有进饮食，但看上去不太虚弱，面色也较好。

脉大而缓，体温37.0℃，无汗出恶寒，无下肢发冷等症状，但也在使用暖水袋。因口中无唾液而发音困难，用水湿润口腔后，才能说话。

腹部膨隆，各处按之疼痛。回盲部并无明显压痛。

诊断为阑尾炎有些奇怪，这种症候并不能断定是阑尾炎。若是肠扭转，脉搏和一般情况都过于好，不相符合。因而考虑开始不是很重的疾患，是不是因误治而出现了这种状态。

在汉方医学，即使病名诊断不明确，也能确立治疗方案。

该患者有腹满、腹痛、便秘、口干等症状，其中便秘可能是某医师持续使用镇痛剂抑制肠管运动所致，口干也可能是服用莨菪浸膏所致。严重腹满，大概是便秘五天引起的。基于以上的考虑，虽说有腹满、便秘等症状，但轻易使用大承气汤也是很危险的。其证据在脉象上表现出来，大而缓之脉不是使用泻下剂的脉象。但是在这里必须注意的是，《金匮要略》中有"病者腹满，按之不痛者为虚，痛者为实"的条文，该患者腹满疼痛，不就是实证吗？若是实证应该用泻下法。根据自己以往的经验，结核性腹膜炎等病也有腹满，也有按之疼痛等症状，但是几乎没有作为实证使用泻下剂的。既然这样，此条文也不能无条件地参考。

基于以上的考虑，我让患者服用了桂枝加芍药汤。该方剂见于《伤寒论》太阳病篇，用于腹满、腹痛、呕吐、腹泻者，即使无呕吐、腹泻，但有内虚者也可用之。

该患者不是用大黄类攻下的实证，诊断为虚实夹杂，使用桂枝加芍药汤。如果手足冷、脉弱，也许可以使用真武汤，但该患者无手足冷、脉大而缓，所以否定了真武汤。

患者服药三小时后，接二连三排气，腹痛缓解了许多。翌日仍有腹痛，但是间断发作且变得很轻。至晚上八点，排出了大量黑褐色软便，身体舒适了许多，晚上睡得很好。

第二天有了食欲，此后每天有自然正常的大便，腹满消失，心口窝仍有压痛，少许痞塞感，遂改服半夏泻心汤。服药五天，心口窝处压痛、痞塞感消失，但是又出现便秘、下腹胀。再给予桂枝加芍药汤，服药七天，治愈，患者已可坐电车来诊。

7 桂枝加芍药汤备忘录

* 桂枝加芍药汤 虽然只是将桂枝汤中芍药的用量增大，但其用途却与桂枝汤有了很大不同。古人用桂枝助阳，用芍药助阴，桂枝汤是太阳病的治疗方剂，但增大了芍药用量的桂枝加芍药汤成为太阴病的治疗方剂。

* 桂枝加芍药汤用于腹部膨满、呕吐、腹泻、时有腹痛，但也可用于无呕吐腹泻者。

* 腹部膨满便秘时，有实证也有虚证。虚证的情况下，即使腹胀，但腹部缺乏弹力和底力，脉亦无力，此时若使用大承气汤等方，会出现剧烈腹痛、腹泻、乏力。在腹部有底力的实证情况下，腹有弹力，脉亦有力，才可以使用泻下剂。

＊所谓脉缓意味着疾病为轻证。

＊缓脉为浮软而无力，来去缓慢。

＊桂枝加芍药汤证多见于腹部膨满和腹直肌紧张，但腹直肌紧张不是必然出现的症状。

＊桂枝加芍药汤证出现腹泻时，多数伴有腹痛、里急后重。

＊太阴病腹满是虚证，可用桂枝加芍药汤、小建中汤补益，即使出现便秘也不能泻下。

8 急性大肠炎

家住牛込的四十六岁男性，一九四五年二月八日往诊。

患者从二月一日开始出现腹泻，伴有里急后重，每隔二十分钟左右腹泻一次，为大量白色黏液样便。若强忍大便，会全身发抖。无腹痛，虽有食欲，但食不知味，口臭，无舌苔，口微渴。每次大便时伴有小便。左脉浮大，右脉沉小弱，腹满。诊断为大肠炎。

诊右脉时，似乎可看作为真武汤证。可是如果以真武汤证比照，该证里急后重程度过于重了。左脉浮大无力。无论如何，大黄禁用。所以用桂枝加芍药汤治疗。

服用三天后，大便变成一至二个小时一次，自诉身体感觉好转了许多。二月十四日，又给予三天药物，大便变成一日二次。

桂枝加芍药汤由桂枝汤的芍药增量而来，用于里急后重、腹痛，但是如本病例的情况，没有腹痛也可以用。如果里急后重的程度较重，大便只有少许，伴有腹痛者，选用配有大黄的芍药汤和桂枝芍药大黄汤为好。这些处方也可用于痢疾。

9 臀部一疼痛就哭泣的幼儿

一九四九年十月上旬，一位父亲背着四岁的女儿来诊。

据这位父亲讲，孩子有时诉屁股疼痛而哭闹。症状已持续十四五天，分别到小儿科、外科、肛肠科就诊，诊断不明，也没有治好。疼痛呈发作性，不疼时照常玩耍，但疼痛发作时，或蹲在路旁，或由妈妈抱在膝上，一动也不动。

肛门周围未见异常。疼痛时，若泡澡会轻松一些。小便也未见异常，也不像膀胱疼痛。当问及排气怎么样时，说觉得排气后好像舒服一些。虽然大便每日一次，但有时便秘。

于是我诊断为肠疝痛，投予桂枝加芍药汤。翌日未出现疼痛，其后曾发作一二次，服此药后，马上治愈。该幼女现在已是初中学生了。

10 被诊断为直肠癌的患者

一九三四年十月下旬的一天，四十五岁的某男性由妻女陪同来诊。该患者在某大学附属医院外科就诊时被怀疑直肠癌，决定手术治疗。因听从邻居的推荐，术前想再找汉方诊治而来院。

主诉为里急后重，黏液血便，入夜腹部胀满，痛苦不适，难以入睡。特别是黎明时空气变冷，痛苦的感觉加重。排出物中无大便，只是黏液中混有血液，每次排出一点。使用泻药后，腹胀加重，疼痛加剧，不能顺利排出大便。

因为有上述症状，自然地被怀疑为直肠癌（随后了解到其姊、其兄均死于癌症）。

我建议手术推迟一周，试服汉方药治疗，于是投予桂枝加芍药大黄汤（大黄1.0克）。没想到服药后感觉好转，大便通畅，夜间腹胀也消失，能够安然入睡了。

患者说如果是这样的话，就没必要再做手术。约一个月后，粘血便几乎消失，能排出普通便。但是，还令人在意的是左下肢浮肿，并且在左下腹好像隐藏着一个妨碍血行的肿物。下肢浮肿持续不退，后使用防己黄芪汤，约二周后症状消失。

到第二年的春天，患者停药后也未见异常。但进入十月份，天气渐渐变凉时，又出现了与去年相同的症状，于是又投予桂枝加芍药大黄汤。到了十二月，又出现左下肢浮肿。这次持续服用桂枝加芍药大黄汤，此后气候转暖，便又停药。这样持续了二三年，不知不觉病已痊愈。

11 慢性便秘

四十四岁妇人，常年苦于慢性便秘。服泻剂后虽然大便可通，但出现腹痛，心情很差。若不服泻剂，大便一周也不通下。腹胀，时有轻微腹痛，并有腰痛，月经正常。

腹诊，全腹膨满，以下腹部为甚，下腹部腹直肌略有些紧张，无胸胁苦满。

投予桂枝加芍药大黄汤。大黄一日量为0.7克。服药的第二天，排出正常样大便，排便时感觉舒畅。隔一日，又排出正常大便，且心情舒畅，随后，隔日一次排出大便，腰痛消失，腹胀也减轻。可是停药后还是出现便秘，所以连续约三个月每天服用该药。后来即使不服药，也有了自然排泄大便的感觉。

12 患胃下垂主诉便秘

四十五岁妇人，三年前开始出现便秘，医师说可能是胃下垂所致。服泻剂后大便通下，但身体感觉不舒服。若不服泻剂，七天左右持续便秘，腹胀，心情不佳。

无发热，但时有头痛、恶寒。腹诊时脐上部位有振水音，心窝部堵塞感。月经正常，喜食甘味和油炸食品。

我投予桂枝加芍药大黄汤治疗（大黄一日量0.7克）。

服药后，大便变得通畅，情绪好转，头痛、恶寒等也消失。如此两周后，伴随着振水音的消失，出现了腹直肌的挛急。

桂枝加芍药大黄汤是在桂枝加芍药汤的基础上加大黄而成。用于与桂枝加芍药汤证相似，但便秘倾向较重者。该方中大黄的量，多数情况下可用0.5~1.0克左右。即使大黄的量小，但若对证的话，大便也会变得通畅。

若服用桂枝加芍药大黄汤后出现剧烈腹痛和腹泻，则不是该方的适应证。

13 患慢性腹膜炎的少女

八岁的少女，因慢性腹膜炎来诊。

该少女自两个月前开始出现精神欠佳、易疲劳，时有轻微腹痛，约有七至十天一直未排便。灌肠后可排出大便，但总是不畅快。小便通畅，食欲略减，但味觉无变化。腹部略膨满并有抵抗，脐周有压痛。

投予小建中汤七天量。

服后稍有精神。七天中有两次正常大便，这是两个月来首次正常排便。继服上方七天。面色渐红润，腹部膨满也轻了。再服七天，大便日一次，变得很有规律。又给予七天量。

其后患者未再来诊，但据介绍该患者的人说，该少女现在精神很好，欢蹦乱跳的。

14 主诉剧烈腹痛的慢性腹膜炎

患者为二十岁的姑娘，发热，体温在38.0℃~39.0℃之间。叩诊发现左上肺有大面积浸润，为重症进行型肺结核。无食欲，无排便。伴有汗出，如流出状，口渴。经治医师已经掷药匙而束手（放弃），但是患者腹痛剧烈，非常可怜，我抱着哪怕只是缓解一下腹痛的目的而往诊。

对于这种情况，姑且先予小建中汤治疗。服药二三天后，腹痛缓解，但出现手背、脚背浮肿。护士看后向家属交待病情，说生命最多还有二三天。我虽仍继续出诊但也认为该患者已渐渐不行了。

脉虽无紧象但脉幅不太宽，脉搏不足100次／分。无大便，腹部硬，按之疼痛，无自发痛，全身浮肿。患者自诉总觉得不舒畅，汗出如流出状。

这次投予茯苓四逆汤，以烦躁和自汗如注为治疗指征。

服药后，有日十次左右多量的小便排出，二三天后浮肿消失，同时肺里湿啰音也消失，体温也下降，有了食欲。

我担心这是不是最后的时刻要来了。因为俗话说的"中治"，在《伤寒论》叫做"除中"，不也是出现一般状态好转吗。

但是过了七天，过了十天，患者渐渐有了精神。

年后正月出诊时，患者想起床，但嘱其不要活动，必须安静休息。此时，接到女儿病重通知的父亲从国外回来了，看到衰弱的女儿和枕边的中药，大怒，说正是因为找汉方医看病，才成了这个样子，把药袋摔到地上。患者母亲为了打消丈夫的误解，说多亏了汉方医大夫，女儿才能活到现在等等，详细地把治疗经过讲了一遍。但是这位父亲不听母女的解释，一心让立即住院治疗，安排女儿住进了某院。我不知道后来如何，但在没有链霉素类抗生素的一九四〇年，恐怕是不会治好的。

但直到现在，我也不认为自己的治疗方法有误，也不后悔。

15 遗尿症的少女

患者为十四岁少女，身材细长，面色土黄。小便次数很多，一小时要去二次厕所。每次的尿量也很多。不管吃多少，也不长胖。想解小便时，若不立即去厕所，会当场失禁。易疲劳，精神差，喜食刺激性食物。大便一天一次，软便。口渴，常饮水和茶。夜间睡眠尚可，有时遗尿。冬天手足发凉。

投予小建中汤治疗，一周后，小便间隔能到二小时，未再发生尿失禁。继续服药二月余，遗尿症消失，面色好转，身体也胖了起来。

16 被诊为胃癌的患者

患者某男，五十岁，胃癌肿块扩大，几乎在整个心下部都可以触及到，疼痛难以忍受。患者说这么痛苦，倒是死了的好。

我投予小建中汤治疗。服药五天后，非常有效，疼痛减轻了许多，心下部硬结也缩小了。第三次诊治，患者自己步行来院，这样过了月余，可以自己去看电影，很大程度地恢复了健康。家属也认为不可思议，又过了半年，身体渐渐衰弱，最终死亡。

紧接着下一例，是一个在二三家权威医院被诊为胃癌，使用小建中汤治愈的病例。

患者是信州人，在上趣访红十字会医院确诊为胃癌晚期。投靠出嫁的女儿来东京，在东京大学附属医院就诊，被医生认为已经到癌症晚期，甚至不必进行放射线检查。患者很颓丧，只剩下试试汉方这一条路了，便来我院就诊。

患者为男性，60多岁，消瘦，面色欠佳。腹诊时，全腹壁如一块板样发硬，主诉为剧烈胃痛、呕吐，呕吐物中混杂有血液样物。肉眼可见大便中混有血液。

与胃癌相比我更怀疑其为胃溃疡病，不管如何，先根据腹证投予了人参汤。但因为一点效果也没有，便改投大建中汤治疗，仍无效。这次试着给予旋覆花代赭石汤治疗，疼痛仍不止。于是患者就到东京有名的胃肠医院就诊去了。这时该医院院长去国外留学不在家，副院长接诊，放射线检查结果，诊断为幽门癌，告知已经没必要住院治疗。

所以，这名患者又来找我，看最后还有什么治疗方法可以试试。

我是这样考虑的，《伤寒论》中有条文"呕家不可用建中汤"，有呕吐的患者不应使用小建中汤。可是，患者已成这样，背水一战，只有使用小建中汤而别无他法了，于是投药治疗。不可思议的是，患者胃痛消失，呕吐停止，血便也消失了，二周后，如此重的痛苦症状完全消除，一个月左右恢复了健康，回信州去了。

这名患者真的是胃癌吗？直到现在我还持有疑问。反过来说，若真是癌症的话，有时也可自然治愈，所以用小建中汤治愈也没有什么不可思议的。

17 遗留在腹中的止血钳

二十七岁妇人，一九五〇年一月二十七日初诊。患者于一九四七年八月剖宫产得一子，孩子健康。但后来患者总觉得身体不适。就这样直到一九四九年六月的某一天，突然诉说右下腹疼痛，大夫往诊，诊为阑尾炎，但因症状较轻没有必要手术。可是，疼痛一直不见好转，看过二三名医生，其中某个医生诊为慢性腹膜炎。身体渐渐消瘦，走路时，身体必须向前弯腰才能行走。时有恶寒，不发热。因为精神差，进行胸部X光检查，被指出双肺结核。因此安静休息，但是直到现在仍有腹痛。

初诊时症状如下：

患者消瘦，面色土黄，无光泽，脉沉涩，特别是右脉明显。无恶寒发热，无舌苔，无口渴。食欲一般，大便一天一次，小便次数略多，月经规律。轻微肩凝，左右腹直肌痉挛。从右下腹到脐下压痛，腹部硬如板状。结合胸片检查诊为肺结核，自然就考虑到腹膜炎。但是总觉得不是一种明了的诊断。驱虫剂已服用数次，不认为是蛔虫所致。若必须得到明确诊断的话，只有腹平片检查和再次开腹手术。

但是不管到底是什么病，根据汉方医学的诊断，都可以给予小建中汤治疗。从腹证和脉证考虑，除此之外，没有其他处方可用。不管能否治愈，先试试看。

这样决定之后，投予小建中汤十日量。把药服完后，患者由母亲陪同来院，诉腹痛十成好了五六成。恢复了精神，面色转现出生机。再给予十日量药物治疗。这次服完药后，感觉右侧大腿根部有些痛，但腹痛消失。腹诊时，腹直肌紧张缓解，全腹有了弹性，营养状态也渐渐好转。又给予了十日量药，此后患者未再来诊。

数月后的一天，患者的母亲带另一初诊患者来院。听她讲，服药后疼痛消失，很有精神，很高兴。可是不久痔疮疼痛，去看外科医生。诊疗时，发现金属性的物件卡在肛门处，稍微切开肛门，取出了发黑生锈的剪刀样东西。自从取出这件东西之后，患者完全恢复了健康。

我想，那不是剪刀，应该是剖宫产手术时使用的止血钳遗留在腹中了，因为小建中汤缓解了腹直肌的紧张，所以止血钳掉了出来。服用小建中汤止痛很有意思，即使这样，钳子是通过怎样的途径下降至肛门的呢，还是不可思议。如果事先用X光确认一下钳子的位置就好了。

这种病，即《伤寒论》云"为医所病"（《伤寒论·辨脉法》第二十四条——译者注）之类。

18 肠套叠术后引起的肠扭转

我在《东洋医学》杂志上报告了剖宫产术后二年持续腹痛的病例。该患者用多种治疗方法无效，渐渐消瘦，以至呈骨瘦如柴状态。用小建中汤治疗后，腹痛逐渐减轻，一个月后已生红锈的止血钳子从肛门取出，长年的痛苦一朝治愈，这把钳子是剖宫产时遗漏在腹中的，确实是一件不可思议的事情。下面报告的病例，是该患者介绍来就诊的。

患者为三岁八个月的男孩，一岁两个月时因肠套叠行开腹术。这次从三个月前开始出现发作性腹痛，伴有呕吐，医师诊为周期性呕吐症。可是，每天腹痛轻重强弱不同，呈持续性。腹痛剧烈时，伴有呕吐，有时达十几次。有时数日只进流食，有时还有腹泻，但没有便秘。这种状态一直持续着，患者渐渐衰弱。所以，在某大学医院就诊时，医生建议再次剖腹探查。

患儿消瘦，面色不佳，非常神经质。腹诊时，总的来说饱满，但是腹胀满的部位不定，上下左右移动。任何部位既无压痛，也无特别的抵抗感。透过腹壁可以看到肠的蠕动不安，不时可听到肠鸣音。食欲尚可，因担心腹痛，只吃粥、豆腐、菠菜等易消化食物。无舌苔、脉沉小。

以上症状考虑是肠管狭窄通过障碍引起的。

因此，治疗时应注意以下几点。

如果肠管部有狭窄，其原因是什么。若是恶性肿瘤引起的，应当尽量早期手术，不能单纯依靠汉方。可是该患儿的情况，大概可以考虑为开腹手术后粘连引起的狭窄。

那么，用中药治疗粘连引起的狭窄，好转的程度及可能性有多大呢？根据我自身的经验，自觉症状完全消失，和正常人一样可以活动的病例，确实不少。但是也有服药途中，转为手术的病例，也有患者长期忍受痛苦，尽管我做了不懈努力，但最后还是死亡的病例。所以该患者的情况，也只有先用药观察，根据结果再考虑下一步治疗方案。

到目前为止，有这些症状的患者常用真武汤、旋复花代赭石汤、大建中汤、理中汤、小建中汤等治疗，但是该患儿用什么方剂治疗好呢？

根据《伤寒论》，该患儿的症状应属于太阴病。

《伤寒论》云："太阴病之为病，腹满而吐，食不下，自利益甚，时腹自痛。若下之，必胸下结硬。"

又云："自利不渴者，属太阴，以其脏有寒故也。当温之，宜服四逆辈。"

另外，根据《金匮要略》的分类，这类患者的症状属于寒证。

云："病人腹满，按之不痛者为虚，痛者为实。"

又云："腹满时减，复如故，此为寒，当与温药。"

又云："夫瘦人绕脐痛，必有风冷，谷气不行，而反下之，其气必冲，不冲者，心下则痞也。"

又云："心胸中大寒痛，呕不能饮食，腹中寒，上冲皮起，出现有头足，上下痛而不可触近，大建中汤主之。"

从以上诸条论述而认识到，该患者腹中有寒，必须使用温药温之。

首先考虑使用的是大建中汤。从腹痛、肠蠕动失调、呕吐症状考虑的话，也符合大建中汤证。可是，到目前为止，我的经验是：对肠管狭窄引起的蠕动失调使用大建中汤是无效的。像该患儿的腹部膨满应该使用含有芍药的处方，但大建中汤中含有蜀椒，没有芍药。

与之相反，小建中汤中含有大量的芍药。我在《汉方》杂志上报告过关于小建中汤的腹证，明确指出小建中汤证一般认为是腹直肌痉挛，但又不一定限于此，也有腹部软弱无力，肠蠕动失调者。也就是说小建中汤和大建中汤是腹证上非常相似时使用的方剂。所以我首先采用小建中汤治疗。决定用小建中汤治疗时，有如下问题：该患者使用桂枝加芍药汤是否也可以？桂枝加芍药汤和小建中汤的不同之处是胶饴的有无。所以和桂枝加芍药汤证相似，患者进一步衰弱且急迫症状较重者，使用小建中汤为好。还有桂枝加芍药证多呈现浮脉，而该患者脉沉。从这一点上看，我认为小建中汤为好。但是，在这里还有一个问题，那就是《伤寒论》中有"呕家不可用建中汤，以甜故也。"一条，这里的建中汤指的是小建中汤，所以从字面上解释，有恶心的患者不能使用小建中汤，而该患者有呕吐，所以不能用小建中汤。可是以我一己之见，这一条文不是《伤寒论》的原文，而是后人追加的。如果按照此条文的说法，因为小建中汤甘甜，有恶心的患者不能用的话，《伤寒论》岂不成了不足为凭的一本书了。"随证而治"是《伤寒论》的方针，只由甘甜这一项就决定了禁忌证，不是违背了《伤寒论》本意了吗。在《千金要方》中对呕吐不止者，也使用像甘草汤这样的甘甜之物。若不使用甘甜之剂便不能止的呕吐证也存在。所以我决定给这名患儿用小建中汤治疗。

小建中汤似乎非常对证，腹痛逐日减轻，两个月后，自觉症状基本消失，体重增加，恢复了健康的精神状态，肠蠕动失调也看不见了。因病情缓解，服药也就常常中断，有一天突然打电话说昨天吃得过多，从傍晚开始呕吐，整个晚上不断呕吐。我担心是否发生了肠套叠，根据电话的回答，确认腹不痛，不断地想喝水，喝的水全部吐出，尿量少。所以考虑多半为水逆证，没有诊察，予五苓散治疗。用后立刻奏效，一付药后呕吐止。其后转用小建中汤治疗，持续了一个月左右。最近完全恢复了健康，但是饮食过度时，时有腹痛。就这样是治愈了吗，还会恶化吗。暂且观察。

因为患者是小儿，所以小建中汤的每日用量为：

桂枝1.5　甘草1.0　大枣1.5　芍药2.0　生姜1.0　胶饴2茶匙

就这样，患儿从四月份开始上幼儿园，服药时有怠慢。十月下旬所在幼儿园去郊游。患儿也高兴地参加了。但是，不知是因为加餐过度，还是汽车摇晃的原因，到了晚上，又开始腹痛。虽说这次比平常腹胀满较轻，但是连服药也吐。半夜到就近的诊所诊察，诊断也不明确，就到了第二天早上。这天仍然腹痛、呕吐不止。又过了一整天，到了第三天，别的医师建议开腹探查，进行了手术。手术持续二个小时，术后诊断是两年前手术时的肠吻合处发生肠扭转，其中部分已经坏死。由于手术错过了时机，患儿于第二天走完了短短的一生。

就像开始时记述的那样，该患儿时时有肠管狭窄样症状发作，是因为某些原因致使肠扭转的部分加重所致，服用小建中汤可以使其得到一时的缓解。但是这个发生扭转的吻合部位并没有得到根本的矫正。我想这种情况不对应于汉方医学原则考虑的"证"，所以未能完全彻底地治愈，是不是这样呢。如果合于"证"的话，即使是医师术中遗忘在腹中的止血钳也可以移动到肛门处。在这个病例中，对于该患者给予小建中汤治疗，是否正确呢，是有必要进行反思的。从现代医学的知识来看，手术吻合处肠管的扭转用内服药物是不能治愈的。所以该患者是否应该更早地进行手术治疗呢？如果在小建中汤治疗使症状得到缓解时进行开腹手术，调整肠扭转部分，是否可以避免这样不幸的结果呢？是否因为小建中汤治疗后身体轻快而削弱了做手术的决心了呢？

平静地、用公正的态度考虑的话，该患儿的疾病好像不是汉方医学治疗的适应症。该病例让我看到了汉方医学治疗的局限性。

19 腹股沟疝（肠疝）

患儿为一岁六个月的男孩，面色苍白，眉间能透过皮肤看到青色细血管，呈虚弱体质。其母亲说，患儿左侧腹股沟疝气，因年幼尚不能手术，待长大些后手术治疗，但还是想看汉方医有没有办法。

我投予小建中汤治疗，服用十天，肠未再脱出。为防再发，继续服药两个月。

治疗疝气时，不仅是小建中汤，宜用桂枝加芍药汤的场合也有。但对于乳幼儿，还是选用小建中汤的时候多。

该患儿现在已是小学二年级学生了。

20 患口吃的少年

患者为八岁的男孩，口吃，由母亲带来看病。瘦削而面色苍白，呈很重的类似神经质的表情。其母亲说患儿挑食厉害，很为难。虽然还只是个孩子，可是从颈项到背部都很紧张强硬，腹诊时触及腹直肌也呈紧张状态。大便一天一次，小便无异常。

从颈项到背部的紧张状态，看上去像葛根汤证，但我考虑该患者为虚证，不宜用含麻黄的方剂攻之，也从腹直肌痉挛这一点考虑，投予了小建中汤。服药三十三天前后，面色转有血色，看上去有胖起来的倾向，并且项背、腹部的肌肉紧张得以舒缓，口吃也减轻了。因为口吃也是一种急迫症状，所以推断是小建中汤起效了。

21 小建中汤备忘录

＊小建中汤为桂枝汤增加芍药的用量，再加胶饴而成。胶饴是将米蒸熟，加入麦芽后糖化而制成的。

＊建中者，古人指建立中焦之意，这里的中焦是指消化机能而言。

＊小建中汤类似于桂枝汤和桂枝加芍药汤，了解这类方剂的用法，有助于其临床应用。但小建中汤还有自身的证。

＊小建中汤对于体质弱的人，特别是小儿多用。但平素体健之人，如果不断勉强劳作而疲惫之时，可以显现出小建中汤证。所以，

并不能单以瘦削、面色不好等外观来确定小建中汤证。

＊在小建中汤证，有时可见到腹直肌像两条棒一样绷突于脐两侧。也可见到像大建中汤证，全腹部软弱无力，透过腹壁可观察到腹部的蠕动运动。

＊幼儿患感冒、麻疹、肺炎等疾病时，有时突然诉腹痛，治疗上是使用小建中汤好，还是小柴胡汤好，往往难以确定。这个时候首先用小建中汤为好。

＊结核性腹膜炎的轻症，如果没有腹水，多为小建中汤证。如果有便秘时，小建中汤可助通便。

＊虚弱儿童经常衄血者，可视为小建中汤证。曾用小建中汤止住紫癜病的衄血。

＊对于肢冷证出现尿频、尿量多、易疲劳等症状者，也宜选用。

＊小建中汤证和桂枝加龙骨牡蛎汤证有很相似之处，两者均可用于时时出现或遗精、或手足倦怠、或口干燥等场合。

22 易患感冒的幼儿

患儿五岁，面色白，为松弛柔软型肥胖的男孩。无论夏天或冬天，经常感冒。一患感冒，马上就鼻流清涕，喉咙里有痰涎，频发咳嗽，难以好转，此时的体温多在37.1℃～37.2℃之间。

该患儿初诊是在一九三九年八月，当时的症状主要是频发的咳嗽，我诊断为里寒证，投予人参汤温其里寒。服药七天后，身体状态比以前好转，也有了食欲，鼻流清涕已止住，但咳嗽仍未完全消除。

于是改投黄芪建中汤治疗，一次药服下，即未再出现咳嗽。此后身体有些强壮了，几乎没再患感冒。

以后该患儿有感冒时就给予黄芪建中汤，服一次药即可止住咳嗽，所以家里就常备黄芪建中汤。后来渐渐身体恢复了健康，连黄芪建中汤也不用了。

对于易患感冒的小儿，桂枝加黄芪汤也有良效。黄芪可以增强御邪功能，有强壮的效果。

过去，我曾使用桂枝加黄芪汤和黄芪建中汤治愈中耳炎长时期流脓不止的病例。

23 虚弱少年的瘰疬

患者为十五岁男孩，血色和营养状态均不良。小学六年级时曾患肺门淋巴结炎。这次患瘰疬，约十个月前觉察到颈部有淋巴结肿大，后来数个淋巴结相继肿大，其中有三个淋巴结形成瘘孔，往外流脓。

仔细诊察发现，左右颈部有数个淋巴结肿大，最大的约有鸡蛋大小，其中左侧的淋巴结可见瘘孔，有脓水流出。患者感觉极度疲惫，伴有轻度咳嗽。右肺有明显浸润现象。食欲尚可，大便无变化。

内服药给予黄芪建中汤，瘘孔处外贴紫云膏。

服药一周左右，疲劳感减轻，七周后，瘘孔封口，营养状态和血色均有好转。但由于家庭情况的原因，未完全治愈就停药了。

还有一例十六岁的中学生瘰疬患者，给予黄芪建中汤，服药一个月左右，身体胖起来，血色也好转，上学也不再觉得疲惫了。数个瘰疬中，一个自然破溃排脓，一个消失了。继续服用约十个月后，剩下的三个瘰疬也缩小到不引人注意的程度了。

《金匮要略》的虚劳篇里，有一种"马刀侠缨"的疾病，即现在的瘰疬，认为是从疲劳而发病。在这里，参考"虚劳里急，诸不足，黄芪建中汤主之"一条，便使用了黄芪建中汤。

24 结核性腹膜炎

患者为五十岁妇人。约四十天前开始发热，体温在38.0℃～39.0℃，医生们有的怀疑是肠伤寒，有的说是肠热，有的认为是肝脏问题，未确诊的状态持续近一个多月，直到近日才终于诊断为腹膜炎。

患者的长子曾在拓殖大学的汉方医学科学习，听过我的课，因而邀我往诊。

初诊是一九四三年三月十日，当日的体温接近39.0℃，无食欲，呈极其衰弱的状态。大便一天一次，量少。

全腹有抵抗和压痛，有膨满感，未见渗出液。脉弦细，微数。

投予黄芪建中汤。

服药五天后，体温下降至37.0℃阶段，不到两周后体温降至正常，食欲也恢复了。至第十周，患者可以乘电车从大塚到牛込，来我的医院看病了。服药满十五周时，完全恢复了健康，与治疗前相比，易疲劳的感觉消失了。

慢性腹膜炎，符合小建中汤证者较多。因为该患者重度衰弱，出现严重盗汗，便给予了黄芪建中汤。即使是腹膜炎，有腹泻症状或渗出液较多时，小建中汤多无效。

25 黄芪建中汤备忘录

＊黄芪建中汤是由小建中汤加黄芪组成的方剂，一般对于使用小建中汤的病证可以用黄芪建中汤。黄芪具有强壮的效果，可以促进肉芽的发育，止盗汗，调整血压，对营养皮肤也有好的效果，了解它的这些作用便于临床应用。

＊桂枝加黄芪汤和黄芪建中汤的组成十分相似，前者芍药的量少些，无胶饴。

＊黄芪建中汤常用于大病后、盗汗不止、小腿溃疡、肛门周围炎和手术创口愈合不良等。

26 经期剧烈腹痛

患者为三十岁的经产妇，生育一男孩。生产后三年左右，开始出现痛经。疼痛很剧烈，据说有二天时间，不吃不喝，趴在地板上。并且月经量非常少。

对于该病证，我投予了桂枝茯苓丸，但治疗三个月未见效，患者即未再来诊。可是又过了三个月左右，患者又来院，说这期间到某大学附属医院妇科看病，被诊为子宫萎缩，一直注射激素治疗，一点也不见效，所以又来就诊。直至现在，该妇人还在哺乳，我考虑到这是病因之一。

我嘱其平时服用当归建中汤，从月经开始的二三天前起，至月经结束这个期间服用桃核承气汤。结果该次月经开始后，痛经减轻了许多。持续服药三个月，完全治愈，痛经之事也就忘记了。

对于急迫的剧烈疼痛，当归建中汤、桃核承气汤等有效，这一点古人有论述，在该患者身上也收到了良好的效果。

27 顽固的大肠炎

有一个当归建中汤治疗大肠炎的案例，比较少见，特报告如下。

患者为二十七岁妇人，有三个孩子。约在一年前患大肠炎，时好时坏。体温平时正常，偶尔可上升至38.0℃左右。大肠炎发作时，下腹部疼痛，里急后重，频繁地上厕所，每次只排出少量夹杂血液的黏液便，排便过程不痛快。近一年来，在家附近的医院看病服药，不见好转。

腹诊，发现腹直肌拘挛，左侧髂骨窝处有条索状抵抗和压痛。

当问及月经情况时，回答说已停经一年多，但几乎每个月一到相当于经期的时候，大肠炎就发作。

我想，这不是一般的大肠炎，瘀血是其主要病因。

对此投予了桂枝加芍药汤加当归的当归建中汤。

于是，服药的第一个月，大肠炎未发作。从第二个月开始，月经开始恢复。直到现在，十几年来，该妇人一直处于健康状态。

在我尚不懂汉方医学的时候，也遇到过类似的患者。那个患者曾对我说"您父亲说过，我的病是从血的通路上得的"。这是告诉了我先父的诊断，可惜那时我没怎么明白其中的意义。

28 人工流产后的腹膜炎

患者为三十二岁妇人，约八个月前人工流产后患腹膜炎，有血块和带下，右下腹疼痛，持续发热，为此曾短暂住院治疗。

全腹膨满，有压重感，遇寒冷天症状便加重。特别是右下腹发沉，压痛明显。另外从右侧腰部至下肢发凉。体温虽然正常，但感觉头沉重，易疲劳，心悸。睡眠差。食欲一般，大便四五天一次。月经后错，但每个月均有。

我首先投予了加味逍遥散，服药一周，但没有任何变化。改投当归芍药散，症状仍未见好转，反而出现小便不利，所以又改方为肾气丸。治疗后，小便不利好转，但其他症状未见变化。

最后，当投予当归建中汤时，产生了惊人的效果，服药四周，便完全治愈了。

我想，该患者从一开始就是当归建中汤证。

对于盆腔腹膜炎，使用当归建中汤的时候为多。

29 当归建中汤备忘录

＊当归建中汤是小建中汤中的胶饴由当归替代而成，根据时机与场合的不同，也可以使用小建中汤加当归。

＊该方剂常用于妇科疾患，下腹部疼痛和腰痛时多用。

＊当归芍药散证样的腹痛，其衰弱和疲劳程度更重些。伴有急迫的疼痛时，应当使用当归建中汤。

＊当归除有强壮、止血、镇痛作用外，对贫血也有效。临床上可参考这几点而运用。另外，在严重贫血和出血时，可在当归建中汤加入地黄、阿胶各3.0克。

＊瘀血的"瘀"字为停滞之意，所以瘀血意味停滞的血。

30 持续一年血便的患者

患者为四岁的男孩，面色白，血色不良。其父介绍说，约从一年前开始，断断续续出现大便有血液附着，最近渐渐发作频繁，每二三天发作一次，可见大便中混杂有血液。在某医院就诊，被怀疑为直肠息肉或溃疡，但也未行直肠镜检查。医生给予氯霉素栓剂治疗，但用后腹泻，便自行停用。现在未进行特别治疗。食欲不振，精神差。

我投予归芪建中汤治疗。从服药的第二周开始，大便混杂血液的现象渐渐减少，一个月后，大便已完全不带血，血色也好转了。

31 独自不能翻身的青年

一九三四年十一月的事情，我在茨城县山里一个朋友的别墅住了一天，深深地感受了秋风渐逝的风物诗。

当时，附近村子里的几个人用门板抬着一个青年过来，特意请我诊治。看上去消瘦，血色不好，说是独自不能翻身。患者自己说，病已十年，并不期望恢复到原来的样子，只要能不需别人帮助，自己能独立完成大小便也就满足了。

曾被诊断过，好像是脊髓有毛病，脊髓哪里的问题呢，我并没有找到。

脉弦且弱，腹直肌像弓弦拉紧一样，脊柱呈严重弯曲，无法仰卧。如果勉强用力要拉直脊柱时便疼痛。大小便和食欲一般。

我诊断为《金匮要略》所云虚劳证，以腹直肌挛急、消瘦和血色不好为治疗指征，投予了归芪建中汤。服药一个月左右，患者自己可以坐起来，三个月后，已能挂杖独立行走，到第二年夏天，动作已与健康人相同，很是高兴。

这件事以后，我在该地的患者增加了，直到二十多年后的今天，还有患者远道而来。

其后，经该患者介绍，诊治了一位慢性关节炎的患者，四十二岁，女性，几年来瘫痪在地板上不能站立。投予归芪建中汤。服药七个月后，能够行走了。

再后来还有用该方成功地减轻了结核性股关节炎疼痛的病例。

后两个病例治疗的着眼点也均如前例。

32 脑出血十九年的患者

患者为五十一岁妇人，身体瘦小，面色苍白，经常为胃病所苦，但从来没想到会患高血压。

一九三九年五月三十日的早上，突然发生右半身不遂，言语不利。请附近的医生来诊察，血压超过200mmHg，被诊断为脑出血。我去诊察时，已是发病后四五天了。

患者瘫坐在地板上，但手足能轻微活动，很难听懂她说的话。吃饭时，可以使用勺子，但常常撒出。

脉弦，左右腹直肌紧张，自发病以来无大便。

我投予归芪建中汤治疗。服药四五天后开始有了自然的大便，两个月后手足可以很自由地活动了。但起身时头重、眩晕，晕得坐不稳。

遂改投白术附子汤（即桂枝附子去桂加白术汤——译者注）治疗。白术附子汤为《金匮要略》的方剂，可"治风虚、头重、眩晕"等证，所以试用于此。但眩晕还是难以止住，就这样，终于在十个月后可以挂杖勉强上厕所，说话也基本上清楚了。但因大便无论如何也不能痛快地解出，就又投予了归芪建中汤，每七天加用一次麻子仁丸。

血压一个月或两个月间隔测量一次，收缩压总是在190～200mmHg左右，有时甚至更高。上午可以起床，但到了下午便头重得起不来。

这种状态持续了多年，病情也没有出现恶化。一九四五年初，因战争的原因患者疏散到农村去，途中因晕车而恶心、呕吐，最后也安全到达了目的地。战争结束后回到东京，病情也没出现特别的变化，在家中只能做些指挥用人、对客人打招呼之类的事情，但并没有瘫坐于地板的情况。

到了一九五一年，我开始投予钩藤散治疗。服钩藤散后头痛和肩凝症状减轻，但收缩压仍超过200mmHg。患者一直能够生活自理，有时还可以出来接电话。

该患者自发病以来，已有十九年余，虽然收缩压持续在200mmHg以上，但脑出血未再发生，也没有继发其他疾病。比她发病晚的一些患者都病故了，该患者虽然没有恢复得很利索，但无论如何是延长了生命。这完全是依赖汉方的治疗呀，患者经常感念汉方医学的不凡效果。

33 归芪建中汤备忘录

* 归芪建中汤为黄芪建中汤与当归建中汤的合方，即黄芪建中汤加当归。该方为外科名家华冈青洲（1760-1835，日本江户时期医家——译者注）喜欢用的方剂。

* 该方的应用与小建中汤、黄芪建中汤和当归建中汤相似，参照诸方，仔细揣摩其异同，可以用于多种慢性疾病。

* 华冈青洲将此方用于化脓性肿物、溃疡、痈、疖和痔漏等。

* 如按张弓之弦，细而绷挺不弯（描述弦脉形状的歌括）。

第贰章

34 水泡性皮炎

八岁的女孩，两个月前手足出现水泡性皮疹。好了一个又新出一个，一直难以痊愈。家长介绍说被蚊子和跳蚤叮咬也都出皮疹，并且有遗尿症。诊断为虫蛰性水泡性皮炎，投予桂枝加黄芪汤。

服药一周后，大部分皮疹好转，二周后痊愈。夜尿的次数也减少了。

桂枝加黄芪汤对形成水泡的幼儿皮炎多有效，对形成脓疱的俗称黄水疮的皮肤病也很有效。遗尿症多用小建中汤有效，但对该例病人使用与小建中汤相似的桂枝加黄芪汤而奏效。

35 易患感冒的小儿

常见一些孩子，看上去很健康，血色好，体格也胖，但经常患感冒。对这样的孩子，选用小建中汤、黄芪建中汤、桂枝加黄芪汤等，长时间服用，可以使患者变得不再易患感冒。

一个五岁男孩，皮肤色白，体格胖，像是很健康。但常有盗汗，经常感冒。每次感冒都拖很长时间，虽然没有高热，但一直有咳嗽。

对其投予桂枝加黄芪汤治疗，在持续服药的三个月中，肌肉发达起来，变得不易患感冒，即使偶感风寒，马上也就治好了。

曾用桂枝加黄芪汤治疗中耳炎流脓不止，取得了显著效果。

36 主诉头痛、头面轰热感、足冷、耳鸣的患者

小学毕业后，在某公司干杂活的十三岁男孩。最近变得对各种事情很操心，一些本来很明白的事情，也反复地向家人交代。自觉头重、头面轰热感、足冷、耳鸣。据其母亲观察，有早熟的迹象，并好像有手淫的行为。

投予桂枝加龙骨牡蛎汤，服药八周后，情绪安稳下来，症状完全消失，又健康地工作起来。

开始觉得该患者像三黄泻心汤证，但因有手淫行为和足冷这样的症状，还是用了桂枝加龙骨牡蛎汤。

也曾使用该方剂治疗另一患者，改善了头面烘热感、耳鸣、头晕、足冷的症状。

37 诉精力减退的五十二岁男性

患者为一血色不佳、高个子、有些偏瘦的男性。诉近来感觉极其疲惫，精力减退，几乎无性欲。

腹诊，全腹部紧张，缺乏弹力。其下腹，好像越往下部越被削薄的感觉，失去厚度感。

因为有这些症状，我投予了肾气丸治疗。但服药近一个月，却无任何效果。再次仔细腹诊时，触摸到脐旁皮下有一个约二厘米长的如铅笔芯样的硬物。这样的腹证，有时可在桂枝加龙骨牡蛎汤证见到。

于是，改投桂枝加龙骨牡蛎汤，从服药第十天左右开始，精力迅速好转，不再有疲劳感。治疗两个月后，血色好转，体重也增加了。

38 桂枝加龙骨牡蛎汤备忘录

＊桂枝加龙骨牡蛎汤为桂枝汤加龙骨牡蛎而成，用于以精力减退、疲劳为主诉的病证，也用于遗尿、遗精、神经症、失眠症等。对阴茎和阴囊发凉、脱发等也有效。

＊桂枝加龙骨牡蛎汤证，可有足冷、头面烘热感，以及脐部悸动亢进、下腹部腹直肌绷紧凸出等症状，脉浮大而弱，也可见弦小。

＊对于足冷、头面烘热感、头皮屑多等病变，曾用桂枝加龙骨牡蛎汤获效。

＊曾对参加高考学习极度紧张的学生用过此方，嘱其长期服用。据反映说感到疲劳恢复得快，利于高强度地学习，患者很高兴。

39 烧伤、烫伤

桂枝去芍药加蜀漆龙骨牡蛎救逆汤，也称救逆汤。但因该方中的蜀漆一味，在日本难以买到，我就去蜀漆而使用该方，也照样有良效。

有一天，我家的女保姆在划火柴时不小心把火柴盒点燃了，因为是个实惠的大盒包装，火较大，引燃了头发，烧着的头发垂到面部，造成满脸的烧伤。我当时在前面的诊室，也听到了后边的惊叫声。于是马上在烧伤部位涂上紫云膏，并服用救逆汤。二十分钟左右疼痛便停止，其后也没有留下一点儿伤痕，完全治愈了。

后来又有一个病例，是我到一家去出诊，正在客厅说话时，听到从厨房传来女性尖锐的叫声。是这家的女儿在炸天妇罗时被溅出的油烫伤，手和面部散布着一些红斑。遂从出诊箱里取出紫云膏涂在了烧伤部位。

效果非常好，一点也没有疼痛，也没有留下瘢痕而痊愈了，患者很感谢。

救逆汤不仅对烧伤和热水烫伤有效，也适用于灸后反应性发热，洗浴、烤火等热照射后的"热醉"反应。

40 一到冬天就腹痛的患者

患者五十七岁，高个子，中等胖瘦，男性。两年前进行了胃溃疡手术，后来觉下腹部痉挛样疼痛，同时出现腹泻和疲劳感。一到冬天，下腹部疼痛就加重，夜间会出现剧痛，因此睡眠很差。疼痛的部位在脐两侧，腹直肌外缘，牵及腹股沟部。腹直肌拘挛，脐上部有振水音，全腹软弱，按压时多处可听到咕噜、咕噜的声音。食欲一般，大便一天一次，经常感觉足冷。血压在102/64mmHg左右，脉迟弱。

对此我投予了桂枝加附子汤，从第二天起腹痛减轻，夜间也能够安然入睡了。但如果不服药，还会出现腹痛。持续服药三个月后，腹痛不知不觉地消失了。

第贰章

但到了第二年的一月，又因同样症状来诊。这次只服用三周药便好了。其后还是有腹泻倾向，有时发生腹泻，给予真武汤，这次便彻底地痊愈了。第二年冬天也未再发生腹痛。

41 发作性上腹部疼痛的患者

四十三岁男性，从四五年前开始，出现发作性上腹部疼痛。据述半年前有一次剧烈发作，某医师诊断为胆结石症。其后，时有心口窝处疼痛。精神不振，盗汗，易患感冒。大便每日一次，无肩凝和口渴。

看上去营养并不很差，像是用大柴胡汤也能够耐受的体质，但脉象为沉、细、弱，腹部柔软，心窝处未触得任何抵抗感。用力按压胆囊部位时，只有轻度压痛，未见显著的变化。

对此投予了桂枝加附子汤治疗。一开始服药，精神状态就明显好转，盗汗也止住了。但是过了十天左右，于背部可以听到右下肺的湿啰音。有轻微的咳嗽。根据汉方医学的原则，其证并没有发生变化，还是继续投予桂枝加附子汤治疗。一周后，右下肺的湿啰音消失。后来，有时仍感觉心窝处有轻微疼痛，但像原来那样的疼痛发作没有再出现。

42 腹股沟疝气（肠疝）

七十四岁老人，患有腹股沟疝气，因为治疗坐骨神经痛而服用桂枝加附子汤。服药一个月左右，坐骨神经痛一直未见好转，腹股沟疝气却治愈了。

老人的腹股沟疝气虽然往往难于治愈，但其后又对一例六十多岁男性的腹股沟疝气给予桂枝加芍药汤，也在一个多月后治愈。

对于不能手术的病人，可以尝试这些方剂治疗。

43 桂枝加附子汤备忘录

＊桂枝加附子汤为桂枝汤加附子而成，在《伤寒论》中表述为"太阳病，发汗，遂漏不止，其人恶风，小便难，四肢微急，难以屈伸者，桂枝加附子汤主之"。

＊附子含有剧毒物质乌头碱，初学者应使用中国产的炮附子较为安全。如果使用日本产的白川附子，必须充分注意剂量，否则有引起中毒的危险。

＊使用附子剂，以新陈代谢极度衰弱，手足冷，脉无力（或脉体大而无力，或沉小而无力），身体整体缺乏生气为使用指征。

＊曾有使用桂枝加附子汤治疗坐骨神经痛、三叉神经痛而获效的经验。

＊曾多用于古人称为"疝"的疾病。也用于夏季出现足冷和腹痛，甚至夏天足冷离不开布脚套的病例。

44 脑出血所致半身不遂

患者为六十五岁消瘦男性，七个月前因发生脑出血而病倒，诉右半身偏瘫。目前拄拐杖勉强能行走，但右手拿不住筷子。手和脚都感觉发麻、发凉，大便一天一次。

脉浮弦大，脐上动悸明显，腹肌全体紧张。

因为是这种病态，我投予了桂枝加苓术附汤治疗，附子一日用量为0.5克。

可是，服用该药后发生了奇妙的事情。有一天，患者约四十岁的长子来诊所找我，说："多亏您的治疗，这个药很有效，我父亲的身体大有好转。但是，我母亲却有些受不了。"原来服药二十天左右后，患者每晚都有房事要求，因此老伴睡不好觉，让医生给想个什么办法。

自古就有附子增强性欲的说法，但有如此速而强的效果，我吃了一惊。对于一个近七十岁的老人来说，每晚都行房事，的确是强势的状态。

我是这样说的，该药很有效，手脚有劲多了，但还是应该再多增加些力气才好。如果改变方剂，身体的情况会变差，能否让老人们分开房间睡觉。其后，该患者亢进的性欲是如何处理的，我没有再问。持续服用该药半年左右，活动不便的右半身有了很大程度的好转。

桂枝加苓术附汤是桂枝加附子汤再加茯苓、白术而成，可用于神经痛、神经麻痹和关节炎等疾病。

45 只有瘙痒但无皮疹的患者

六十三岁妇人，从一个月前开始皮肤瘙痒难耐。肉眼所见，皮肤无明显异常。患者微胖，皮肤细腻、色白。

夜里因瘙痒而影响睡眠，试用多种办法也不见减轻。现在注射某种药物治疗。

诊察也未捕捉到异常的症状。对于这种情况，村井琴山（1733—1815，日本江户时期医家——译者注）往往使用桂麻各半汤或者大青龙汤，我也试着给予了桂麻各半汤。可是患者反映说，服药后，全身感觉发热，出汗，瘙痒反而加重了。是不是瞑眩现象（药物的反应，使得疾病好转而出现的一种短暂现象）呢，于是继续让患者服用十天，但并未得到想象中的效果。

一天，患者说，最痒的地方在下腹部，感觉脐以下的皮肤好像稍微变厚了似的，和其他部位皮肤相比，触觉也不一样。所以，忽然想起了黄芪桂枝五物汤，便投予该药。我去年曾用黄芪桂枝五物汤治疗脚气病（维生素B_1缺乏症——译者注）所致皮肤感觉迟钝病例得到了很好的效果，该患者也有一种知觉钝麻，所以又想到了这个方剂。

结果只服用该方五天，瘙痒一下子偃旗息鼓，从此便好了。有些不可思议的是，在服药的第三天，从患者肛门爬出数只从来没见过的白虫。问起虫子的形状，应是蛲虫。如果是因为蛲虫夜间从肛门爬出而引起的瘙痒的话，瘙痒范围也过于大了，所以其病因不应该是蛲虫，有些费解。

黄芪桂枝五物汤是《金匮要略》血痹虚劳篇所出的方剂，用于麻木感和感觉迟钝的病证。使用的指征是多汗、汗出则症状加重以及皮肤有增厚的感觉。皮肤色白而软，是含黄芪方剂的应用指征之一。

46 咳嗽时间长的幼儿

患者为四岁女孩，好像每年都要患肺炎，一患感冒咳嗽就难以止住。初诊是一九三九年十一月六日，二天前出现咳嗽，并有轻微的哮喘，无发热。投予桂枝加厚朴杏子汤。服药三天，咳嗽停止，续服三天，痊愈。这个冬天未得感冒，也未患肺炎。但到了三月三日，又患感冒，咳嗽与以前相同。又给予桂枝加厚朴杏子汤三日量，咳嗽停止。继续服药五天，痊愈。此后未再患感冒。

桂枝加厚朴杏子汤为桂枝汤加厚朴和杏仁而成，对于身体弱、易患感冒、感冒有咳嗽或伴哮喘者有效。

另外，对于服用含麻黄的方剂而出现食欲减退、失眠、疲劳感的支气管炎，可选用该方。

47 慢性风湿性关节炎

桂枝芍药知母汤常用于慢性风湿性关节炎。该方剂即使不能够获治愈全效，但的确经常取得减轻疼痛、减少患部肿胀的效果。

下面的病案为六十二岁男性，一九三六年八月十四日初诊，身体瘦，皮肤干而粗糙，一种枯燥无光泽的状态。发病在今年的四月，全身关节逐个出现疼痛，终于不能屈伸，甚至到了自己不能翻身的地步。四肢的关节肿胀着，但还不是肿得如树瘤般。

脉微弱，手指易发冷。针对这样的症状，投予桂枝芍药知母汤治疗，渐渐地手指能够自由地屈伸，到了年底变得可以行走了。

48 关节炎

患者为二十岁未婚女性，初诊是一九五三年八月十八日。

该患者生后四十天时因肠套叠而进行过手术治疗。另外从幼时起经常患扁桃体炎。这次患病从一九五二年的十月开始，最初为左侧膝关节疼痛，运动时则隐隐作痛。一九五三年一月左侧膝关节疼痛得不能坐下，在某大学附属医院被怀疑是结核性关节炎，至五月中旬，右侧关节也出现轻度疼痛。

另外，有时心悸，呼吸困难，喉咙有堵塞感。

脉象，右侧缓但有力，左侧沉细弱。右侧轻微胸胁苦满，腹直肌上部稍有拘挛。

左侧膝关节下方轻微肿胀，大腿下部内侧肌肉略变瘦，小腿轻度浮肿。右膝关节未见肿胀。月经正常，大便一天一次。

我投予桂枝芍药知母汤治疗。一个月后虽然觉得肿胀有轻微减轻，但没有明显变化。到了第二年一月，稍微能坐下来，但又诉大便干硬，排出困难。于是投予桂枝芍药知母汤合四物汤治疗，便秘有好转，但又出现食欲减退、胸闷有堵塞感，又按照原治疗方案，给予桂枝芍药知母汤，并嘱其多食海藻类和生蔬菜，大便变得通畅了。到了四月，病情大有好转，几乎没有异常的感觉了。

但是患者恐怕病情复发，一直在休息并持续服药，直至十二月。

约一年半后的一九五六年五月，因又感觉轻微的疼痛而来诊，又服药一个月。后来再未出现异常。

桂枝芍药知母汤和大防风汤常用于慢性关节炎，两方之证鉴别起来有困难，临床上宜于前方治疗一段时间无效时，换用后方。

49 子宫下垂

患者为一体瘦、肤色白的妇人，一九五一年十一月十五日，以下腹部膨满和腹痛来诊。脉沉小。腹诊，下腹部轻度膨满，从脐右侧到右腹股沟部感觉牵拉样疼痛，并有压痛。伴有腰痛，大便一天一次，尿频。体质偏寒性，遇冷则上述症状加重。月经不调，经期或提前或错后。有时月经期超过半个月。仔细询问时，得知患有子宫下垂症，早上尚好，下午则出现子宫下垂，宫体脱垂到阴道口。

我投予当归四逆汤治疗，服药后，下腹部膨满消除，腹痛和腰痛也减轻。并且十二月十九日来诊时，子宫下垂的病情也有好转，傍晚疲惫时也没有再发生宫体脱垂到阴道口的情况了。第二年的四月，陪同上小学的三女儿参加学习旅行，虽然长途旅行感觉很疲劳，但并无任何病情的反复。

六月因妊娠而接受人工流产手术。术后觉右下腹疼痛，带下多。又服用前方，症状好转，其后的一段时间未来诊。

大约一年后的一九五三年五月二十五日，患者又来诊求药，诉因再次妊娠而于七天前接受人工流产手术，术后觉右下腹疼痛和腰痛，并有便秘。于是再投予前方，服用十五天左右，腹痛和腰痛便好转了。

在《伤寒论》中，当归四逆汤用于手足冷、脉小几乎触及不到之证。《古训医传》（日本江户时期医籍，宇津木昆台著——译者注）中记载有宇津木昆台（1779-1848，日本江户时期医家——译者注）使用该方治疗子宫下垂症，我从这里得到启发，应用到该患者身上。

另外，对于肢冷证，出现遇冷则腹胀腹痛时，有时也用该方剂。关于这一点，请阅读该方加吴茱萸、生姜的当归四逆加吴茱萸生姜汤条文。

50 严重肩凝

患者为三十岁妇人，未婚。体瘦，肤色偏白。

主诉肩部强凝，特别是右侧严重，连写一封信都困难。其他症状，有头沉重，头晕，食欲差，睡眠不好，尿频，大便一天一次，手足凉，脉细。月经多错后。

对于该患者最初投予半夏厚朴汤治疗，头晕减轻，睡眠好转，也有了食欲，但肩强凝无改善，并且手足凉的症状反而有些加重。考虑到这些情况，便投予了当归四逆加吴茱萸生姜汤。

患者服药七天时来诊，说这次的药物把肩凝彻底地去除了，手脚也转温，感觉很好。续服一个月左右，完全治愈了。

51 冻伤

患者为三十六岁妇人，身体偏瘦，个子不高。结婚已十余年，一次也没有怀孕。

其丈夫是有名的寿司店老板，非常忙，患者也经常在店里帮忙。其主诉是两手的冻伤，每年一到冬天就反复发作，用了多种办法防治，但未见效果。

脉细，手足凉，月经量少，大便一天一次。

我投予当归四逆加吴茱萸生姜汤治疗，服药四天后，患处的发红肿胀减轻，服药十二天，患处残留了一些瘢痕而痊愈了。

对于苦于冻疮的患者，在每年的十月到十一月期间天气转寒前，使服用三周左右的当归四逆加吴茱萸生姜汤，多半可以防止冻疮的发生，即使发生也会是一个轻症的过程。

另外，外用紫云膏涂患处，也有助于冻疮的预防和治疗。

52 肢冷证而腹痛的患者

患者为十九岁男性，某手工艺店的匠人，每天坐在地板上工作。

主诉腹痛。脚受凉时，腹部就发胀而疼痛。这时如果泡个热水澡，腹痛会暂时消失。大便一天一次，食欲差。

患者的脸色好像很冷的样子，脉沉细，腹部膨满。

我先后给予大建中汤、人参汤、附子粳米汤等治疗，均未见效。后投予桂枝加附子汤，症状略见轻快，当投予当归四逆加吴茱萸生姜汤后，得到了显著疗效，服用该药三周，完全治愈。

53 鼻炎

患者是二十八岁的妇人，主诉是出大量水样鼻涕，伴耳鸣和头沉重，脉细，手足非常冷。

我投予当归四逆加吴茱萸生姜汤治疗，服药四周后，鼻涕便止住，头沉重和手足冷感也消失了，继续服药，半年后中止。停药后又出现从腰至足的重度冷痛，便又给予前方治疗，腰足转暖，疼痛也消散了。

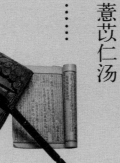

54 苦于患感冒辄鼻塞不通的少年

患者为十岁的少年，患有慢性鼻炎，一感冒就出现鼻塞，甚至必须用嘴来保持呼吸，到了夜间鼻塞更加严重，并影响睡眠。

另外有头痛，有时恶寒，脉浮而有力，无咳嗽。我以上述症状为治疗目标，投予了麻黄汤。服用麻黄汤十几分钟后，鼻塞症状就消失了。往常要拖很长时间的感冒，这次服药三天便好了。

麻黄汤与桂枝汤、葛根汤均为感冒初期常用方剂。麻黄汤治疗感冒，宜用于脉浮而有力者，以恶寒，发热，有时头痛或身体骨节痛，或咳嗽，或鼻塞为应用指征。此时，如果有自然汗出倾向者，不用麻黄汤，宜用桂枝汤或桂枝二麻黄一汤。

按照汉方医学古典的记述，麻黄汤用于表实发热，桂枝汤用于表虚发热。所以，体质虚弱的人感冒时，易表现为桂枝汤证和桂枝二麻黄一汤证。健壮的人患感冒时，易引起麻黄汤证。虚弱的人和婴幼儿服用麻黄汤，有时可致发汗过度，出现倦怠乏力以及虚脱。

有人服用麻黄汤和葛根汤后会出现失眠的情况，原因在麻黄。另外，有人久服后会引起食欲下降。有发热症状时，服用麻黄汤和葛根汤，有时会出现发汗热退，也有尿量增加而热退。如果用麻黄汤发汗后，仍残留恶寒和发热，则宜用桂枝汤。

55 从感冒转为中耳炎的患者

对于中耳炎，有些可用葛根汤，有时应用柴胡剂，也有宜选用苓桂五味甘草汤者。但在急性期的初期，适用于葛根汤者为多。

柳家的儿子，二岁，感冒后患中耳炎，在耳鼻喉科看病，经邻人的介绍来诊。

主诉左耳流脓，余无明显症状。大小便无异常变化，食欲也好。于是投予葛根汤治疗，服药的第三天，流脓便止住了，三周后痊愈。

56 主诉腰痛的健壮男性

葛根汤对神经痛和风湿性关节炎有效，这样的验案很多。

患者是一位体格健壮的三十八岁男性，主诉从数月前开始腰痛，虽然用了诸如注射治疗等方法，但未感觉到轻快。

一九三三年六月五日初诊，脉浮，有力，全身肌肉呈紧张状态。腰痛并不因按压而加剧，屈伸时感觉撑胀样疼痛，脊椎无异常。

在《伤寒论》中对于项背强使用葛根汤，我考虑腰也是背的一部分，于是把腰痛看作是项背强证之一，投予葛根汤治疗。服药数日后，疼痛完全消除了，病人非常感谢。后来该患者陆续介绍来了神经痛、关节炎、脊椎结核等10余名患者，但其中的大多数并未取得理想的疗效。该患者有效的原因，应该是其脉浮而有力，肌肉呈紧张状态。如果是脉微弱，肌肉松弛的话，使用葛根汤不会有效，甚至有加重病情的可能性。

老人等的慢性腰痛比起葛根汤证来，肾气丸证更多见。

最近，我自己亲身经历了腰痛症。并不记得有过度劳累，腰却疼了起来。我以为过二三天就会好，便没作处理。没想到疼痛渐渐加重，甚至到了影响日常活动的程度。于是便制作肾气丸服用。用药二三天，未见效果。感觉好像不是肾气丸证。腰痛的同时，有全身倦怠、肩凝。有些类似感冒的症状，诊脉为浮而有力。根据这些证候，也许宜用葛根汤吧。于是服用葛根汤一次，身体即变得很轻松，服药一天后，腰痛也就好了。

57 张口困难的患者

三十六岁妇人，个子和胖瘦均中等。约从五个月前开始，出现口张不开的症状，使用多种方法治疗均未见好转而来诊。即使勉强张口，因左侧颌关节发硬，疼痛得不能活动，好不容易才张口到能伸进一根手指的程度。脉诊和腹诊均未见异常。从《金匮要略》痉湿暍病篇中"口噤不得语，欲作刚痉，葛根汤主之"一条得到启发，使用了葛根汤。葛根汤缓解肌肉紧张的作用广为所知，因此多用于治疗肩凝和腰痛，另外对于破伤风的痉挛也有缓解作用。考虑到这些情况，给予了葛根汤十日药量。于是出现了不可思议的效果，上述药物服完复诊时，已经能张口到八成的程度。继续服药至一个月余，便痊愈了。

58 颜面神经麻痹

三十六岁妇人，十天前突然患颜面神经麻痹，左眼不能闭合，口角歪斜，心情沉重。

脉浮大，颈部强硬。其他未见异常。

投予葛根汤。服用五天后，病情好转了九成，继服该方五天而愈。

59 急性关节炎

对于有些急性多发性关节炎的轻症，葛根汤是有效的。

十八岁男性，诉二周前开始，晨起时背痛、手足关节疼痛，工作开始后手足关节疼痛有所减轻。患部未见明显肿起。食欲一般，有时恶寒，体温可上升至37.7℃～37.8℃。最感疼痛的部位在颈项和背部。

投予葛根汤治疗。每次给予三日量，连续三次，共服药九天后症状明显好转。两个月后前述症状再起，又给予葛根汤三日量痊愈。

因为该患者的项背部疼痛最重，所以使用了葛根汤。

60 并发荨麻疹的前额窦化脓症患者

二十七岁公司职员，约一年前开始，出现头重、鼻塞等症状，并自觉有鼻涕流向喉咙。在某大学附属医院就诊，被诊为前额窦化脓症，告知必须手术治疗。约十个月前，又出现了荨麻疹。

脉浮大，腹诊触得脐旁皮下铅笔芯样硬物，并且用指尖压迫时有疼痛感。这是葛根汤的腹证。据此，投予了葛根汤加辛夷朴樕（即槲皮，日本有以樱树皮代之者——译者注）各三克治疗。加朴樕是因为在《腹证奇览翼》（日本江户时期医著，和久田叔虎著——译者注）中有一个桂枝汤加土骨皮（朴樕）的处方。从该方得到启发，将朴樕制成精细的饮片来促进排脓，兼治荨麻疹。

这样，患者服药一个月时，写来了下面一封信：

前些天（十月十六日）承蒙您诊治，非常感谢。病情在逐日减轻，昨天和今天颇为爽快，工作效率也提高了，在此谨表谢意。感觉到如果再服用一段时间就会痊愈的，知道会给您添麻烦，但还是请您再给我寄些药来。

现将服药开始至今的过程整理如下。

十月二十日　服药开始，一日三次。

二十一日　　轻微腹泻。

二十五日　　脚踝（和袜子的橡皮筋部分接触部位）和腹部（和皮带接触部位）的瘙痒消失。

二十七日　　口中向下流的脓减少。

三十日　　　鼻涕轻微增多。

十一月二日　饮酒但并没有像以前那样头痛。

四日　　　　傍晚，从背至臀部整个后面出荨麻疹，是发病以来最为严重的一次。第二天早上褪去。

五日　　　　又出荨麻疹，与昨天相同，但程度略轻。第二天早上褪去。

　　十八日　　　发觉鼻子外观出现变化。与服药前的照片仔细对比，发现鼻根稍下部位的肿胀减轻了。

　　现在的情况

　　（一）头重的感觉消失了。

　　（二）口中向下流脓已很少。

　　（三）鼻涕比服药前流出增多。以前鼻涕不断地被咽下，擤出的少。

　　（四）喉咙舒服了些，但还是有痰卡在里面的感觉，有时发声困难。

　　病情如以上所述，请给予与上次同样的药物。

　　于是，寄送一个月的药物。十二月十八日，又来信如下：

　　第二次服药的经过如下。

　　渐渐地咽喉部的感觉变得爽快了。

　　也许是有些感冒，感觉头痛。但不是服药前那种钝性、沉重和有时麻木的头痛。有些晨起后睡眠不足的感觉。

　　从来不喜欢吃甜食，偶尔吃一次，会觉得胃里有异样感。但是最近感觉到甜食的美味了，当然即使这样也不是大量吃。

　　疲劳感消失了。以前每天都服用营养剂，但一回到家就精疲力竭，最近没有服用任何营养剂，但疲劳感却没有了。

　　荨麻疹自上次后再也没出过。

61 急性扁桃体炎

对于扁桃体炎引起的咽痛，医界前辈经常使用葛根汤加桔梗石膏。我曾经用过葛根加半夏汤。

十一岁女孩，从前天开始出现咽下时咽痛。食欲和大小便无异常，微热，有轻微咳嗽，扁桃体发红。

服用葛根加半夏汤三天完全治愈。

当时犹豫过使用葛根汤还是半夏汤，最后取葛根汤和半夏汤合方的意思，用了葛根加半夏汤。半夏汤由半夏、桂枝和甘草三味药物组成，《伤寒论》中用于少阴病咽中痛时。

无发热，咽痛为主时，宜用半夏汤。

62 葛根汤备忘录

＊葛根汤虽然一般被认为是治疗感冒的方剂，但对感冒以外的疾病也广为使用。

＊葛根汤的使用指征为从颈部至背部强硬感。即使患感冒，如果没有这种症状，也不用葛根汤。如果有这种症状，又有头痛、恶寒和发热，脉浮而有力，无自然汗出时，宜用葛根汤。

＊古人对于如破伤风样症状使用葛根汤。另外还在大肠炎和痢疾初期使用，此时的症状为伴有恶寒的发热和里急后重的腹泻，脉浮数（频数）而有力。如果脉弱，宜用桂枝加芍药汤。如果用葛根汤

发汗，病情会一下子变得轻快。如果仍继续有腹痛、腹泻，可用黄芩汤、大柴胡汤、芍药汤等。

＊除此之外，葛根汤还可用于湿疹、疖、神经痛、结膜炎、肩凝等。

＊村井琴山（1733-1815，日本江户时期医家——译者注）说，江户时代人所说的"横抚症"，是指小儿伸舌于口外，舔口唇四周的状态，用葛根汤有良效。我从这里得到启发，曾试用于该病，约三周时间便痊愈了。

63 痔疮疼痛

四十三岁妇人，一周前患感冒，频繁咳嗽。也许与感冒有关，痔疮又疼痛，很难受，前来求诊。仍然咳嗽，说每次咳嗽都引得痔疮疼痛。食欲、大小便无异常，也无恶寒和发热。诊察发现痔疮为拇指头大的外痔核，发红，肿胀欲裂般，用手指稍加触及便有痛感。

我投予麻杏甘石汤治疗，三天的药尚未服完，咳嗽已止，痔痛消失，痔核也缩小了。

使用麻杏甘石汤治疗痔疮，这是第一次。麻杏甘石汤一般用于哮喘和支气管炎，但古矢知白（生卒年不详，日本江户时期医家——译者注）在《古家方则》中记述了麻杏甘石汤治愈睾丸炎、痔疮的经验。我想起了这个记载，便使用了该方，的确是速效，方晓知白之言非虚。

麻杏甘石汤治疗哮喘性支气管炎很有效，也可用于小儿感冒引起的哮喘。另外，对于支气管哮喘发作也有控制发作程度的力量。

此方剂加上桑白皮为五虎汤，常用于婴幼儿的感冒和支气管炎。

麻杏甘石汤是麻黄汤以石膏取代桂枝而成，用于自然汗出者。但如果不发热，也就没有汗出，所以具体使用时不必拘泥于汗出的有无。

64 膝关节肿痛

一妇人，四十三岁。因左侧膝关节疼痛而来诊。患者全身肥胖，未曾妊娠过。月经无异常，大便一天一次。尿略频数，舌苔白。诉膝关节不只是步行时疼痛，就是坐五分钟以上也会疼痛难忍。

在某医院被诊断为神经痛，按摩师说是因为脂肪块压迫神经所致。但多方治疗无效。

局部可触及一个拇指头大小脂肪块，按压时有疼痛感。

我投予越婢加术汤，服药十五天后，块状物消失，疼痛也如同被拂去一样无踪影了。

我根据这个经验，将越婢加术汤用于结核性膝关节炎病人，但疼痛反而加重，食欲也下降，病情变得更加复杂了。越婢加术汤对于虚弱者是禁忌的。

65 不明原因流泪

患者为二十一岁未婚妇人，主诉无任何原因的流泪，在当众的场合很难堪。初诊是一九五二年十一月二十九日。

患者在和我交谈时眼泪扑簌扑簌地流下来。曾在某大学附属医院眼科被诊断为远视和结膜炎，进行治疗并重新验配了眼镜，但流泪的症状与治疗前无明显变化。除流泪外，还有口渴和失眠，并容易出现腹泻。但由于有便秘的症状，对腹泻并没有在意。厌食蔬菜和鱼肉，喜爱甜食。月经正常。

如果患感冒或者遇冷风时，流泪症状加重，所以冬天比夏天严重。

我投予越婢加术汤十天量，服药后流泪程度好像减轻了。所以就每十天给一次药。约一个月后，不流泪的天数增多了。但在翌年一月，停药十天后，症状又有反复的倾向。所以，虽然中间偶有间断，还是几乎持续服药十个月左右，流泪的症状基本上消失了。到了一九五四年，因感冒引起流泪，又来诊了一二次。

该患者于一九五八年春天结婚，已经没有流泪的症状，据说失眠的烦恼也没有了。

越婢加术汤也用于急性肾炎浮肿、脚气病（维生素B$_1$缺乏症——译者注）等。

有一孕妇，妊娠晚期出现严重浮肿，连坐下来都困难。给予该方治疗，二三天浮肿即消退，同时也开始分娩，生下一女孩。距今已有二十年了，那时出生的女孩已长大成人，去年结婚，邀我参加了婚礼。

66 支气管哮喘的老人和少年

小青龙汤减轻支气管哮喘病情的病例很多，但是否达到了治愈效果，至少要观察五年以上的病程才能断言。患者是否住在附近、与患者是否保持着交往与联系等因素影响观察过程，所以这种疗效的判断是很困难的。

一九三九年八月，我住在叶山，附近有一名六十一岁的男性，每年的十月到三月间连续哮喘发作，很痛苦。我诊察后投予了小青龙汤治疗，这个冬天哮喘便没有发作。

该患者为肌肉紧绷的瘦型体格，平时就经常流清鼻涕，哮喘发作时加重。另外皮肤出粟粒大小发痒的疹子，时起时消。这样的症状是应用小青龙汤的指征之一。

后来该患者在十二月因出差住进伊香保的旅馆，这个新建旅馆里建筑木料的气味很浓。当患者意识到这气味会影响身体时，突然呼吸变得困难起来，于是马上换到另外的旅馆，终于没有发病。

直到一九四三年，该患者持续服用我投予的药物。中间有一次，在别府的旅馆大量饮酒之后，哮喘严重发作了一次。

一九四七年，我使用小青龙汤治疗了一例十五岁少年的支气管哮喘。该少年只要一有喷嚏和清鼻涕，接着很快就出现呼吸困难。这样一来必须停课四五天。这种情况在天气变化时经常发生，最严重的时期是九月下旬至十月台风发生的季节。另外三月和四月也常发作。

对此我投予了小青龙汤治疗。出乎意料的是，患者开始服药后，哮喘便没再发作，身体的感觉也变好，所以服药持续了二年。从那时至今已经十年了，哮喘没有发作过。这期间有一二次感觉哮喘又要发作时，来院取过药，其他无明显异常，处于可以认为已经完全治愈的状态。

在该病例前后，还有一例住在横滨的患支气管哮喘的八岁少年来就诊。该少年体格健壮，肌肉发育很好，但其母亲却介绍说，孩子一年中感冒不断，连去学校的时间都没有。每次感冒都引起严重的呼吸困难，并且有时合并荨麻疹。另外发病时口渴得厉害。

我投予了小青龙加石膏汤治疗。其间病势有消长，病情或进或退，连续变化，很难治愈。但是患者和家属一直坚持服药，中间我有时改方为越婢加半夏汤或葛根汤加石膏5.0克。就这样，渐渐不定期地有了哮喘不发作、不出荨麻疹的时候。服药持续了约三年，便不再发病了，这种稳定状态又大约有七年了。

有的病例像该患者这样，哮喘和荨麻疹同时出现。也有的病例是幼小时患荨麻疹，长大后荨麻疹痊愈，但又出现哮喘，或者是相反的情况。这种关系有时反映在父母和孩子之间。

67 膝关节积液的患者

《金匮要略》中有"病溢饮者，大青龙汤主之。小青龙汤亦主之"条文。何谓溢饮？如果按照"饮水流行，归于四肢，当汗出而不汗出，身体疼重，谓之溢饮"的定义，我认为在被称为溢饮的疾病中，也包括现在的类风湿性关节炎等。

从这个见解出发，对于类风湿性关节炎关节腔有积液者，我试用小青龙加石膏汤治疗。有一患者为五十多岁的妇人，左侧膝关节肿，时时出现积液，疼痛渐渐增重，起居活动受限。

该患者开始服用此方后，关节积液未再出现，仅治疗一个月便能够坐下了。

其他病例分别有手腕关节、肘关节、膝关节等处肿胀，虽然没有严重的积液，应用此方后，一个月左右便去除了肿胀和疼痛。如果服用此方一个月以上，全无好转的迹象，则有必要考虑是否为其他方药之证了。

对于该患者，如果不用小青龙汤，以越婢加术汤代之，会怎么样呢？

68 喘息性支气管炎的幼儿

患者为五岁的男孩，平时一患感冒辄引发哮喘发作，难以治愈。这次于七天前出现咳嗽和哮喘，体温也在38℃上下徘徊。纳差，但精神尚好，大便一天一次，舌有白苔。

投予小青龙加石膏汤，服药六天，完全治愈。

该患者所具有的患感冒辄引发喘息样咳嗽和呼吸困难，可以考虑为外邪引动。如《伤寒论》所说的"心下水气"而致，正是小青龙汤证。之所以加石膏，是针对白苔和烦躁的处理，其依据是《金匮要略》条文"肺胀，咳而上气，烦躁而喘，脉浮者，心下有水气，小青龙加石膏汤主之"。

这种情况如果使用麻杏甘石汤会怎样呢？

小青龙汤不仅仅用于支气管炎、支气管哮喘和喘息性支气管炎，也用于渗出性胸膜炎。对于渗出性胸膜炎往往多用小柴胡汤，但如果胸腔积液较多，不易减少时，用小青龙汤有时可以有效地减少积液。

肾炎和肾病综合征的浮肿，有时宜用小青龙汤，但限于发病初期体力尚未衰退时。

小青龙汤证如果有烦躁症状可加用石膏。

69 老妇人的支气管炎

患者为七十岁的老妇人，一九五三年五月十一日往诊。患者平时易患感冒，去年十二月感冒后卧床不起，直到今年三月身体才轻快一些，开始起床活动。但在四月份又患感冒，随即又卧床不起。

主诉咳嗽、痰多易咯出，呈泡沫状。体温在37.0℃上下，时时有恶寒感。有食欲，但因卧床状态，只吃粥食。大便有腹泻倾向，便时有轻微腹痛。面色苍白，舌无苔，脉沉细弱。听诊有多处干性啰音，全腹部软弱无力。

根据以上所见，我投予桂姜枣草黄辛附汤（即桂枝去芍药加麻辛附子汤——译者注）治疗，附子一日用量为0.5克。

服药后，当晚有少许汗出，身体轻快了一些。翌日早上，体温降到36.0℃。四五天后，痰减少，咳嗽也减轻。第十天开始起床，但体温又上升至37.0℃。所以尽量卧床，继续服用上方，共计三十五天而治愈。

桂姜枣草黄辛附汤为桂枝去芍药汤合麻黄附子细辛汤，据说仙台名医工藤球乡（生卒年不详，日本古代医家——译者注）用该方治疗乳癌和肺结核取得了显著的疗效。

我曾用该方治疗原发性门静脉高压症脾脏肿大和腹水患者，成功地消除了腹水。

正如古人所云，该方调整阴阳气机乖离，治疗由气所生诸病，用于诸种难病痼疾，有时可取得显著疗效。

《金匮要略》中也有"气分，心下坚，大如盘，边如旋杯，水饮所作，桂枝去芍药汤加麻辛附子汤主之"一条。

70 伴有高血压的支气管哮喘

六十二岁妇人，患有支气管哮喘。经常感觉咽喉部好像变得狭窄，呼吸不通畅，并因此而睡眠不佳。腹部略膨满，心窝处有堵塞感，很难受。

我投予了麻杏甘石汤合半夏厚朴汤，再加栀子2.0克。服用该药后，呼吸变得轻快了。但又出现头晕、恶心和头痛等症状，测血压为180/96mmHg。

因此给予黄连解毒汤加钩藤治疗，服用后呼吸困难又加重了。

反复考虑之后，改投了续命汤。这次呼吸得以顺畅，两个月后，血压降至156/90mmHg。又由于有轻度便秘，时时用小承气汤，大便变得通畅了。经过这样治疗，患者现在很健康。

71 颜面神经麻痹

三十五岁男性，平时很健壮，五天前突然面部左半边歪斜，言语塞涩，担心是不是中风，前来就诊。

脉浮大，食欲一般，大小便正常，余无其他不适。

我诊断为颜面神经麻痹，投予了续命汤五日药量。药物服完后又来诊，明显好转，变化很大，与治疗前比，判若两人。继续给予七日药量，后未再来诊。在该患者的店铺里工作的另外一人来看病，遂问病情，此人回答说，用药后很快好转，以后就痊愈了，与平时没有两样。

续命汤是在《金匮要略》中风历节病篇附方中出现的处方，我常用于脑软化症，在该病例则应用于颜面神经麻痹。

72 主诉知觉麻痹和运动麻痹，病名不详的患者

患者为四十三岁男性，初诊于一九五八年八月二十四日。

根据患者的叙述，在一九四九年的一天，于猛烈打喷嚏后，感到右胳膊疼痛。后来仍有不适感，在某国立大学附属医院入院治疗，但并没有完全恢复。进入一九五四年后，右手食指已不能活动。一九五八年四月出现高热，其后右腿麻木，行走困难，左手小指也活动受限。六月入东京某大学附属医院住院治疗，但诊断不能确定，症状也毫无改善。

除上述症状外，还有头晕和头痛。脉沉弦小，血压

第叁章

132/88mmHg，膝腱反射亢进，右侧尤甚。腹诊未见明显异常，大小便正常，睡眠可。

我投予小续命汤二周药量。服药后再来诊，头晕好转，其他无明显变化。又给予二周药量。服药后又来诊，头痛和麻木感消失，小指已可以活动，步行也比以前轻松了。再给予二周药量，服完药后，腿部力气较以前大有增加，上下楼梯大为轻松了。目前仍在服药中。

去年，一名七十二岁男性因脑软化症恶化，小便失禁，意识也处于朦胧状态，被认为生命只剩几天的时间，用该方救了一时之急，并且又生存了二年有余。

73 进行性指掌皮肤角化症的妇人

二十九岁妇人，约五年前开始，手指指腹部变得如油脂脱尽样，干燥、发硬、刺刺拉拉的感觉。到了冬天，进一步加重，好像要皲裂似的。左右手都发生，右侧为甚。

在皮肤科诊察时，被诊断为进行性指掌皮肤角化症，注射雌激素治疗，未见效果。只好在工作时两手抹上甘油。大便无异常，月经正常。腹诊发现脐上有振水音。余无异常。

对此症我投予了葛根红花汤治疗。服药一个多月后，患者感到身体非常轻快，两个月后，症状消退，指纹也清晰可见了。

葛根红花汤出自有持桂里（1758-1835，日本江户时期医家——译者注）的《方舆輗》，由大黄、黄连、栀子、葛根、芍药、地黄、红花、甘草等八味药物组成。在这里使用时去大黄，加上了黄芩和薏苡仁。

《方舆輗》的葛根红花汤对于酒渣鼻有效。我用加减后的葛根红花汤治疗指掌角皮症有效，服药后症状改善者有二三例。

74 类风湿关节炎

六十岁男性，呈肌肉骨骼干练的体形。生来健康，不知患病是何滋味。但从一年多前开始，出现四肢关节疼痛。初诊时间：一九五八年九月十六日。

现在主要症状为左右膝关节疼痛，左侧更甚。数日前，左侧膝关节封闭注射治疗，现局部严重肿胀，疼痛反而加重了。另外，有时外踝也有疼痛感。

脉浮而紧张，腹部肌肉弹性良好，腹直肌也轻度紧张。

我给予了薏苡仁汤加桃仁防己各3.0克，十五天药量。该患者写于九月二十二日的信这样报告了病情：

"十八号回老家以来，每天服用所给药物，感觉非常好，快走一公里左右也没有感觉到疼痛，非常感谢。当我把这个情况告诉朋友时，他一定要我把他介绍到您处诊治，敬请关照。"

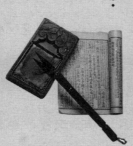

第肆章

75 不吃奶的乳儿

患儿为生后三个多月的男孩。大约从两周前开始不吃奶，渐渐消瘦下来，小儿科的医生说各个部位都没有疾病，但家长对这种状态还是很担心，而来就诊。

腹诊，乳儿腹部小，并且脐下部位下陷而无力。也无腹泻和呕吐症状。我投予了四君子汤治疗。家长说用匙子一点一点地喂药，患儿很高兴地服了药。过了二三天，可能是有了食欲，变得大口吃奶了。

此后一年半左右的一九五五年十月十四日，该患儿又来诊，其母说从数天前开始出荨麻疹，又没有了食欲。平时午觉睡得很好，现在只睡一小会儿。皮肤到处可见大豆大小的皮疹。

我投予小柴胡汤治疗，第二天食欲便得以恢复，也有了精神，四五天后荨麻疹便不再出了。

76 虚弱儿童

一九五二年十二月五日，距我家并不很远的S家邀我出诊。病人是个十岁的少女。家长介绍说从三个月前休学卧床在家。主诉为微热和咳嗽，某医生诊断为肺门周围炎，嘱静养。听诊可闻及右侧肩胛间部呼吸音粗糙。

该患者从数年前开始，每患感冒就出现咳嗽和低热，总是持续很长时间。食欲略减，大便一天一次。腹诊时季肋下并没有胸胁苦满样抵抗感。

使用小柴胡汤时，胸胁苦满的存在是重要指征之一。但是对于乳幼儿，即使触诊没有得到胸胁苦满存在的证明，有时也宜于使用。该患者虽然没有胸胁苦满的症状，但我还是投予了小柴胡汤。随后，嘱其务必坚持连续服药半年。但服药一个月后，咳嗽和低热似乎已经消失了，脸色也好转。从四月份起又开始上学了。这期间有时感冒，二三天也就治好了。至六月，身体的多处出现小疹子，瘙痒，遂用十味败毒汤治疗，五日即痊愈了。然后又转用小柴胡汤，直到十月下旬，身体完全恢复了健康，遂停药。从那以后五年过去了，患者的父亲因腰痛来诊，问起其女儿现在怎么样时，回答说现在女儿是家里身体最结实的一个。

77 遗传性梅毒的幼儿

这是我一九二八年自学汉方时的经历。

患者是邻村自行车店主十个月的幼儿。他前面的三个孩子均在生后不足一年夭亡。其夫妇都患有梅毒，所生的孩子有先天残疾和病弱。

该患儿从生下来就一直生病。但是家长表示无论如何这次也要救下这个孩子，我也被他们的诚意打动了。

患儿的头部和腹部非常大，其他部位则骨瘦如柴。哭声也小得几乎听不见。乳汁用匙子喂，量稍大一点儿便吐。而且咳嗽得很厉害，好容易才喂进去的乳汁多半又吐出来。大便一日数次，小便很少有。脉搏似有似无。胸部、背部均可闻及湿啰音，腹部膨隆而光亮。

请几位医生看过，均说没有希望了。也许治不好，只能试一试，我这么说。

我投予了小柴胡汤的成人六分之一量。治疗非常有效，呕吐和腹泻停止，食欲也增加了。过了一个月左右，由母亲背着来诊，简直判若两人，面色和肌肉发育也好转，但还是经常咳嗽。以后仍坚持服药，渐渐能站立和行走了。

其后没多久，我去了东京，后来的结果就不得而知了。

78 圆形斑秃症（秃头症）

九岁的男孩，体型瘦小，面色也欠佳，但并没有得过什么大病。约一年前开始，头皮出现秃斑，并快速扩大。在皮肤科接受了注射和光疗治疗，也未见任何效果。头上毛发稀疏，似乎可以数得过来。病情还在发展，现在连眉毛也开始脱落了。

患者看上去很老实，没有精神，食欲也差，腹诊触得轻微胸胁苦满。

于是投予成人半量的小柴胡汤加牡蛎2.0克治疗。服药约一个月后，细小的毛发开始生长出来。面色也好转。约三个月后，开始生长黑发，约半年后，长出了近一半的头发。这时试验性地把小柴胡汤中的柴胡去掉，结果长势很好的头发就又出现发育不良，一个月后便不再有新发长出。于是又加入柴胡。一年后，除了两块硬币大小的秃斑残留外，浓黑的头发基本上长齐了。 这时觉得已无大碍，便停止了用药，但半年后又迅速出现秃斑。所以再次开始服药，一直到头发全部长好后半年才停药。

这样，圆形斑秃症便痊愈了，不仅如此，体格也强壮起来，变得很活泼调皮，像换了一个人似的。

在这之后，用小柴胡汤加牡蛎治疗了十八岁男性、十七岁男性、三十岁男性等数人的圆形斑秃症，快的十个月，慢的一年半，斑秃完全治愈，其中有人去掉了一直戴着的假发。

这种情况下，应该告诉患者尽量不吃糖，必须多食用海藻、连骨头吃的小鱼和蔬菜等。否则显效会缓慢。

79 厌食症（神经性厌食症）

患者为二十二岁妇人，约五年前行阑尾炎手术，其后便渐渐消瘦起来。约从一年半前，一粒米饭也吃不进去，如果勉强吃进的话，便觉得心窝部像塞进了一块石头似的，苦不堪言。每顿饭只吃苹果和一片面包。大便四五天甚至十天也没有。在一年前，月经也停止了。体重仅有三十公斤。足冷，肩强凝。

脉沉迟弱，血压最高为90mmHg。腹诊，全腹消瘦，无弹力，但于右季肋下有抵抗和压痛。明显有胸胁苦满存在。脐上腹正中线稍左处，有轻度抵抗。

从该患者的脉象来看，应该是附子剂的证候。但是我曾经用附子理中汤和真武汤治疗患有类似疾病的少女而失败，这次对附子剂心存戒备，根据腹证，使用了小柴胡汤。

该患者在东京某大学附属医院被诊断为神经性因素，也在接受治疗，但最近因身体衰弱，步行困难，要求我出诊。

患者服用一剂小柴胡汤后，引起剧烈腹痛并腹泻，折腾了一番，过了过了一会儿，疼痛消失，从第三天开始，吃三碗米饭也无不适了。

小柴胡汤所引起的腹痛腹泻，大概是"瞑眩"现象吧。

80 小柴胡汤备忘录

＊ 小柴胡汤与大柴胡汤一样，是柴胡剂中广范围应用的方剂，用于大柴胡汤的虚证。

＊ 小柴胡汤用于急性热病时的指征为：出现口中发黏、口苦、舌有白苔等症状，纳差，从心窝部至胁下感觉沉重和堵塞样不适。此时脉象弦细或沉弦。弦脉是一种如手指触按绷紧弓弦的感觉。发热或为往来寒热，恶寒之后发热，热退后又恶寒，或表现为不伴有恶寒的持续发热。

＊ 这时，并非都有季肋下的抵抗压痛。对于胸胁苦满的症状，如果仅有自觉心窝部到季肋下沉重和堵塞样感觉也可认定，不一定必须在该部位有他觉的抵抗感和压痛。

＊ 对于急性热病以外的杂病使用小柴胡汤时，胸胁苦满是重要的指征，但其苦满的程度比大柴胡汤证轻。

＊小柴胡汤用于婴幼儿的机会极多。

＊小柴胡汤经常用于感冒、流感、胸膜炎、肺结核、肝炎、胃炎等疾病。还可以扩大其适应证范围，用于中耳炎、腮腺炎、鼻炎、化脓性鼻窦炎、淋巴结炎、瘰疬、急性肾炎、荨麻疹等。如果合半夏厚朴汤，可用于支气管哮喘。

81 主诉便秘和腹胀的少女

患者为十七岁的少女。肤色偏黑呈健康的体质。被便秘困扰，腹胀，特别是苦于心窝部堵塞样感觉，后背有凝结样沉重感，头沉重。易疲劳，劳累时有气息不畅的感觉。月经尚属正常，有带下。

腹诊，全腹部紧张而膨满，特别是心窝部满而硬。

根据以上所见，诊断为大柴胡汤证，投予了五天的药物，大黄为2.0克。

服药后，大便成为约每日三次，十天的药服完之后，背部沉重和气息不畅的感觉完全消失了。约一年后，因症状又有一些反复，而又来诊要求前次的药物，服用数日后即痊愈了。

82 主诉胃部重压感和便秘的患者

患者为四十四岁的男性，经常苦于心窝部重压的感觉，有时有轻度的眩晕。食欲不振，大便隔日方有。舌干，苔白而略黄。腹诊，右胁下有抵抗感，即胸胁苦满。

基于以上所见，投予了大柴胡汤（大黄1.0克）。

服药二周后，心窝部感觉宽松了，眩晕也消失。但因大便仍未通畅，将大黄增至3.0克。其后与该患者失去了联系，我想大概是痊愈了。

83 主诉手麻木、耳鸣和眩晕的高血压患者

患者为六十二岁男性，数年前开始，血压升高至190mmHg上下，两手有麻木感，左侧为甚，并且左后头部感觉迟钝麻木，有耳鸣和眩晕症状。另外，左侧大腿后部有痉挛的感觉。大便秘结，肩部强凝。抽烟一天约十支左右，喜肉食。

初诊为一九五三年七月六日。

脉大而有力，血压为170/98mmHg。心窝部鼓胀，有胸胁苦满的感觉，左侧为甚。

基于以上所见，投予大柴胡汤治疗。大黄一日量为1.0克。服药后每天大便通畅，头沉重和肩部强凝感消失。但耳鸣和两手麻木感却难以消除，一直持续到第二年七月前后。后头部迟钝麻木感觉在不知不觉中消失了。

一年中共测血压15次，如下列所示（mmHg）。

170/98 150/90 154/90 148/94 152/92 148/94 146/94

160/94 138/82 143/80 146/78 152/68 130/80 138/84

84 被诊断为神经官能症而不予治疗的患者

四十二岁体格健壮的男性，数月前在数家医院被诊断为神经官能症，未予治疗。患者主诉为呼吸困难，但对心脏、肺、气管等器官仔细检查后未能发现呼吸困难的原因，所以被认为是神经官能症。

我诊察时发现，患者表现出明显的右侧胸胁苦满。于是投予了大柴胡汤。

出乎意料的是，只服药三天，一直持续着的呼吸困难的痛苦感觉消失了。这根本就不是神经官能症或者别的什么疾病，而是一种因为胸胁苦满而表现出的呼吸困难状态而已。

去年，有另一位体格健壮的男性来诊，主诉抬起头向上看时，觉得呼吸困难。因伴有严重的胸胁苦满，便投予了大柴胡汤，治疗后，再抬头向上时无痛苦了。

85 主诉顽固性便秘的脑出血患者

患者为体型偏小，但肌肉发育良好的男性。十六年前四十九岁时因脑出血病倒。发病两个月后，我赴患者家出诊时，已经好转，能够在家中行走，但苦于严重的便秘。

诊脉为沉实，血压最高为160 mmHg左右。全腹膨隆，上腹部像石头一样紧而饱满。

我投予大柴胡汤，大黄量为4.0克。但该剂量并未能起到明显的通便作用，于是渐渐增加大黄用量，至8.0~10.0克。服药后，大便通了，身体变得轻松，手足增加了力气，一年后能乘火车外出旅行，恢复到了与健康人无明显区别的程度。但是一停药还是发生便秘，所以现在将十天的药物分为一个月服用。血压控制在150~160/90mmHg上下。

该患者不太喝酒，但嗜烟，热衷于玩赌输赢的游戏，所以劝其戒了烟，喜欢的象棋也控制在每次玩二三局。后来的十六年间，患者除了偶尔患轻微感冒外，一次重病也没有。

86 类风湿关节炎

四十三岁男性，约一年前患腹痛，经治疗而愈，其后便出现了腿、腰及肩部的疼痛。

患者的营养和体格呈中等状态，现在最难受的是腰痛和右侧肩关节连及上肢的疼痛。左右膝关节也疼痛，走路时感到肩部强凝不适。夜间因疼痛而影响睡眠。食欲尚可，但有烧心感，舌干，喜好甜食，小便频数，大便每天一次。

脉沉而有力，腹部有膨满的倾向，胸胁苦满明显，左右腹直肌凸显且硬。左右大转子附近对按压敏感。

投予大柴胡汤（大黄一日量1.0克）治疗。服药一周后，胸胁苦满和自觉症状减轻。服药五周后疼痛便全部消失了。

因为该患者腹证很明显，呈现出大柴胡汤证，所以并没有被其他主诉所迷惑，直接使用大柴胡汤而取得了明显效果。

87 身体健壮但为失眠困扰的男性

患者为二十六岁身体健壮的男性，以失眠为主诉而来诊。另外还感觉左颜面部麻木、心窝部膨满，以及疲劳倦怠感。大便秘结，排便不畅快。

该患者曾患化脓性鼻窦炎，经葛根汤加大黄石膏治疗两个月而痊愈。

腹诊，心窝部膨满，胸胁苦满明显。

因而投予大柴胡汤治疗，于第三天的傍晚，突然呕吐出大量包括药汤的水液。呕吐后很快就感觉麻木感消失，也能够安然入眠了。

大柴胡汤具有止呕的作用，但从服用后反而引起呕吐，并于呕吐后病情迅速好转的情况来看，这应该是古人所说的瞑眩状态。

88 颜面疖肿和麦粒肿神情忧郁的男性

约十数年前，遇到一名身体健壮但颜面持续发生疖肿和麦粒肿、心事很重、神情不愉快的男性患者。那时，我以胸胁苦满、便秘和郁郁寡欢、轻微烦躁等症状为指征，使用大柴胡汤治疗，很快便痊愈了。去年夏天，这位患者突然又来到诊所，对我说："自上次治好后，我已经忘记长疖子这件事了。可是从今年四月份起，脸上又开始长疖子。用了很多办法，怎么也不见效。我知道吃了您的药会好的，可是不知道您家受灾后搬到什么地方去了，好不容易才打听到的。"

经诊察，这次病情与上次完全相同，于是又投予了大柴胡汤，约治疗三周痊愈。

89 体格结实面色也好的支气管哮喘患者

患者为六十四岁女性，从数年前开始苦于支气管哮喘发作。

呈结实的体格，血色也好，脉沉实，从心下至季肋下有抵抗和压痛，即胸胁苦满。肩部有重度强凝感，口渴。哮喘发作多在夜间，上坡道时也会出现呼吸困难，痰不易咯出。大便一天一次。

投予大柴胡汤治疗，大黄一日量为1.0克。

服药后，大便变得通畅，身体感觉轻松，肩部强凝感消失，哮喘发作次数也减少了。治疗十六周后，哮喘基本上不发作了，便停止服药。约一年后又有轻度发作，仍用大柴胡汤治疗而好转。以后每年约发作一至二次，均用大柴胡汤治疗而得到控制。

90 一到冬天血压就升高的患者

患者为五十九岁的众议院议员，一到冬天血压会升高，收缩压可达180mmHg左右，到夏天会下降至150mmHg左右。

初诊是一九五四年十二月九日，血压为178/88mmHg。腹诊触得胸胁苦满，舌苔为褐色，肩部强凝，睡眠差，大便一天一次。

我投予大柴胡汤（大黄0.5克）加钩藤3.0克，给予了十五天的药物。

十二月二十四日来诊，血压右侧为142/64mmHg，左侧为168/86mmHg。继服前方，给予二十天药物。

一月九日来诊，血压右侧为142/84mmHg，左侧为150/80mmHg。又给予十五天药物。

三月一日来诊，血压右侧为138/75mmHg，左侧为140/76mmHg。又给予十五天药物。

后来由司机经常来取药，本人未再来诊，处于很健康的工作状态。

91 体格结实的原发性高血压患者

患者为四十八岁男性，呈筋骨很结实的体型。数年来血压升高，经常有眩晕的感觉。

初诊为一九五三年五月十八日，血压为180/112mmHg。脉沉弦，胸胁苦满明显，特别是右侧为甚。大便一天一次，尿蛋白阴性。

我投予大柴胡汤去大黄加钩藤3.0克、黄芪2.0克治疗，限制肉食和食盐的摄取，建议多吃海藻和生食蔬菜。

患者每隔二周来诊一次，每次测得的右侧血压值（mmHg）如下。

150/90、 150/88、 146/90、 142/88、 140/84、 124/80、130/78

后测得的左右两侧血压值（mmHg）如下，前为左侧，后为右侧。

156/86、146/84； 142/84、138/90； 142/88、138/86；164/92、166/96；

138/83、152/98；　136/82、140/86；　152/98、154/90；160/88、150/98；

138/88、142/90；　162/98、164/96；　148/88、152/90；146/90、150/94

该患者后来停止了服药，但至今也没有发生任何问题，健康地工作着。

92 肥胖妇人的慢性鼻窦炎

患者为五十八岁肥胖的妇人，数年前曾进行鼻息肉的手术治疗。

其后好像发生了化脓性鼻窦炎，大约从一年前开始，感觉头沉重、鼻塞，并经常出现口渴、便秘等症状。

脉沉而有力，腹诊触得右侧季肋下胸胁苦满明显。血压为160/92mmHg。

我根据以上所见，投予大柴胡汤（大黄0.7克）加川芎2.0克治疗。

服药后，每天大便变得通畅，第三天鼻涕像流水一样流出很多，然后头部一下子变得轻松起来，鼻塞也减轻了。二周后来诊时，胸胁苦满基本上消失，血压为143/90mmHg。又治疗二周诊察时，血压变为146/86mmHg，鼻部症状消失，以前的病痛似乎已经忘记了。

93 伴有便秘和心悸的顽固性湿疹

患者为二十六岁的未婚女性。主诉从五年前开始全身出现湿疹，用了多种方法治疗未见效果。另外还时时出现严重的心悸，曾被诊断为冠心病心绞痛。中等胖瘦，肌肉收紧，呈干练结实的体型。湿疹于面部最为严重，有出现头面烘热的倾向。瘙痒以夜间为甚，因此而睡眠不佳。大便秘结，约三天一次。月经正常。腹诊触得有胸胁苦满。

对于这样的病情，我在犹豫，应该给予温清饮还是大柴胡汤。结果还是先投予了温清饮治疗。但是病情反而出现了类似恶化的倾向。于是十天后又改为大柴胡汤。服药后，有了大便，但出现指端疼痛，犹如皮肤破了一样，手足发冷，有时感觉身体要发生颤抖似的。头面有烘热感，并于一天夜里突然出现了心悸症状。于是在手指皮肤粗糙处涂以紫云膏，药物改为大柴胡汤合桃核承气汤。进行这样治疗后，湿疹眼看着好转，五个月后，好了九成。阵发性心悸也再未发生。

该患者月经正常，并没有桃核承气汤的少腹急结腹证。但从如此有效的结果来看，应该考虑其桃核承气汤证被遮掩了吧。

关于少腹急结，请参看桃核承气汤条文。

94 主诉无月经和外阴湿疹的妇人

患者为三十岁的女性，约十个月前流产，其后月经便停止了。不久又出现外阴湿疹。头沉重，肩凝，四肢疲惫无力，脚心发热。大便

第肆章

一天一次，但不通畅。

腹诊触得右侧胸胁苦满，季肋下有明显抵抗和压痛。左下腹髂骨窝处触及浅表性竖直的索状物，轻轻按压即痛。这便是《伤寒论》所说的少腹急结，为瘀血的腹证。

于是，投予大柴胡汤合桃核承气汤。治疗三个月左右，大部分胸胁苦满症状消除，有了行经期仅一天的月经。接下来一个月的月经也仅有一天，再一个月有三天左右。其后少腹急结减轻，湿疹也渐渐轻快了。这种状态持续了一年多，一直服用前方，月经变得规律起来，湿疹也治愈了。其后不久便怀孕，正常妊娠，顺利地生产。

95 左足拇趾的原发性脱疽

患者为五十二岁血色良好、肥胖的男性。约二年前开始，左脚拇趾出现疼痛，被诊断为原发性脱疽。几乎是同时，因左下腹近髂骨窝处膨隆而硬，并有压痛，经某有名外科医的诊察，进行了开腹手术，但并没有找到任何异常的病变。

初诊是一九二五年十一月七日。

脉诊：左沉涩，右沉小，血压为112/70mmHg，左足背动脉触及不到，左足拇趾发紫，趾甲变黑。疼痛程度有消长变化，劳累后疼痛加重，因疼痛而影响睡眠。

腹诊，右侧有胸胁苦满，左下腹曾经手术的部位有抵抗和压痛。大便一天一次，但并不通畅。

对于左下腹部的抵抗和压痛，我考虑是瘀血的腹证。这之前被外科医生怀疑是肿物而手术的抵抗和压痛，也可能是瘀血吧。

因此，以右侧胸胁苦满和该瘀血腹证为指征，投予了大柴胡汤合桃核承气汤（大黄、芒硝各0.7克）治疗。一周后没有明显的变化，但十天后感觉到患足变得轻快，疼痛也减轻。过了两个月左右，趾甲的颜色好转，基本上不感觉疼痛了。但足背动脉仍然触及不到。约五个月后，试着打了一次高尔夫球，也没感觉有什么异常。过了十个月左右，患趾的颜色开始带有红色，趾甲的颜色变成了粉红色，足背动脉的搏动虽然微弱也开始触摸到了。

后来，该患者因患右膝关节肿，服用越婢加术汤三周左右治愈。从那时至今已经八年，脱疽没有再发。

96 伴有高血压的糖尿病患者

患者为肥胖的五十六岁男性。一个偶然的机会发现患有糖尿病，在某诊所接受治疗，因听说糖尿病治疗还是汉方好，于是来诊。

主诉左肩强凝和全身的麻木感，有时手指肌肉发生轻微痉挛。血压为174/108mmHg，很早就有血压高的感觉。脉沉小，腹部膨满，但大体上是软而无力的。季肋下虽有一定的抵抗感，但未到胸胁苦满的程度。尿糖1.0%，蛋白阴性。尿胆素原正常。

治疗糖尿病用肾气丸多有效，所以也对该患者投予了肾气丸，在限制饮食方面要求其保持现在的做法即可。服药二周时，尿检查无变化，尿糖1.0%，血压为152/88mmHg。再服二周，仍无大的变化。因为左肩强凝感和麻木感未见减轻，患者委婉地要求调换药方。

于是，尽管没有明显的胸胁苦满，还是改投了大柴胡汤加地黄8.0克。

因为在此之前，对于有明显胸胁苦满的糖尿病患者使用大柴胡汤加地黄治疗，获得了显著的疗效。该患者虽然没有明显的胸胁苦满，但肾气丸也似乎不太有效，还是试验性地使用了大柴胡汤加地黄。

服用上方二周后，迟迟不见减轻的肩强凝和麻木感消失了。尿糖降至0.5%，血压为152/84mmHg。再服二周后，尿糖降至0.3%，血压为144/90mmHg。再服二周后，尿糖为0.3%，血压为146/90mmHg。再服二周后，尿糖降至0.1%。再服二周后，尿糖为0.2%，血压为138/88mmHg。再服二周后，尿糖为0.2%，血压为146/86mmHg。这种状态持续了三个多月，其间病情多少有进有退，最终，尿糖转为阴性，血压保持在130/80mmHg，便停止了用药。

对于腹部皮下脂肪多的患者，有时难以确认胸胁苦满的存在，应当仔细体会腹诊的感觉。

97 苦于胆石症术后仍然剧烈腹痛的患者

患者为六十五岁男性，胆囊结石手术后的半年内无明显异常，但一天突然发生剧烈腹痛，其后高热伴恶寒、战栗，并出现黄疸。患者说，胆囊虽然摘除了，但这种疼痛与胆石症发作时相同。

这种病情频频地隔五六天便会发作，持续了三个月，患者越来越衰弱，后来便卧床不起了。

经治医生说，使用了多种抗生素，均未见效。

对于这种病情，我使用了大柴胡汤合茵陈蒿汤。该病人虽然消瘦体衰，但右胁下有抵抗和压痛，胸胁苦满很明显，并且每天因便秘而灌肠通便，所以使用大柴胡汤。又因存在严重的黄疸，虽然有些画蛇添足，还是并用了茵陈蒿汤。

令人惊讶的是，服药的第三天，伴随剧烈腹痛，蚕豆大的结石随着稀便被排出，从此之后，患者恢复了健康，至今仍然很健壮。推想可能是卡在胆道的结石被大柴胡汤驱除了吧。

98 脑出血后肩凝、头痛、阵发性心悸、夜间阵发性腹痛

四十九岁的男性，四个月前发生轻度脑出血，未残留后遗症。但有头痛和肩凝，肤色微黑，体格略肥胖。喝酒但不抽烟。

脉浮大有力，血压为160/80mmHg。腹诊触得胸胁苦满，大便一天一次。

根据上述之证，投予大柴胡汤治疗。

十天后来诊时，头重和肩凝减轻，血压为150/75mmHg。

再投予大柴胡汤，二周后来诊，血压为150/65mmHg。

此后间隔一段时间未治疗，约两个月后主诉心悸而又来诊。

脉搏100次/分左右，脐上悸动明显。投予炙甘草汤治疗，约服药

十天，心悸发作得以控制。

其后过了四个月，又来诊。主诉至今已连续三天，夜间到了就寝时间就发生腹痛，影响睡眠，甚至整夜不能入睡。白天却无任何症状，食欲、大便均未见异常。

经诊察，并未发现何处压痛或其他的病痛，腹痛的原因不明。梅毒晚期，脊髓病变出现胃部症状时，仅在夜间发作，白天无异常，但大多伴有呕吐症状，并且发作时间应该短。该患者也没有梅毒的既往病史。我推测或许是腹部大动脉硬化所引起的腹痛吧，便投予了当归汤。服药后当天夜里腹痛便未再发作。

当归汤出自《千金要方》，用于心腹绞痛、诸虚冷气、满痛等证。该方治疗心绞痛胸痛也有效，从这里得到启发而用于该患者。另外，我也有使用当归汤治愈原发性脱疽的病例。

99 大柴胡汤备忘录

＊从一九四三年到一九四七年间，在东京适宜使用大柴胡汤的实证非常少。这期间处于动荡时期，食粮不足是很大的原因吧。但是最近必须使用大柴胡汤的病人大量地增加了。

＊心窝部的堵塞样感觉称为心下急。就像过度地向小袋子里填塞东西一样的感觉。用手按压该部位时，患者会诉呼吸困难、疼痛不适。这也是大柴胡汤证患者常见症状，但最重要的腹证还是胸胁苦满。胸胁苦满是指从胸至胁部塞满了东西一样难受的感觉，用他觉的

方法触诊时，可使患者伸直腿静静地仰卧，医生用右手拇指按压季肋下来诊察，或者将食指、中指和无名指三指并齐，探巡似地按压季肋下亦可。如果于该部位有抵抗或重胀感，或患者诉压痛，即是胸胁苦满。显著胸胁苦满时，季肋下可显膨隆，只是望诊便可知其存在。肝脏、胆囊和脾脏等肿大时可表现出胸胁苦满，但是即使与这些内脏肿大无关，胸胁苦满也存在。胸胁苦满的实质是什么呢，这样的变化是以怎样的机转而发生的呢。虽然这一点尚未明了，但它是汉方医学腹证中最重要的内容，是使用柴胡剂重要的指征。

　　＊虽然使用大柴胡汤最重要的指征是胸胁苦满和便秘，在胃癌、肝癌、腹膜炎、原发性门脉高压症等病患者季肋下也可以有抵抗和压痛，但由于这类疾病的患者身体非常衰弱，如果脉象无力，处在虚证的状态，则不可用大柴胡汤攻之。

　　＊大柴胡汤的使用范围很广，在胆囊炎、胆石症、肝炎、高血压、哮喘、荨麻疹、湿疹、化脓性鼻窦炎、圆形斑秃症、习惯性便秘、胃炎、脑出血、肥胖症等应用该方的机会很多。

　　＊婴幼儿的大柴胡汤证较少。

　　＊大柴胡汤中大黄的量宜加减使用。有人宜于每日0.5克左右，有人每日用量必须在5.0-8.0克。也还有宜去掉大黄而使用的时候。

100 主诉胃脘沉重感、烧心、肩凝、眩晕、便秘、带下的妇人

　　曾使用柴胡加龙骨牡蛎汤治愈带下病。《备急千金要方》

（唐·孙思邈著）中治疗带下病使用龙骨，这种情况下，龙骨也许起到了重要作用。

该病例的治疗过程如下。

一位血色不太好、肥胖的女性，因胃不好而来诊。

主诉经常感觉胃脘沉重，胸部痞闷，另外还有烧心、肩凝、眩晕等症状，并有便秘倾向。

腹诊，全腹部膨满，特别是心下部膨胀。曾考虑投予大柴胡汤，但最后还是决定给予柴胡加龙骨牡蛎汤。

服上方约二周后，患者说"医生，这个药对带下有效吗？带下止住了。"

患者初诊时并未告诉我其带下的病情，看上去她很高兴。

此后，对这一点特别留意，用该方治好了二三例带下症。

当然，这名患者的其他症状也因服用该方而轻快了。

101 癫痫（其一）

三岁的男孩，约从十一个月前开始，几乎每天都发作癫痫样抽搐，同时伴发瞬间的意识丧失。并且常常有尿失禁，也容易出现便秘。嗜食甜点心。

我投予了成人四分之一量的柴胡加龙骨牡蛎汤去大黄铅丹，加黄连0.4克、钩藤1.5克。

在服药后的第一个七天里，发作了二次，接下来的五天里没有发作。并且每天有大便。再接下来的七天里，虽然像以前一样每天发作一次，但抽搐的程度减轻了。后来的十天里发作了二次，无发作的天数为八天。接下来的十天里发作有五次，有一天发作了二次，无发作的天数为六天。就这样病情在消长变化着，渐渐地无发作的天数在增加，过了三个月，其中无发作天数最长为四十二天。本以为这样下去可以治愈，但却突然患急性菌痢而夭折了。

102 癫痫（其二）

患者为十八岁的男性，约四年前因前额窦副鼻窦炎而进行了手术，术后一年半左右，出现癫痫发作，发作以约一周为间隔，发作时倒地、意识丧失、抽搐。发作后极度疲劳，必须卧床休息两天。癫痫发作经常在大便和小便时发生。大便一天一次。

腹诊，触得脐部悸动，上腹部轻度膨满。

对此，我投予了柴胡加龙骨牡蛎汤去大黄铅丹，加芍药和钩藤各3.0克、黄连1.0克。取得了如下的效果。

三月十日、十二日轻度发作，十五日早上和傍晚重度发作各一次，但睡眠二三小时后即恢复了健康。二十日中度发作二次，直至四月十一日无发作。四月十一日、十八日、二十五日、二十九日轻度发作各一次。五月二日和十一日各发作一次，六月份没有发作。

其后未再来诊，病情变化无从知晓了。对于癫痫，如果不进行数年的观察，评估远期效果，便不好说治愈与否，比如该患者后来很

第
肆
章

可能又会出现癫痫发作。我曾经治疗一例每天癫痫发作十次以上的患者，持续近十年未再发作，便以为治愈了，但是后来因陷入逆境，生活穷困，癫痫就又复发了。

103 伴低血压的癫痫

患者为四十九岁、肤色白、体格结实的男性。初诊为一九五三年九月三十日。

该患者约六年前发生过突然瞬间意识丧失，被诊断为癫痫。后来类似的小发作每天有数次反复。但于一九五〇年十一月，出现重度抽搐而晕厥，为第一次大发作。其后于一九五一年的二月、三月、五月，接连出现了大发作。后来的一段时间未有大发作，一九五二年的五月又出现了大发作。

后经某神经科医师诊治，被诊断为低血压，口服某种药物，血压升至130mmHg，小发作和大发作均未再发生。但是停药后，发作马上就又开始。

患者虽不饮酒，但抽烟，嗜好肉食和甜食。癫痫发作后便食不知味。其他有肩凝、便秘、口渴、记忆力减退等症状。血压为104/66mmHg，右侧有明显胸胁苦满，胃部有振水音。

根据上证，我投予了柴胡加龙骨牡蛎汤去铅丹，加芍药和钩藤各3.0克、大黄1.0克。

服药三天后，小发作消失，约一个月后又来诊，血压为

130/78mmHg。其后每次给予一个月的药物，持续服药七个月。因居住很远，其间患者本人只来过一次，但大发作和小发作均未发生。后来便失去了联系，不知是治愈了还是再发了，很想知道。

104 主诉分娩后眩晕和阵发性心悸的妇人

患者为三十四岁肥胖的女性。主诉眩晕和阵发性心悸，其他还有肩凝、头沉重、胸闷、上腹部膨满感、小便不利等症状。

该病是从二年前分娩后发生的，使用多种方法治疗也未见好转。

面色略潮红，脉略浮而有力。心窝部有振水音，但腹部不柔软。大便一天一次，但并不通畅。月经易错后。

根据以上的病情，投予柴胡加龙骨牡蛎汤去铅丹治疗，大便变得通畅，所有症状均有所减轻。但约两个月后，却出现了食欲下降、呕吐，稍后得知是妊娠恶阻。

因此，便停止了服药。约半年后又来诊，主诉妊娠五个月时流产，其后出现眩晕，行走不稳。这次没有肩凝和头沉重，但还是有胸部堵塞感。上次使用柴胡加龙骨牡蛎汤治疗而好转，但这次病情有所不同，于是改投半夏厚朴汤，服药三周后，症状全部消失。

半夏厚朴汤与柴胡加龙骨牡蛎汤的适应证，呈现类似的症状，存在着难以鉴别之处。

105 血道症

患者为四十七岁女性。四十一岁时因卵巢囊肿，摘除了右侧卵巢。其后出现肥胖，血压升高。可能与此有关吧，左右肩部重度强凝，头也疼痛起来。约一年前，右胸部受跌打伤后，背部出现发热感。手足有麻木感。大便一天一次，食欲一般，月经于六年前停止。

投予柴胡加龙骨牡蛎汤去铅丹治疗。

服药十七天后，症状变得轻快，便未再继续用药。五个月后又来诊，复予十七天药量。

该患者的症状为更年期障碍，可考虑类似过去的"血道症"（血道，即血之通路；血道症，在日本为女性与月经、妊娠、生产、更年期等生理病理变化相关而出现的身体与精神神经症状一类疾病的古称——译者注）。具有这些症状的患者，如果有肥胖、心窝膨满等胸胁苦满的症状，用柴胡加龙骨牡蛎汤很有效。因为该患者每天都有大便，大黄日用量为0.5克。背部发热和手足的麻木感考虑为更年期所见的神经症状。

106 主诉心悸和不安感的酒客

患者为体格和营养都良好的男性，非常喜欢喝酒。但饮酒过量后第二天便出现心悸不安的感觉，有一种担心会不会发生心脏麻痹而猝死的焦虑情绪。可是过了一两天，随着这种感觉的减轻，就又想喝酒，开始喝时还有所顾虑，最终还是忘记了第二天会出现的痛苦，豪饮起来，于是又引起心悸不安。一直是这样恶性循环着。

诊察发现从季肋下至心窝处有膨满、胸胁苦满之征，轻度便秘，小便多，口渴。

投予柴胡加龙骨牡蛎汤治疗。

服药后，饮酒所致的心悸症状消失，不安的感觉也减半。但一停药就又回到不安的状态。因此连续服了三个月。其后似乎是想起来后便来就诊的样子，不定时来诊。到了二次大战后，出现了饮酒后腹泻的症状，酒量减半，身体也变瘦了。这时给予甘草泻心汤治疗。

回诉服药后胃肠情况好转，但停药一段时间后仍出现酒后腹泻。如果能戒酒最好，但是戒不掉，只好一边服用甘草泻心汤一边喝着酒。

107 脑肿瘤

柴胡加龙骨牡蛎汤常用于癫痫的治疗，但我有一例应用于脑肿瘤的验案，报告如下。

话题上溯到一九五一年二月。

患者是一位从一九五〇年五月起在某国立医院住院的男性，入院时被诊断为日本脑炎，后来经过观察怀疑是脑肿瘤。

主诉每隔二三天便出现癫痫样发作，发生抽搐以致不省人事。不发作的时候也是意识蒙眬，不能准确回答问题，不能单独行走，进食也需要他人帮助，小便失禁，大便秘结，如果不灌肠，一周甚至十天也没有一次。面色乌黑而垢，于颈部、上肢、下肢、臀部等处有大面积慢性湿疹。舌苔黄褐色，干燥。脉沉涩而有力。腹诊，腹部膨满，特别是左右季肋下膨隆而有抵抗感，下腹部膨隆而硬如石。患者长期卧床，但并不消瘦。另外从两侧耳下至头部，看上去有一种肉隆起的感觉。

　　根据这种病情，我首先想到的是瘀血证而应当给予活血化瘀，但从胸胁苦满和便秘、身体沉重、自己无法翻身等症状，又结合癫痫时经常使用这一点综合考虑，还是选用了柴胡加龙骨牡蛎汤。于是，大便变得每天通畅，上腹部的膨隆逐日减轻，意识也一点一点地变得清楚。自服药后未出现癫痫样发作，并且一个月后渐渐能够独自行走，便出院了。出院后，病情继续好转，甚至到了可以在住所附近散步的程度，当时甚至考虑是否可以认为接近痊愈了。但就在这个时候，一直使用的龙骨断货，使用新进的龙骨（后来鉴定为赝品）数日后又出现了癫痫样发作。反复考虑后，改用抵当汤，这是参考患者下腹部硬结、肤色、脉沉涩、大便黑褐色等症状，依据《伤寒论》抵当汤条文"太阳病身黄，脉沉结，少腹硬，小便不利者，为无血也。小便自利，其人如狂者……抵当汤主之。"而决定的。但是服用该方后，癫痫样发作频繁起来，并且严重程度也加剧了。即使这样还是抱着驱除瘀血的想法，试用了桃核承气汤。但病情进一步恶化，意识处于混沌状态，与当初入院时相同。前面忘记写的一点是，用抵当汤消除了下腹部硬结的大部分。也许是驱瘀血剂的刺激引起了病情的恶化吧，我这么考虑着，真品龙骨到货后，再次使用柴胡加龙骨牡蛎汤，但这次没有任何反应。在进行着这样那样的治疗中，患者开始出现发热，褥疮也从背部扩展到了足部。紫云膏治疗褥疮有良效，但蔓延比愈合更快，甚至到了无从下手的地步。试用了多种内服药，但均未见效。在这个过程中，我自身也因眼底出血而卧床，无法再出诊，患者又住进了先前的医院，数月后死亡，与病魔进行了约一年的苦斗到了终点。病理解剖确认为脑肿瘤。

我想，虽然结果如此，但柴胡加龙骨牡蛎汤即使是一时的奏效，也应该引起关注。

108 柴胡加龙骨牡蛎汤备忘录

* 柴胡加龙骨牡蛎汤原方有二个，一个有黄芩，另一个无黄芩。我用的是有黄芩的方剂。另外，原方还配以铅丹，我使用时减去铅丹。有时加上甘草或减去大黄使用。用于癫痫有时可加上芍药、钩藤、黄连等。如果加上羚羊角效果会更好，但羚羊角的正品很难买到，并且价格很高，现在已不用。

* 柴胡加龙骨牡蛎汤的腹证近似于大柴胡汤，上腹部膨满，胸胁苦满，屡屡有脐部悸动。如果没有便秘的倾向，可减去大黄。

* 该方可应用于神经症、血道症、精力衰退、阳痿、心脏肥大、心脏瓣膜病、高血压病、动脉硬化症、失眠、神经性心悸、癫痫、毒性弥漫性甲状腺肿等疾病。

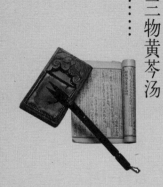

109 曾患胸膜炎和腹膜炎的虚弱儿童

患者为五岁的男孩，三岁时曾患胸膜炎，四岁时曾患腹膜炎并有腹水形成。今年一月患肺炎，其后经常感冒，常有咳嗽。一旦出现咳嗽，便久治不愈。一直处于这样一种状态，血色不佳，发育不良。

初诊于一九五一年十一月三十日。

患者本人无不适主诉，其母介绍说，食欲不振，没有精神。听诊，右侧胸背部呼吸音稍减弱。腹部脐两旁压痛，大便一天一次，其他无异常。

我投予了成人量三分之一的柴胡桂枝汤加黄芪1.0克，直至一九五三年三月下旬，持续服药一年四个月。在此期间，或感冒，或咳嗽，使用该处方一贯到底。完全恢复了健康，现在是家里精力最充沛的人，已入学。

柴胡桂枝汤是小柴胡汤与桂枝汤合二为一的方剂，其腹证与小柴胡汤证类似，可触得腹直肌在皮下膨突的感觉。另外该方还可用于感冒用桂枝汤、葛根汤、麻黄汤等治疗后，仍残留少许恶寒和发热、轻微头痛、手足关节疼痛，并且口中发黏、食欲减退时。

柴胡桂枝汤还可治疗突发性腹痛，应用于胆石症、肾结石、阑尾炎、胃溃疡、胃炎、肠炎、胸膜炎、腹膜炎等疾病。

柴胡桂枝汤加黄芪是因为黄芪具有补益强壮作用，并非必加黄芪。

110 患肺结核的少年

患者为九岁的男孩，从二十天前起每天发热，体温在38.0℃左右，被诊断为肺门浸润，目前在治疗中。

主诉发热和盗汗，食欲不振，口干，舌苔白，大便一天一次。

投予柴胡桂枝干姜汤治疗。服药至第五天时，体温降至正常，十五天后恢复了原来的健康状态。一个月后就又可以上学了。此后三年间一直很健康。

对于该患者的情况，开始觉得给予小柴胡汤即可，但由于面色不佳，精神萎靡不振，比起小柴胡汤证更有虚证的表现，于是就给予了柴胡桂枝干姜汤。

111 陈旧性肺结核

患者为四十五岁男性，约在十年前患肺结核，病情没有恶化，一直维持着现状。

初诊于一九五三年八月一日，患者个子矮小，血色不良，呈瘦削的体格。目前无明显不适主诉，只是晨起轻微咳嗽、咳痰，有时痰中带血，快速行走时会出现呼吸困难。食欲、大小便无异常，偶尔感觉肩凝。

告知因有上述症状，欲长期服用汉方药物而来诊。

脉搏62次/分，脉象微浮，腹部脐上悸动轻度亢进，胃部有轻微振水音。

我投予了柴胡桂枝干姜汤加黄芪、茯苓治疗。一个月后觉得疲惫感减轻，入秋后，痰亦减少了。一九五四年，在三月份有过少量的血痰，余无不适。这一年持续服药，至一九五五年五月便停药了。

患者的血色变得很好，身体也长胖了。患感冒后能够马上治愈。

但直到最后，一次X线胸片诊断也未做，患者不喜欢类似检查，并且一直拒绝注射药物、抗生素等疗法，一心一意地进行汉方医学治疗。

112 柴胡桂枝干姜汤备忘录

＊柴胡桂枝干姜汤又称柴胡姜桂汤，也简称姜桂汤，临床应用时，与小柴胡汤证和柴胡桂枝汤证相比较，以比上两方更虚弱的病情为适应证。因而胸胁苦满也较轻微，触诊季肋下时，多无明显抵抗和压痛。一般全腹部弱而无力，心下部可闻及振水音。另外还有脐部的悸动。主诉多有血色不佳、口干、气短，甚至有盗汗。脉也弱。

＊该方应用于柴胡加龙骨牡蛎汤的虚证，宜参考柴胡加龙骨牡蛎汤条文。

＊姜桂汤除用于治疗肺结核之外，还可应用于妇人血道症、神经症、心脏瓣膜病等疾病。

＊有些药店出售土瓜根作为姜桂汤中栝蒌根的代用品。栝蒌根系栝蒌（葫芦科植物栝蒌——译者注）的根，土瓜根是土瓜（旋花科植物土瓜——译者注）的根，一定要认真区别。土瓜根有一种令人生厌的苦味，有时利用这一点来催吐。但是现在可以使用炮制方法去除土瓜根的苦味来混淆二者，实属不妥。

＊ 对于肺结核，盗汗不止者可用姜桂汤加黄芪、茯苓各3.0克，持续发热者可加黄芪、鳖甲各3.0克，咳嗽严重者加五味子治疗。另外对心悸、气短甚者可加吴茱萸1.0克、茯苓3.0克进行治疗。

113 厌食症（精神性厌食症）

患者为十五岁少女，到前年为止，体重一直在增加而变得肥胖。从一年四个月前开始节食减肥，食量逐渐减少，很快变瘦，现在的体重为三十二公斤左右。

患者即使少量进食也会感觉腹满不适，米饭、水果、牛肉等均拒食，只食入少量的豆沙馅面包。大便秘结，月经已停止了十三个月。目前在某胃肠科医院注射下垂体激素，并未见效果。大概是被诊断为西蒙兹病，所以注射下垂体激素。西蒙兹病也会有食欲下降、极度消瘦、贫血等症状发生，与厌食症相似。但西蒙兹病是脑垂体前叶机能减退而引起的疾病，预后不良。我认为该患者应该是精神性厌食症。

脉沉小，心窝部有振水音。

我投予了半夏厚朴汤七日量，但未见效果。于是改投抑肝扶脾散，食欲忽地迅速改善了，甚至有时到了食过量的程度。第四周时，大便基本上一天一次。两个月后，牛肉、寿司等也能进食了，体重增至四十五公斤。

在厌食症患者，就脉象而言多近似附子剂证，便秘又像泻下剂证，闭经又可考虑为驱瘀血剂证。但对于厌食症的治疗，似乎柴胡剂

第伍章

105

有效的时候居多。因为江户时代的名医们推崇抑肝扶脾散治疗厌食症，我也就采用了该方剂，果然有显著的效果。另外，小柴胡汤条文中也有治疗厌食症的记述。这两个方剂都是以柴胡为主药的。

关于厌食症的治疗，我分别在《日本东洋医学会志》第六卷第二号和第七卷第一号上发表了"关于江户时代的厌食症"和"厌食症治验五例"两文，有兴趣者请参考之。

114 患肺癌不能仰卧的患者

患者为四十八岁男性，数年前曾行胆囊摘除术和痔疮手术。其后身体健康，患病也只是感冒之类小病。一九五三年十二月二十日，突然出现咯血，经H医师诊察，拍X线胸片，诊断为肺结核。但是另一位T医师却认为不是肺结核，其诊断是肺癌。在H医师处的治疗，效果不佳，于一九五四年三月十五日到东京的某大学附属医院求诊，仍被诊断为肺癌。从那时起，左胸部的疼痛加重，出现呼吸困难，咳嗽虽然不多，但咳嗽时便震得胸背不适。平卧时则呼吸困难不能入眠，几乎是彻夜靠着小桌子睡一会儿。

四月三日来诊，X线胸片示左肺上叶呈癌扩散状，腹诊时胸胁苦满虽轻微，但腹直肌挛急，全腹壁呈紧张状态。

我以前也曾治疗过肺癌，但效果不好，对于该患者也没有信心。但是患者把我当作了最后的依赖，不能拒绝诊治而让他回去。于是便试着投予了柴胡疏肝汤。

但是该方剂却出人意料地奏效了，服药五天后来诊时，胸部不适减轻了许多，能够安然平卧，食欲也得到了恢复。服药十天后来诊，说基本上没有什么苦痛了。患者好像有了治愈疾病的信心，我似乎也有了成就感。一个月过后，患者恢复到了能够去河边钓鱼的程度。但五个多月后的一天，患者感到胸部莫名地难受，拍胸片发现癌已扩散。虽然自觉症状有了很大程度的好转，但癌本身并没有减轻。其后病情渐渐恶化，患者没等到新年来临便去世了。虽然结果令人遗憾，但患者在几个月内病情得到缓解，几乎忘记了苦痛，这是借助了柴胡疏肝汤的作用。

115 化脓性鼻窦炎

患者为二十八岁男性，从半年前开始治疗化脓性鼻窦炎，未见好转，约于一个月前，行鼻中隔偏曲治疗手术。

主诉从七八年前起，出现后头痛，鼻涕多，流向喉咙。鼻涕有时带血，睡眠差，大便一天一次。

腹诊，从左右季肋下至脐旁，腹直肌硬如木棒。

我投予了四逆散加茯苓、辛夷、薏苡仁治疗，服药后头部感到清爽，夜间能入眠。继续服药三个多月后，如果不感冒，鼻子便没有堵塞感，鼻涕多的现象消失。于是停止了服药。

四逆散以柴胡为主药，在这一点上，应与大柴胡汤、小柴胡汤同列。但由于四逆散配以枳实和芍药，所以更接近大柴胡汤，因为无大黄，便不能用于如大柴胡汤证样的实证。但在腹证上，四逆散证多有心窝部硬如有物堵塞、胸胁苦满、腹直肌绷紧凸出，这与柴胡桂枝汤证相似。

四逆散也可用于胆石症、胃炎、胃酸过多、胃下垂等疾病。本方加夏枯草10.0克、栝蒌根3.0克、贝母2.0克，还可用于治疗瘰疬。

四逆散加鳖甲、茯苓、大枣、生姜谓解劳散，我用于治疗肺结核、胆囊炎等。

116 右上腹部疼痛

患者为三十二岁的新闻记者，从二三年前开始出现后背钝痛，一年半前出现右上腹沿季肋下部位疼痛，并且渐渐加重。

时时感食欲不振，大便隔日一次，尿胆素原阳性。腹诊，右季肋下有抵抗压痛。

我怀疑是胆囊炎，投予了解劳散。约过了三周，疼痛减轻，背部的钝痛也消失。但无食欲，遂予半夏泻心汤，食欲恢复。

对于该患者，与解劳散相比，柴胡桂枝汤或者大柴胡汤也许更好些。

117 顽固性湿疹

最初使用十味败毒汤，是在一九三七年。一天，一位主诉为湿疹所苦的四十多岁男性来诊。患者体格良好，微胖。皮疹如火柴头大小，色略红，隆起于皮肤，手足以及从腹部至腰周严重。如果瘙痒时强忍着，身体会出现颤抖，但夜间为防止睡梦中过分抓挠只好将手绑在床上。注射剂、外涂药膏等多种方法治疗均不见好转。大小便正常，纳可。我有过使用葛根汤治疗类似患者反而使症状加重的教训。这次给予的是十味败毒汤。

该方效果很好，瘙痒减轻得很快，两个月左右便痊愈了。以后因为一喝啤酒就有湿疹发生的兆头，便在饮啤酒后必定服用二三天的十味败毒汤。后来战争加剧了，也就没再服用药物。十余年后的一九五六年，该患者久别后再次来诊，主诉又出现一些像是湿疹的东西，给予二周药物，服药后便治愈了。

因为十味败毒汤对于该患者很有效，所以每次只要发现是湿疹，便使用该方剂。

另有一例二十三岁的男性，主诉从前天开始颈部瘙痒。可见局部有无数粟粒大皮疹，发红，多少有些灼热感，类似皮炎。

对该病人，也投予十味败毒汤治疗，五天量的药物尚未服完便已痊愈。

十味败毒汤对于染发所致斑疹（皮肤过敏）也有良效。

但是下面的一例慢性湿疹病人，十味败毒汤却未见效果。我推测对该患者起效的是消风散，但当时我还不知道消风散的用法。

患者是四十八岁肥胖的男性。从十五六岁时起便为皮肤病所苦。现在的症状比以前更加严重，使用多种方法均不见效。目前在某医院进行治疗，但病情还是有加重的倾向。望之便知是湿疹，全身除颜面、头部以外，所剩无几处，都有红斑，可见小结节和水泡破裂后的湿润处，这些部位瘙痒最甚。患者为了耐受瘙痒，在家时一天泡数次热水澡，外出时装上冰袋，冷敷痒处，非常痛苦。其他症状有口渴，大便一天一次。

我也投予十味败毒汤治疗，服药第十天时，病情减轻，甚至觉得这样下去即可痊愈。可是到了第三周，病情又加重，下肢出现新的红斑，又开始诉说瘙痒了。此时继服前方无效，改投《生生堂方函》〔日本江户时期医家中神琴溪（1743-1833）医著——译者注〕的浮萍汤，仍无大的变化。患者说还是前面的药好，请再给我二周，于是把药拿走后便未再来诊，如此便治愈了的可能性恐怕是没有的。

后来我知道了，对于这种红斑正在扩展而又呈湿濡性质的湿疹，消风散有良效。

118 慢性荨麻疹

患者为十九岁妇人，幼年时期患周期性呕吐症数次，体质虚弱，但近几年渐渐地胖起来。

患者血色良好，身体肥胖，食欲可，大便正常，但口渴甚。主诉荨麻疹，自去年夏天以来的约一年里，一直持续发生。

腹部虽膨满，但胸胁苦满基本上没有。月经正常。

我投予十味败毒汤加石膏治疗，服药三周后痊愈。后来至六月下旬又出现荨麻疹，仍给予前方，一个月左右便治愈了。

十味败毒汤宜用于大而发红、隆起于皮肤表面的荨麻疹。如果荨麻疹小，看上去血色与皮肤相同或者苍白者十味败毒汤无效。借用古人的说法就是必须用于阳证。

我曾用该方治疗发生于手掌部位顽固的固定性荨麻疹，到治愈用了十个月。愈后已二年多，未再发。

119 原发性肾出血

友人K君，平素是很健康的体质，但近几年来有时出现血尿，一直治不好。对于血尿的原因，做过多种检查，还是原因不明，最后被定名为原发性肾出血。

该友人有一天找到我，说从后头部至颈部，不断出一些疖肿，以致无法着枕头睡觉，问能否治好。诊察看到局部有一些大大小小的疖肿，已化脓。一般对于这种情况，十味败毒汤确实有良效，最多服药二三周即可根治。所以就投予了十味败毒汤。

服药后疖肿痊愈是自不待言的，根本就没有期待的是，肾脏出血也止住了。根据古人所云，败毒汤具有促进经络运行的作用，对于一些无法预测的症状有效。这是个罕见的病例。

120 原因不明发热持续三年的患者

患者为七十五岁男性，体格健壮，没患过大病，约从三年前开始，每隔四五天便发热达38.0℃～39.0℃，曾住院检查，至今也未找到发热原因。这种发热在劳累、过度思考、精神紧张时出现，睡眠后体温可恢复正常，所以一般发热不会持续两天以上。发热时遇风吹则感觉不适，不喜活动，其他症状有四肢关节疼痛，食欲一般。

脉缓，腹诊无特殊证候。虽然持续三年发热，并无任何衰弱的所见。此时的恶寒和四肢疼痛表示病尚在表。

所以我判断病邪尚在体表经络，并未波及脏腑，投予了十味败毒汤治疗。

服药一周后患者复诊，进了诊室先来一句开场白，"太神奇了"，然后说"身体的感觉全部改变了，手脚不疼了，也没发热。"

于是又服用前方一周，三年间持续的发热以及身体的疼痛得以治愈，完全恢复了健康。

汉方中有十味败毒汤、荆防败毒汤等方剂，其所说的败毒，换成现在的话语，即消毒、消除毒素之意。十味败毒汤是华冈青洲（1760-1835，日本江户时期医家——译者注）在荆防败毒汤的基础上化裁而成的，我喜用该方。

该方剂除上述疾病外，还常用于疔、疖、痈等其他化脓性疾病的初期。

121 怀疑为脑肿瘤的少女

十岁的少女，约十个月前开始出现头痛，渐渐加重，虽然也在进行治疗，但未见效果。有时诉头晕，或出现呕吐。

在某大学附属医院诊疗，医生说有可能是脑肿瘤。

患者发育状态良好，腹诊触得右侧腹直肌于季肋下绷紧凸出，当问及有否遇事易发脾气时，其母回答说，患儿性情急躁易怒，家长为此而苦恼。食欲一般，大便一天一次。

头痛症状午后比午前时候严重。

我投予抑肝散治疗。服药二周后复诊，诉头痛已减轻大半。继续给予前方二周。

病情渐渐地好转，但也随时日而有消长变化。有一次诉膝部疼痛，检查并未见异常。

继续投予前方三周，天热时去海边游玩后出现了一时的头痛。膝部疼痛很快就消失了。出于预防再发的目的，持续服药了两个月。

如果该患儿真是脑肿瘤的话，是不可能用抑肝散治愈的吧。

122 抽动障碍的少女

八岁的少女，约一年前开始，出现频繁地眨眼、抽动鼻子和面部，并从喉咙里发出"咕""咕"的声音，非常忙碌的样子。另外还在外阴部涂抹各种东西，用手摸弄，家长很是苦恼。

某医生诊断为抽动障碍症，并说无治疗药物。

初诊为一九五八年三月十六日。

发育状态一般，血色不佳，纳差，大便一天一次。

诊察时，患儿面部频繁地抽动，喉咙里发出声音，显得很忙。

其母介绍说，患儿处于一种高度的神经质状态。

腹诊，除上腹部腹肌略紧张外，无明显异常。

我投予了抑肝散加厚朴、芍药各2.0克。

服药二周的结果，病情似乎略有好转。诊察时面部抽动不像上次频繁。继续给予前方二周。病情渐渐好转，三个月后，基本上可以认为治愈了。但是有一天晚上因看电影受到惊吓，随后的二三天里，夜间惊起，大声喊叫，夜里上厕所解完便不擦就往回跑。

但即使这样，病情还是在好转，就在考虑可以停药的时候，看教学电影后又连续二三天睡眠不佳。治疗过程中常出现这样那样的情况，到治愈用了七个月的时间，服药持续到十月中旬。

抑肝散虽然是用于治疗婴幼儿惊风的方剂，但成人也适用。

该方常用于性情急躁、情绪紧张、易兴奋易怒之人，以及肌肉痉挛、震颤等症状，所以患脑出血、脑膜炎、日本脑炎等疾病后，长期手脚颤抖、挛急、情绪烦躁紧张者可以使用。

123 佝偻病

这是使用抑肝散治疗佝偻病获得明显效果的一例。一九三二年十月下旬的一天，一个面色不佳的男孩由母亲背着来诊。

该患儿已经三岁但还不会坐，手脚也不太活动，烦躁不安，从早到晚一直"啊""啊"地哭，情绪很差，家长很为难。并且易患感冒，有时发热近40.0℃。

我以烦躁不安、情绪差为指征，投予抑肝散治疗。开始服药后情绪便安定下来，夜间已能够入眠。随后体力迅速增加，也不再患感冒，约半年左右便会走路了。

一九四五年秋，我去龟有（东京）出诊时，偶然遇见了该患儿的母亲。其母亲带着孩子到出诊的地方问候我，说："得到您很多照顾，这就是那个孩子。"那时患儿已经长大许多，据说在学校的成绩也很好。

124 脑出血后遗症

这是抑肝散应用于脑出血致半身不遂的病例。某传统舞蹈家的妇人，因脑出血而致左半身活动不便。该妇人很要强，制订了多种工作计划，却因病而不能施行了。因此很不平，经常发怒，左手一动便不停地抖动，下肢有紧绷强直的感觉，不能随意活动。夜间睡眠也差。

对此我使用了抑肝散。患者服药后心情平静下来，能够安然入睡，手足也感觉轻快，可以独自行走了。

125 主诉腹部悸动、倦怠感、失眠的神经官能症患者

患者为三十一岁妇人。三年前被诊断为胃炎、胃弛缓症、神经衰弱等疾病。使用多种方法治疗未见好转，不知如何是好，遂产生放弃

治疗的想法。经邻居推荐，以汉方治疗作为最后手段而来诊。

患者身体消瘦，面色苍白，表情阴郁。由陪伴来的妇人搀着走进诊室。但是当诉说病情时，话却滔滔不绝。主诉有严重倦怠感，食欲不振，吞酸嘈杂。最担心的是腹部悸动，感觉在脐左侧发生形状如棒状的悸动，并有上迫心胸之势。因此，心情烦乱不安，平静不下来。有便秘倾向，月经规律，按期而至。脉浮小而弱，舌无变化。胸部听诊和叩诊，左侧有胸膜炎体征。

询问患者得知，三个月前曾患胸膜炎。腹诊，于右季肋下可触及肝脏下缘，从脐左侧至心窝部可触及黄瓜形状的悸动，全腹部呈软而凹陷的状态。此为典型的抑肝散加半夏陈皮之腹证。

但是，到此时为止，我并无使用抑肝散加半夏陈皮的经验，心里不踏实。考虑如果投予已用习惯的柴胡姜桂汤加吴茱萸茯苓是最简便的，但如果失去了这次的好机会，这种腹证的患者何时再能遇到便是未知数了。于是冒着失败的风险给予了十天量的抑肝散加半夏陈皮，只是因顾虑本来患者食欲不振，而方中却含有川芎之类药物，便又加味少许黄连。患者回去之后，我仍然在牵挂着什么，盯着病历记录，感觉信心不足。

十天过去了。患者以明朗的表情，轻快地走进了诊室。看到这种面部表情和姿态，我安心下来。患者像换了一个人，十天前阴郁的脸色消失了，现在脸色是明亮的。说是食欲增加了，夜里已能安眠。腹诊，先前的悸动全部消失，到处也没找到。腹部有弹力，脐部也有力度。

"悸动消除了吧"我说道。患者回答："悸动停止了，心里变得平静了，但是便秘还没好，请给调整一下药物吧。"尽管病情如此地好转了，但该患者期待很高，还是要求调整药物。可是此时没有必要拂逆患者的愿望，便对方药做了加减，待有了自然排便后，又给予了前方治疗。

其后患者的病情有或多或少的进退变化，有时停药，或又继续服药，来诊治疗约一年的时间。最近的几年完全恢复了健康。

即使这样，抑肝散加半夏陈皮如此显著起效的道理，我仍然不很明白。按照古方的治疗原则，对于这样的腹部悸动，应该用龙骨、牡蛎、桂枝、甘草等，但是使用不含这些药物的方剂如此迅速地消除了悸动，我很是惊奇。

龟井南溟（1743-1814，日本江户时期医家——译者注）曾把这种表现称为"肝木虚痰火甚之证"，但现在这种理论并不被人们所用。

126 主诉分娩后头痛、眩晕、悸动、失眠的患者

患者为二十七岁妇人，约十个月前分娩出死胎，其后出现头痛、眩晕、悸动、失眠、肩凝、便秘等症状，月经不调。

体格胖瘦中等，营养和血色均良好。

我投予了加味逍遥散十五日量。服药后心里变得轻松些，头痛、眩晕等症状也消失，大便也每天有，可以认为已愈。

但停药一段时间后，又出现了头痛，患者请求给予一个月的药物。

这样的情况反复了二三次便痊愈了。

加味逍遥散常用于妇人的血道症，对具有肩凝、头重、眩晕等症状，或一年到头不适主诉繁多者适用。该方剂中并没有加入泻下药，但服药后大便会变得通畅，可用于使用含大黄方剂通便时有腹痛的便秘者。

127 肺结核

二十二岁的妇人。十九岁时曾患胸膜炎，其后身体尚属健康，但从三个月前开始出现咳嗽、易疲劳等症状。傍晚时分，时时出现发热。某医生诊断为肺结核。

患者面色白，颊红。平时即使夏天也感觉腰凉，气温下降时则腹胀、情绪差。另外，从颈部至肩部强凝不适，有时出现头晕等脑供血不足的感觉。易患感冒，食欲一般，大便一天一次，月经正常。听诊右上肺有浸润体征。

对此我投予了逍遥散加陈皮香附治疗。服药一周后，腹胀消除。服药三周后，腰部发凉减轻，体重略有增加。这时染上感冒，临时服用桂枝汤三天。从第五周起改方为小柴胡汤。发热和咳嗽也停止了。停药一个月，又因食欲不振、头重、肩凝、足冷而来诊。再次投予逍遥散加陈皮香附，经治疗虽然病情渐渐减轻，但又出现了腹泻。改投桂枝人参汤，腹泻止住后，便又投予逍遥散加陈皮香附。连续用药两个月后，又停药。其后间断地来诊，又夹杂着一段时间的停药，这样服用该方近二年。

后来二次大战加剧，患者疏散到了农村，便失去了联系。

二次大战前，来诊患者约三分之一是结核性疾病。但战后，结核性疾病，特别是肺结核病患者来看汉方医的少了。

128 每晚出荨麻疹的妇人

患者为四十岁的妇人，平素胃肠功能弱，每年到了六月份，便会出现胃痛。经常便秘，用饮盐水的方法来通便。不知是否与便秘有关，头部有沉重感。月经大致正常。

这次的疾病是荨麻疹，约从两个月前开始，一到晚上就全身出荨麻疹，瘙痒，以致影响睡眠。由住处附近的医生注射药物治疗了一段时间，未见好转。

我投予了逍遥散加荆芥1.0克、地骨皮2.0克、栀子2.0克治疗。服上药后，大便变得通畅，头也清爽了。五六天后，荨麻疹减轻，变成了有时出，有时无。服药二周后痊愈。

但至第二年的六月又来诊，主诉心窝部钝痛而有堵塞感，嗳气，时时有头痛。每天有软便。

对此投予半夏泻心汤，服药后胃部堵塞感和钝痛消失了，但大便又秘结，又出现荨麻疹。于是再投予逍遥散加荆芥地骨皮栀子治疗，七天的药物尚未服完便痊愈了。

129 顽癣

一九四八年处于战后尚未恢复的时期。一天我在西荻洼的寓所，一位身着高级西装的美貌妇人来访。那时，东京的女性，大多是穿着劳动用的扎腿裤，背着行囊在街上行走，所以该妇人戴的带羽毛的漂亮帽子很特别，至今还记得很清楚。

但看病的是该妇人的母亲，第二天，这位西装妇人带来了一位五十岁左右的贵妇人。

患者头部有一块略呈圆形的一角钱硬币大小的皮疹，干燥，有小的落屑。诉局部瘙痒。我投予加味逍遥散加荆芥1.0克、地骨皮2.0克治疗，服药二个多月便痊愈了。

过了二年多，其女儿又来访，诉患者头部又出现几个芝麻粒大的皮疹，瘙痒。

给予十味败毒汤，服药一个月左右痊愈。

数年后的一天，我在报纸上看到一则母女自杀的新闻，报道的是该患者母女使用煤气自杀，遗书置于枕边，安葬费5万日元在银行存折里等内容。

我从服装上推测，该患者母女是经济优裕家庭的人，但报道说是因为生活困苦和厌世而自杀的。至今不解。

130 胃弱纳差、失眠的患者

二十四岁的男性，平素胃弱，食少纳呆，勉强进食后，胃胀不适。并且经常做梦，睡眠差。

体格胖瘦中等，营养不良，舌有少量白苔，腹诊触及心下部位略有抵抗，说明有轻度心下痞硬。大便一天一次。所谓心下痞硬，是指心窝部位胀满而硬的状态。

对此我投予半夏泻心汤治疗，服药后感觉胃部空而舒服。一个月后也能够安然入睡了。服药三个月后，患者来信这样写道：

"经您的治疗，胃变得强壮了，现在即使多进食，胃部也没有撑胀的感觉。头天晚上喝酒，第二天也没有难受。试着猛吃了一顿中国料理，后来也没有什么不舒服。这些都是托您的福，谨表谢意。"

131 半夏泻心汤导致腹泻而治愈便秘例

这是数年前的事情。一位长期有烧心感的五十九岁男性，经用三黄泻心汤消除了烧心和胸部憋闷的症状，能够安然入眠了，非常高兴，于是将其弟弟介绍来诊。

两人虽然是亲兄弟，但体格差异很大，其兄体重在七十五公斤以上，魁梧身材，弟弟的体重却不到五十公斤，显得瘦小。但都有胃病，弟弟更严重，说曾患过胃溃疡。胃部总是有痞塞感，易腹泻，进食稍过量就会出现腹泻，所以体格瘦弱，希望能使胃肠强壮起来。

于是以患者心窝部痞塞感和腹泻为治疗着眼点，投予了七日量的半夏泻心汤。但此后患者再未见踪影。后来向其兄问起，原来患者说吃了汉方药的苦头，不想再服药了。又详问其故，才知道患者服药后，出现严重腹泻，一天上六七次厕所，连工作也受到了影响。

我解释说"那个方剂里没有泻下药，并且腹泻时服用可以止泻的"。可是腹泻的事实发生了，虽然这么解释也是无力的。

但是仔细想来，因半夏泻心汤而引起腹泻的病例至今也有好几例。每当这个时候，我总是简单地推测是药物的瞑眩效果。可是在《伤寒论》中，有半夏泻心汤治疗腹泻的条文，并没有引起腹泻的内容，如果把这种腹泻现象归结为瞑眩正确吗？这是个问题。如果是瞑眩的话，应该是一时的现象，不应该持续存在。在这之后，又发生了下面的事情。

有一位患者来诊，想得到与某某患者相同的药物。因为某某患者说服用该药后，胃里很舒服，大便也痛快，感觉舒畅。这位患者便向某某患者讨要后服用，果然大便每天顺畅地排出，感觉很爽快。

翻看病历记录，给予某某患者的是半夏泻心汤。用半夏泻心汤能够使排便通畅感觉舒服，实在是不可思议。但在事实面前，只能低下头来。

我没有说什么，给予了半夏泻心汤。

其后不久，在我家里发生了这样的事。我妻子平素便秘，总是服用含大黄的黄解丸来通便。含大黄的黄解丸由三黄泻心汤加黄柏栀子组成。可是，一个月前，也许是食物不佳的原因，出现胃胀、恶心和纳差，但大便仍然秘结，于是服用一直使用的黄解丸，却不见一点效果。所以妻子发牢骚说，这次的黄解丸，是大黄质劣呢，还是根本就忘记放大黄了呢？

我建议妻子服用生姜泻心汤。可是，令人惊讶的是，从第二天起，爽快地排出了大便，胃部的症状也消失了。听说此事的一个保姆也诉胃部堵闷而便秘，服用生姜泻心汤，每天的大便也变得通畅了。生姜泻心汤是半夏泻心汤中干姜减半加生姜而成。半夏泻心汤证和生姜泻心汤证的腹泻和便秘并非主证，只能考虑为客证，主证是心窝部的痞塞感。

飨庭家的口诀〔《飨庭家百方口诀》，日本江户时期医家津田玄仙（1739－1809）的著作——译者注〕在论述半夏泻心汤的主证为何，客证为何时，是这样说的：

"用通俗易懂的说法，主证的主，犹如主人，客证的客，犹如客人，证指病症，在所有的适应证的证中，都有主证和客证的区别。

一家的主人，什么时候都在家里，而客人是外来的，来了走，走了又来，来去无定着就是客证。这个客人也只是在有主人时来，如果没有主人，客人也就不会来。

这种主客的说法用于比喻半夏泻心汤的心下痞硬、呕吐、下痢三症，则主证是痞硬，客证是呕吐和下痢。或问，把痞硬当作主证，把呕吐和下痢当作客证的道理是什么。答曰，邪聚于胸，故痞硬。因为有痞硬，所以有呕吐、下痢。心下的邪热进而向上时可只有呕吐而无下痢，如果心下邪热狂乱既向上又向下时，则向上而呕吐，向下而下痢。如果邪热缩聚于心下不动时，则既无呕吐也无腹泻，只出现心下痞硬的症状。如上所述，呕吐、下痢二者如果是出没不定之证，则如客证之往来无常同理。把痞硬作为主证，呕吐、下痢作为客证，如果无主证的痞硬，而只有呕吐、下痢，则这种呕吐、下痢应当是另外之证，不符合本方之证。由此而知，呕吐、下痢本是客证而无疑。"

如此论述了应用半夏泻心汤的主证是心下痞硬，这是个一直存在的症状，而呕吐、下痢是一种或出现或不出现的客证。这样一来，出现在半夏泻心汤证中的便秘就只能考虑为客证了，半夏泻心汤中并无泻下药物，在针对主证心下痞硬的施治中，客证的便秘也就自然而然地解决了。

只是最初的那位患者，因腹泻而投予半夏泻心汤反而加重了腹泻，所以说吃了汉方的苦头。我想，我的诊断是不是错了，也许应该投予人参汤（理中汤）类方药。

132 胃溃疡手术后因嗳气而苦恼

五十岁男性，五个月前，在某医院外科行胃溃疡手术。其后不停地嗳气，怎么也没办法。经该院内科医生治疗也丝毫不见效果。

一天，患者向内科医生询问："医生，用汉方怎么样？"医生回答说："也许可以呢，那么介绍给你汉方的医生吧。"然后就得到了名片。该内科医生是一位内科大家，这么做是很难得的，我很钦佩这位医生的态度。

患者和我讲话时，不断"嗝——，嗝——"地嗳气。并说，就因为这个，没办法见人。

腹诊，心口窝部痞满，有心下痞硬状。大便一天一次。

于是投予半夏泻心汤，并考虑如果无效的话再试用旋覆花代赭石汤。

但半夏泻心汤很有效，从服药起嗳气就开始减轻，心里变得痛快，进食也比以前多了。

又继续服药一个多月，便痊愈了，遂即停药。其后过了约半年，又感觉有些不适而来诊，服药二周。最终未使用旋覆花代赭石汤。

133 被诊断为幽门癌的患者

一九五七年二月二十三日初诊。患者为五十七岁身体消瘦的男性。诉去年七月，因心窝部疼痛，在某私立大学附属医院诊治，两个月也未见明显好转，转到另一家医院，被发现患有胃癌。患者很吃惊，便到某国立医院检查，也被诊断为胃癌，并建议手术治疗。但患者认为手术后恶化往往比手术后好转的可能性更大，还是考虑非手术治疗。其后在某有名的内科医生处被诊断为胃溃疡，并接受治疗。但是总感觉餐后食物在胃里停滞不化，时间过得再久也不见减轻。从带来的X光片来看，幽门部有一处可以认为是癌的阴影。

腹诊，有心下痞硬，心窝处感觉到硬而有抵抗。

我投予半夏泻心汤治疗，服药十天后，胸部的痞塞感减轻了许多。两个月后患者有了一种治愈的感觉，我便建议患者拍X光片复查。在前述内科医生处拍得X光片，但令人吃惊的是，结果与预料的相反，肿物扩大，几乎要封住幽门部位，看上去食物已经不能进入肠道。该内科医生说，应该诊断为胃癌，刻不容缓，必须手术治疗。

患者持X光片来诊，片子上的情况的确很严重，只剩下食物勉强可以通过的空间。但患者对我说，自我感觉这么好，片子上再严重也不担心，就抓紧吃这个药再看吧。我也说，X光片并不是个绝对的东西，仅仅是个参考而已，即使片子不好，但自己感觉好的话，用汉方试试有什么不可以的呢。

在这之后一年半多，其间有一二次腹泻，心窝部有时疼痛，除此之外没有其他不适。患者颇为健康，一直在工作。

我又建议患者再拍X光片检查，并说这次应该有好转。患者说对那种无聊的检查已经厌恶，说什么也不接受建议。患者似乎相信，只要服用该药，就一定能治好。

对于我来说，该患者的预后也是未知的。我写这一段稿子的时候是一九五八年十二月三十日，患者身体无任何障碍，很健康。

134 烧心感和胃痛的患者

曾用生姜泻心汤治疗胃酸过多症。患者为二十六岁男性，从十天前出现空腹时烧心感和胃痛，伴食欲不振和恶心。腹诊触得心下痞硬，腹部咕噜咕噜鸣响。大便一天一次或二次。吸烟且量大。

针对这些症状，投予生姜泻心汤，服药三周后痊愈。

135 持续嗳气的患者

生姜泻心汤系半夏泻心汤减干姜量加生姜而成，其证基本上等同于半夏泻心汤。在《伤寒论》中，该方剂用于有"干噫食臭"者。"干噫食臭"即常说的嗳气、打嗝。

我曾用生姜泻心汤治疗一妇人持续的嗳气证。该妇人平素胃弱，患有胃弛缓症，身体消瘦。但并不注意摄生，经常饮酒。一天，因出现嗳气，无法接待客人而来诊。在与我交谈时也不停地嗳气。

我计划先给予生姜泻心汤治疗，如果四五日无效，再使用旋复花代赭石汤。但服用生姜泻心汤五天后，嗳气便停止了。

136 从慢性腹泻到便秘的患者

患者为三十八岁的男性。数日前开始腹泻，每日数次，无腹痛和里急后重感，咕噜咕噜肠鸣，心窝部痞塞感，夜间多梦。

给予甘草泻心汤，二天便痊愈了。

该患者所患的是急性肠炎，但对于慢性腹泻也可使用甘草泻心汤。

有一位相识二十多年的女患者，如果不服用甘草泻心汤而用其他办法，腹泻就无法止住。该患者体格发育良好，心窝部有力。虽然慢性腹泻，体力尚未衰退，但近一年来，不管怎么样，一天总有一二次腹泻，腹泻时腹中肠鸣。于是便以心下痞硬、腹中雷鸣、腹泻为指征投予甘草泻心汤治疗，服药后，长期持续的腹泻停止了，从此该患者成为了一名汉方的崇拜者。其后，一年里发生二三次腹泻，服用甘草泻心汤肯定就痊愈了。

但是，去年该患者又诉便秘而来诊，遂予大柴胡汤（大黄1.0克），大便就每天都有了。

该患者因更年期绝经后突然肥胖而变成了实证。

137 持续十年的腹泻

患者为二十七岁未婚妇人，约从十年前起出现腹泻，一日二三次，腹泻时伴有腹痛。腹泻症状在月经期加重。早上醒来时必有腹痛，且腹中胀气。无论腹泻程度轻重，均无口渴，尿量也少。

尽管一直腹泻，但患者血色良好，营养中等，腹部有弹力，右侧腹直肌略牵急。

对于这种病情，我投予了参苓白术散，服药两周未见任何变化。然后改投真武汤，也是服药二周未见任何效果。随即改用胃风散，也无效。此时患者诉一天腹泻四次，体倦无力。于是又回到参苓白术散。但是，晨起胃里感觉非常不适，胃痛也加重。并且有心窝部痞塞感，食欲减退。

此时终于意识到使用甘草泻心汤，患者服药后效果很显著。星期日腹泻四次，从该日傍晚开始服药，星期一至星期四无大便，星期五有软便一次，星期六无大便，星期日大便一次，已成为软硬适度的自然便。并且心窝部无不适感觉，有饥饿感，进食增加。但是早晚餐后感觉腹痛。于是继服前方一周，自然便隔一天或隔二天一次，腹痛也减轻。继服前方，其后偶尔出现腹泻，但大体上排出为自然便，晨起的不适感也消失了。

甘草泻心汤是以心下痞硬、腹中雷鸣、腹泻为指征的方剂，常伴有恶心、呕吐，腹泻时多伴随口渴症状。但该患者无腹中雷鸣，也无口渴。

138 婴儿的消化不良

患者为生后三周的婴儿，因消化不良而就诊，经过八个月才得以治愈，实为一例水平不高的验案。因为该患儿的家庭很喜爱汉方（汉方党），所以才得以实现如此悠长的治疗。

患儿为女孩，从生后第三周开始，一天腹泻数次至十数次。对于婴儿的消化不良，我一般投予人参汤治疗，屡有效验，故首先给予了人参汤。但这次服用三周却不见任何效果，便改投钱氏白术散，也服用约三周仍未见效，因疑婴儿患有婴儿脚气病（维生素B_1缺乏症——译者注），嘱其母服用四物汤加减和当归芍药散，仍然无任何变化。这时已过了五六个月，腹泻仍未停止。后又因感冒而咳嗽，但无发热。投与葛根汤，但腹泻和咳嗽都不见好转。因此考虑了多种方案，最后投予葛根黄芩黄连汤治疗。服药后咳嗽虽未停止，但腹泻减轻了。患儿家长也说，这次的药物感觉最好。我想，既然葛根黄芩黄连汤有效，与其近似的甘草泻心汤也许可用，于是便投予了甘草泻心汤，二三天后，顽固的腹泻完全止住了，开始出现金黄色的正常便。在继服甘草泻心汤的过程中，咳嗽也停止了，这已是第八个月的事情了。

139 合并高血压的胃溃疡患者

患者为五十七岁的身体黑瘦男性。每日饮酒一升，吸烟三盒，属于不注意摄生者。初诊于一九五二年一月四日。

主诉胃痛，已持续一月余，被诊断为胃溃疡，建议手术治疗。

脉弱小，舌苔白而湿滑。诉胃胀，但腹诊未触觉膨满，只是从心窝部至脐上有抵抗和压痛。有时有腹中肠鸣、出虚恭。另外，疼痛并不局限在心窝，还连及背部。

对此我投予了椒梅泻心汤治疗，同时嘱其戒掉烟酒。虽然酒戒掉了，但还是每天吸一盒烟。服药后，很快就感觉胃部变得舒服，疼痛也减轻了一半。于是，服用该方至十月七日时，血色完全好转，变胖，看上去像治愈了。

可是十一月二十日，患者家里来电话，告知昨夜突然出现胃痛，并吐血，在附近医院紧急入院，所以住院这一段时间只好停药。后来才知道，发生这个变化的原因是因为十月上旬节日时喝了少量的酒，于是旧瘾复发，便大量饮起酒来，以至于发展到了吐血。但在住院期间很守规矩，也就未再发生吐血。十二月三十日出院，派人来取药，仍给予前方。

一九三四年二月十四日，患者来诊，诉食后一小时左右感觉胃痛及饱胀感。舌干燥，脉浮大而数，血压190/112 mmHg。

这一天，我投予了黄连解毒汤加甘草2.0克，并对患者说，如果不戒掉烟酒就不再给予药物。我的劝诫起到了相应的作用，此后患者完全戒掉了烟酒，食物以蔬菜、海藻、豆腐和牛奶为主。但服用该药后，胃痛反而有加重的感觉，于是改投椒梅泻心汤，服用一个月左右，胃部的症状消失，血压也降至162/104 mmHg。继续服药至九月下旬，血压稳定在150/90 mmHg左右，血色亦佳，与二三年前相比反而更显年轻了，便停止了用药。

椒梅泻心汤由半夏泻心汤加川椒、乌梅而成，用于因蛔虫症而致的恶心和腹泻。我并不绝对以蛔虫作为该方的应用指征。

140 慢性腹膜炎愈后诉便秘和嗳气的患者

患者为二十九岁妇人，身体消瘦，曾患慢性腹膜炎。现在的症状起于二年前，经常有胃脘痞塞感，嗳气频繁，嗝——嗝——不断，不得爽快。

脉微弱，腹部无力，仔细诊察可以在腹壁上看到肠的蠕动。无腹痛。因便秘而常服泻下剂，服泻下剂后有腹痛。

我投予旋复花代赭石汤治疗。服药后，感觉胸脘通畅了，嗳气次数骤减，食欲恢复。虽然不是每天有，但基本上大便痛快，感觉舒

第伍章

131

畅。但肠的蠕动不安仍不见好转。我想这是因为腹膜炎的粘连，肠管狭窄的缘故。

旋复花代赭石汤证与生姜泻心汤证近似，二者在临床上有必要进行鉴别。旋复花代赭石汤证宜用于与生姜泻心汤证近似，但患者更加衰弱，并有便秘倾向的情况。当然，有时没有便秘甚至腹泻也可应用。一般对于烧心和嗳气，生姜泻心汤无效时，有必要考虑使用旋复花代赭石汤。

另外，肠蠕动不安、从腹壁可以看到肠的蠕动等也是大建中汤、小建中汤、人参汤、真武汤等的症状，应进行鉴别。

旋复花代赭石汤可用于慢性胃炎、胃下垂、胃溃疡、胃癌等疾病。

141 诉轰热感、眩晕、恶心、头重和耳鸣的患者

患者为曾有高血压病的五十九岁妇人，主诉从前天开始出现头晕，头部一活动则恶心、呕吐。头重，耳鸣，颜面潮红，有轰热感，但足冷。大便二三天也没有一次。

投予三黄泻心汤治疗，服药两周后上述症状消失。

两年后，相同症状复发，仍予三黄泻心汤而治愈。

142 鼻衄不止的患者

有一年岁末的一天，接到了一位很早以前就熟识的患者的电报，

称"鼻血不止，很严重，请速来"。于是就急忙出诊了。

该患者为五十一岁男性，十几年前因类风湿关节炎来诊，其后稍微有些不适便来就诊。这次是在公司上班时突然出现鼻衄，就近在医院做简单治疗后回家，请附近的医生到家里诊治。该医生给予药物纱条压迫鼻腔、注射止血药物治疗，并嘱其尽量多食动物胶质。但四天过去了，鼻衄仍不止，患者非常不安，恐怕这样下去会有生命危险。这种不安感也是使用泻心汤的指征之一。

患者肤色偏白，鼻头部压以冰袋，但颜面仍潮红，脉浮大。进流食，大便每天一次。因为一活动鼻血加重，便卧床不起，连小便也使用便器。即使不进食也有心下痞塞感，但无胸胁苦满和腹直肌的拘挛。

因为具有这些症状，便投予了三黄泻心汤。服药三四天便基本上治愈。三天后的十二月三十一日，患者派人来取药，说还有少量出血，便又给予三天药物。

正月初六，收到了患者的贺年卡，写有一首俳句："未成骸骨去，庆幸合掌举额前，元旦之日出。"

三黄泻心汤可应用于伴有颜面潮红、轰热感和不安感的出血症，但出血时宜冷服。如果服用刚煎好的热药，有时会发生出血加剧的情况。前些年，我也曾患鼻衄，服用刚煎好的三黄泻心汤，好像加了一把火，出血犹如喷出，势头很猛，一直流到喉咙里。

另外一例是一位妇人肺结核的咯血，服热药后，一时出血量反而增加了。

三黄泻心汤里的大黄，比起泻下作用，更主要的治疗目的在于疏导炎症和充血状态，宜以此为着眼点来加减使用。

143 因脑出血而行走困难、言语蹇涩的患者

患者为颜面发红、身体呈结实体型的五十六岁男性，由夫人搀扶着来诊。主诉三年前患轻度脑出血，其后便行走不自由，左手麻木，话语不能流畅地说出。另外，整日烦躁不安，容易发火。脉弦大，全腹部呈紧张状态。

投予三黄泻心汤治疗。

服药至二周时，情绪开始安定下来，不再发怒，一个月后行走时步履稳定了，三个月后便独自去青森县旅行，往返无任何障碍。

144 夜间为胸内苦闷和不安感所苦的患者

三十二岁的肤色偏黑体格呈干瘦型的男性，来诊主诉夜间睡眠中会突然发生胸内苦闷，情绪也变得非常不安。这种发作从数月前开始，几乎每夜如此。该患者有潜伏期梅毒，为此而注射某药物治疗，大概从注射五六次后便出现了这种发作，现在对注射治疗心存恐惧。

诊察未发现心脏的异常，尿蛋白亦阴性。脉虽浮，但不数。其他无异常所见。于是投予三黄泻心汤，服药后一天有二三次腹泻，夜间的胸内苦闷发作便消失了。

145 伴高血压的失眠

一九五一年十二月五日，三十八岁的妇人以顽固性失眠为主诉来诊。该患者于前年九月出现眩晕，持续注射维生素B治疗而有好转，但现在于月经期仍有眩晕症状。从去年七月起出现失眠，同时伴有肩凝、腰痛等。血压最高为160mmHg。失眠症很顽固，即使服用大量催眠剂也只能带来短暂的睡眠，并且服用催眠剂后胃部不适，食欲下降，所以渐渐消瘦下来。尿蛋白、尿糖均阴性。

该妇人肤色偏白，腹部肌肉如绷紧样发硬，有便秘倾向，足冷，左眼视力减弱。

针灸师采用针刺和按摩治疗，肩凝和腰痛得以去除，但失眠依然存在，严重地影响到工作，几成废人。八月和九月的月经量少，目前正在接受激素注射治疗。

对于该患者，投予了三黄泻心汤，大黄0.5克加栀子2.0克治疗。服完十天的药物又来诊时，患者与前判若两人，表情开朗，说失眠症已经完全好了，很是高兴。

在接诊该患者的前十天，另有一例失眠症。为某公司的重要管理人员，患轻度脑出血，脑出血症状好转，但失眠症却怎么也不见减轻。于是邀我往诊。

自诉非常想睡觉，但即使服用催眠剂，合上眼，也无法入眠，很痛苦。

患者为肤色浅黑而肥胖的五十多岁男性。腹部略胀，心下部膨满，但无抵抗和压痛。大便一天一次。

我投予三黄泻心汤，大黄0.5克，加栀子治疗，服药后情绪安定下来，能够入睡了。

三黄泻心汤加栀子，即黄连解毒汤去黄柏加大黄。当然，对于上述的患者使用黄连解毒汤也应该是有效的。

三黄泻心汤多于颜面潮红、头面轰热感、眩晕、烦躁不安、失眠等患者兼有便秘倾向和心窝部有痞塞感时使用。所以常用于多种出血、高血压、神经性疾病、习惯性便秘、胃炎、胃溃疡和脑出血等疾病。

146 主诉头重、眩晕、失眠的神经功能失调患者

患者为五十五岁妇人，八年前因子宫肌瘤而行子宫和一侧卵巢摘除术。

主诉头重、眩晕、失眠，经常有头上戴着某物的感觉，心情沉郁。这种症状从五六年前开始出现，中间接受了三次电刺激治疗，未见好转。每天有大便，便时有轻微腹痛。无食欲，舌有白苔，诉白苔可能与每晚所服催眠药有关。

诊察结束后，患者又追述，对家里的脏污、饭菜不合口味等等很在意。

我投予黄连解毒汤治疗。患者服完一周药物后再来诊，仍诉晨起头重，头上有戴物感，同时肛门紧缩不适，解出软便后舒服一些。舌有涩感。

我根据这些主诉，仍维持原方治疗。于是又用药一周后，肛门发紧的感觉减轻，睡眠恢复了正常。眩晕和头重也减轻。只是睡觉时和夜间口中积有唾液，很不舒服。

我有些困惑。口中积有唾液的症状在必须温胃的含有干姜和白术的人参汤证中经常出现。这也许是黄连解毒汤寒凉过度了。如果是这样的话，用人参汤为好。但最后还是决心再往前推进一步，便继续给予了黄连解毒汤。服药后，口中不再积蓄唾液，神经症状也消失了。

黄连解毒汤即三黄泻心汤去大黄加栀子、黄柏，所以二方的用法很近似。

147 俗称的笑中风

这是二十年前的事情。我的汉方医院刚开诊时的患者，一名家庭主妇，因突然的脑出血而卧床不起。

当时该妇人五十四岁。我往诊，看到患者右侧半身不遂，言语謇涩，含混不清，但频繁地发笑。那时的记录已经丢失，忘记了当时的血压值。

我以发笑症状为治疗指征，投予了黄连解毒汤。服药约二周，半身不遂好转，从那以后，直到今天仍在很健康地工作着，几乎没吃过药。

事隔二十年，现在测得血压为156/98mmHg，无不适感觉，没有服药。看上去健康而幸福。

148 更年期障碍

患者为四十九岁妇人，皮肤色白，中等胖瘦。一天夜里突发剧烈心悸，非常不安，叫来医生到家出诊，但并未发现任何异常。以后这种心悸时有发作，伴有头面轰热感、耳鸣、不安和失眠。甚至感觉身体内突然热气轰起而汗出，一日数次。大便有时秘结，已绝经五个月。

一听到这些症状便意识到这是古人所谓血道症即更年期障碍，投予了黄连解毒汤。患者服药后感觉心里安定下来，便从一九五二年九月十日至翌年的三月持续服药。只要停药一段时间就会出现轰热、不安和失眠等症状。同年五月二十三日，患者突然要求我出诊，诉剧烈眩晕，闭上眼也有旋转感，心情杂乱不安，情绪很低落。测得血压为166/96mmHg。我继续投与黄连解毒汤。约三天后，眩晕停止，测得血压为132/88mmHg。

我告诉患者，更年期情绪波动，易引起血压变化，但不必过分紧张。其后患者的上述症状渐渐减轻，精神状态也安定下来了。

149 口唇和口腔内溃疡

患者为六十三岁男性。一九三一年五月发生口唇表皮轻度剥脱，由于无明显自觉症状而未加注意。进入七月后症状仍无好转，便在药店买了某种药膏涂抹，至八月份仍未见减轻，这才开始就医。遍访了东京的大医院并接受诸如放射线、镭、人工太阳光线的照射等多种治疗，最后的诊断结论是有可能进展为口唇癌。来我院诊疗的时间是一九三二年六月。

患者下唇左半边有一长1cm，宽0.3cm的浅表溃疡，周围并不很硬，也无出血，食用刺激性食物时稍感疼痛，无其他自觉症状。可是看口腔时，发现左侧的颊内面和舌上多处发红溃烂，但几乎不感觉疼痛。

我投予了黄连解毒汤，治疗一周后，感觉轻快了许多，服药三周后痊愈。

黄连解毒汤对于习惯性口腔炎经常发作和眼、口、生殖器三联综合征的口腔溃疡等有很好的疗效，若持续服药数月至一年左右可完全治愈，不再发生溃疡。

150 多血质妇人发生的子宫出血

患者为二十二岁的处女，身体一直健康，但从两个月前出现子宫出血，经妇产科医生治疗，出血还是未能止住。每天注射止血剂，也未见效果。在某妇女杂志上看到芎归胶艾汤治疗子宫出血有良效的介绍，经某药店调剂而得到该药物，但服用后出血反而加重，吃惊之余停止服用，遂邀我往诊。

患者血色尚好，面颊带红，全然不像持续出血两个月的病人。子宫出血很重，不能外出，但并无腹痛，感觉轻微腰痛。食欲如常，大便一天一次。另外有头面轰热感。

腹诊，腹肌无特别紧张之处，也无肿物和压痛。

我投予温经汤治疗，服药两天后，出血反而增加。于是进一步问诊得知，该患者属于多血质体质，即使冬天也不愿意穿上布脚套，会觉得不舒服，并且有经常发生鼻衄的毛病。这时我结合患者血色尚好、头面轰热感等症状考虑，改投黄连解毒汤。服药当天，出血减少，二天后出血便完全止住了。

一年后，患者又出现闭经两个月，投予桂枝茯苓丸，月经很快得以恢复，其后身体健康。又过了两年，患结核性腹膜炎，经当归建中汤治疗约三个月而痊愈。后来结婚，但十年来一直未曾妊娠。

151 伴高血压的胃溃疡患者

患者为五十岁男性，嗜烟酒，三个月前被诊断为胃溃疡。

主诉上腹部疼痛，空腹时隐隐作痛，吃甜食后泛酸水，大便呈黑色，潜血反应为强阳性。

腹诊，脐上四厘米有一处对按压敏感的部位。上腹部紧张，脉弦大，血压166/98mmHg。

我投予黄连解毒汤加钩藤黄芪，服药后胸腹感觉通畅舒适，疼痛缓解。患者每周来诊一次，测得血压如下，146/90mmHg，130/80mmHg，148/88mmHg，140/82mmHg。

血压处于安定状态，服药三至五周后，潜血反应为阴性，自觉症状消失，患者又回到了原来的工作状态。但可能是工作负担过重，其后的血压变化如下，164/92mmHg，148/88mmHg，166/96mmHg，

150/82mmHg，160/90mmHg，148/84mmHg，148/86mmHg，146/84mmHg。

后来停药一年余，血压为152/88mmHg。

另外，该患者在服药开始时戒烟，少量饮酒。

152 慢性溃疡性口腔炎患者

一九五四年八月三日初诊，五十六岁男性。中年时起经常出现口腔炎，曾三次手术治疗扁桃体周围炎。这次口腔炎从十个月前加重，舌的边缘和口唇内侧不断生出大豆和赤小豆大小的溃疡，根本就没有完全治愈的时期。为此也戒了烟，平时多食则体重增加，但现在则消瘦。

脉浮大，血压140/96mmHg，大便每天有，但有轻度便秘倾向。腹诊，上腹部有轻度痞塞感，有抵抗，即存在心下痞硬。

我投予了黄连解毒汤加甘草2.0克，一周后溃疡便愈合了。其后偶尔有溃疡出现，也很快治愈。三个月后，溃疡便不再出现。但是患者觉得服用该药物后身体的感觉很好，便说为增进健康，要坚持服用下去。最终服用了三年。其间发生过眩晕、偏头痛等症状，也未更改处方。大概与此有关吧，血压也保持在140/80mmHg左右，身体很健康。

153 主诉项部紧张、头重和失眠的患者

十七岁少年。因颈项部强凝、头重、失眠而来诊。颜面泛红，

如醉酒貌。肩凝很重，大便三天一次。足有热感，乏力。测得血压130/60mmHg，胃部有振水音，但无腹肌紧张。

我投予了黄连解毒汤加钩藤、黄芪治疗。四五天后睡眠明显好转，颈肩部强凝消失。但二三个月后又出现相同的症状，再投原方，很快便好转。数月后又主诉前症状而来诊，这时才清楚了患者的发病规律，即这些症状于每学期考试前发生。于是嘱其在症状解除后仍继续服上方一段时间。由于不断测量血压，患者也开始意识到自己的血压偏高，这期间收缩压最高为144mmHg，最低为126mmHg。在持续服药三个多月后，上述症状的发生便停止了。

154 尿蛋白阳性的高血压患者

患者为颜面泛红的三十六岁妇人。以血压升高于一九五二年七月二十日来诊，测得血压186/109mmHg，心脏肥大，快速走路时胸闷不适。其他有头痛、肩凝、失眠和便秘等症状，月经不调，常错后。尿中有少量蛋白。

我投予了温清饮加钩藤3.0克、大黄1.0克治疗。服药后，每天有大便，感觉很舒畅，头部感觉清爽。

治疗第十五天的血压为166/90mmHg，第三十二天为152/0mmHg，再二十天后为154/0mmHg（舒张压为零，原文如此。——译者注）。

其后经常派人来取药，患者本人未再来诊，不知是何时停止用药的。

三年后，该患者因腰痛又来诊，测得血压为148/84mmHg，尿中蛋白阴性。像该患者这样舒张压为零的情况经常见到。

155 肾炎继发高血压患者

三十六岁妇人，诉血压升高，于一九五四年十月二十九日来诊。

脉弦大，心脏肥大，主诉头痛、失眠。月经不调，有便秘倾向。肩凝，尿蛋白阳性。血压为186/106mmHg。

腹部有弹力，脐部可触及悸动。

我诊断为肾病继发性高血压，投予温清饮加钩藤治疗。二十天后血压为162/90mmHg，感觉也好转。其后的二个多月，只是派人取药，患者本人未再来诊。三个多月来诊时，血压为右侧152/0mmHg，左侧154/0mmHg。后来断断续续服药约十个月左右。

直到一九五五年二月十五日，患者一直未来诊，但经常介绍一些病人就诊，所以想象着其健康无大碍。但这一天来诊时的述说却并非如此。

今年的一月曾患感冒，其后出了一次荨麻疹，经治疗而愈。但进入二月份，又患感冒，医生说已不是单纯的感冒，遂从一月上旬至二月，每周二次注射链霉素。可是从数日前，开始出现身体悬浮的感觉，视物有二层甚至三层重影，便停止注射链霉素。其他症状有失眠、肩凝，月经量少，易腹泻，该日收缩压为140mmHg，尿蛋白阴性。

对于这种状态，我首先投予了泽泻汤。泽泻汤是《金匮要略》的处方，由泽泻和茯苓组成，以"心下有支饮，其人苦冒眩"为应用

第伍章

143

指征。我考虑该患者身体悬浮、视物重影的症状即冒眩的一种。服药后，身体悬浮的感觉即消失，约二周后视物重影也消除了。但失眠和头重仍然存在，于是改投女神散。服药后能够安然入眠，但又出现眩晕、手足浮肿、腿脚无力等症状。又改方为清暑益气汤，则又出现便秘、头面轰热感、腰腿凉和失眠，血压为122/60mmHg。便又改回到五年前使用过的温清饮加钩藤治疗，即完全好转了。后来我考虑，如果这次不使用泽泻汤等，而直接投予温清饮是否会更妥当。

156 肾脏结核术后血尿不止的患者

患者为三十一岁男性，初诊于一九五二年八月一日。

该患者于一九四七年患肾脏结核，行右侧肾脏摘除术，术后至今血尿不止。患者的兄长是一名医生，为其进行了详细周到的检查和治疗，血尿仍然存在。出血部位在膀胱括约肌附近，形成了溃疡，经久不愈，持续出血。

对于这种状态，患者考虑汉方治疗，从某药剂师处得到猪苓汤、八味肾气丸、芎归胶艾汤等药物，还是不见效果。

患者目前最感痛苦的是尿频、尿痛。虽然每次程度不同，但均有肉眼血尿。

患者处于严重的神经质状态，近乎绝望。我告诉他一定会治好，给予了五淋汤。但服药七天后，症状无任何变化，诉排尿结束时尿道非常疼痛，并且有时出现尿失禁。每隔15～30分钟排少量尿一次，左肾区疼痛，并有37.2℃～37.3℃的低热。

对此，改投温清饮加泽泻、猪苓、茯苓各3.0克，甘草2.0克。服药后排尿痛减轻，血尿也减少。从八月九日至十月七日持续服药，排尿痛基本上消失，肉眼血尿也只是有时出现。排尿次数变成一小时左右一次，夜间可以保持到三小时左右一次，基本上可以进入睡眠状态。

但十月十八日早，患者家里来电话，说从昨天下午起患者一滴尿也没有，很痛苦，便请医生导尿，但导尿只能解决暂时的问题，并且会使刚治好的膀胱溃疡恶化，所以很担心，问有无使尿道畅通的药物。

我曾经对于因膀胱结核而尿闭的患者使用肾气丸合桃核承气汤获得治愈效果，便给予了上方，大黄0.7克、芒硝1.0克。服用该药一个小时后，便自然排出少量尿液。二三天后，排尿通畅了。但是停药后仍然有尿闭的倾向，于是持续服药约十个月。

以后该患者每年寄来贺年卡，说自己完全治愈了，身体健康。

157 手足烦热而失眠的患者

患者为三十三岁女性，于四年前分娩后出现失眠，多方治疗无效。当问及失眠的具体情况时，告知手足心发烧、轰热，因此感觉难受而不眠。但如果没有手足烦热时则能够入睡。余无不适。

投予三物黄芩汤治疗。

服药一周后来诊，已能睡六七个小时，手足烦热也好转，很高兴。

尾台榕堂（1799-1870，日本江户时期医家——译者注）云："三

第伍章

145

物黄芩汤治每于夏季手心和足心烦热，夜间加重，因而失眠者。"

158 脚癣（汗疱状白癣）

脚癣，俗称脚气，用麻杏薏甘汤、薏苡附子败酱散、防风通圣散、十味败毒汤等治疗大都好转。该病例为使用三物黄芩汤获得良效的验案。

患者为二十二岁妇人，数年前起两侧手足患脚癣，表皮干燥，多处皲裂，瘙痒，疼痛，有时甚至无法穿鞋。曾用多种方法治疗，均未见好转。大小便、月经、食欲均正常，余无不适。

初用麻杏薏甘汤，后改投十味败毒汤，均无效。服药一个月后，患者诉严重口渴，遂投予十味败毒汤加石膏，口渴仍未好转。考虑这种口渴莫非应用地黄剂指征的口渴，便使用了三物黄芩汤。服药后，口渴止，手足干燥缓解，疼痛减轻，身体很轻快。后来我曾用消风散治疗脚癣获效，消风散中也配有地黄和苦参。

三物黄芩汤在内服的同时，也可用药汁湿布外敷患处。此时苦参量宜增至三倍。

第陆章

真武汤

人参汤

桂枝人参汤

……

159 慢性腹泻的少年

患者为十五岁男性，两个月前开始出现持续性腹泻，经多名医生诊治，一般好转二三天后还是继续腹泻。大便呈水样便或夹杂黏液，有时出现咕噜咕噜肠鸣，有食欲，无发热，足冷，有头面轰热感。口不渴，无腹痛，脐上悸动明显，极其消瘦。脉沉细弱。

投予真武汤。

服药后，腹泻虽然出现停止的倾向，但病情还是时进时退，并没有完全止住。从一九四〇年一月十四日至五月十八日持续服药而获痊愈。体重增加了八公斤，身体状态很好。

160 夏季胃肠功能减弱倦怠感增加的少年

患者为肤色白，胖瘦中等的十七岁少年，平时体健，但每至六七月份，体倦乏力，食欲显著下降，或便秘或腹泻。特别是今年感觉体倦乏力严重，明显消瘦。

脉沉小而弱，舌湿滑无苔，腹部软弱无力。

我投予真武汤治疗，服药四五天后感觉气力增加，却出现了全身浮肿，由于患者感觉良好，于是继服上方两个月，浮肿消失，代之以身体增胖，变成了结实的体格。后来再到夏天，没有出现体倦乏力的情况。

161 因粘连致肠管狭窄而腹泻的患者

患者为四十二岁妇人，以腹泻和月经过多为主诉而来诊。

该妇人过去曾患腹膜炎，其后发生粘连，肠管出现狭窄，经常腹胀，咕噜咕噜肠鸣，腹泻。因此身体渐渐消瘦下来，经期每月甚至达二十天，月经量多，并且伴有剧烈腹痛。

我投予了真武汤治疗，于是腹满、肠鸣减轻，腹泻也很少了。但痛经仍然存在，于是改投当归建中汤。服药后腹泻再发，身体感觉差。遂又改回真武汤。服用该方十个月后，月经量恢复到正常程度，痛经消失，腹泻也变得很少。血色转佳，身体也增胖了。

后来另一患者，阑尾炎术后发生粘连，每天腹泻三次左右，投予真武汤，服药不到两个月便痊愈了。

162 盛夏也离不开火炉的妇人

坂悌氏是足利时期（1392-1573，即室町幕府时期——译者注）名医坂九佛的子孙，坂上池院〔镰仓幕府时期（1183-1333）医家——译者注〕的后裔，他非常理解汉方医学的长处，真心地希望这种医学能够繁荣昌盛，是我的老朋友。

大约二十年前一个炎热的夏日，我到蒲田小林街给坂悌氏夫人的母亲看病。

当作病室的房子里，门窗关闭，病人穿着棉睡衣，坐在火炉旁，并说即使这样也还冷得受不了。

我不便用扇子，一边擦着汗一边进行诊察。

据介绍说，这个病已有一二年，开始只是有些怕冷，但现在竟发展到夏天也要穿布脚套、毛衣，再盖上棉衣，并且离不开火炉。医生说，病名不详，无药可用。

当时的病历已经遗失，详细症状已不清楚了，记得患者略消瘦，血色也不佳。

我投予真武汤治疗，开始附子一日量为1.0克，但未见明显效果，于是渐渐增量，直至一日6.0克。服药三四个月后，能够短时间地离开火炉了。战争剧烈化后，能够乘火车疏散到岐阜县农村。但从疏散地还订购真武汤，后来战争结束后，我也仍经常地寄去真武汤。

我于一九五八年走访了隐居于伊东市的坂悌氏。他招待了我两天，并一起到了他儿子肇君开业行医的富户港。

肇君还是初中生的时候曾患胸膜炎，找我治疗过。

坂悌氏很希望肇君能够进行汉方医学研究的工作，我非常理解他的想法。但这不应该是强制性的，如果本人没有精进有为的精神也是难成大器的。坂悌氏也明白这一点。

肇君还年轻，应该会有立志研究汉方医学的一天。到那时，我虽然能力有限，但很愿意起到一些指导和帮助的作用。

在这次旅行时，我得知坂悌氏夫人的母亲已于一九五四年七十七岁上去世。

坂悌氏说，二十年前本以为余日无多的母亲能够活到七十七岁，是得到了汉方的恩惠。这句话不是单纯的客气话，是发自内心的感谢。我也喜不自禁。

163 感冒缠绵不愈的患者

患者为居住在大森的三十四岁妇人。一九四五年二月八日初诊。

该患者平素体弱，患肺结核，右上肺叶有浸润。因二三天前有感冒的感觉，出现发热，邀我往诊。体温为38.0℃，咳嗽，头痛，时有轻微恶寒，脉浮弱。反复考虑后投予了桂枝麻黄各半汤。但服药后出现了一日数次的腹泻，体温仍然高。于是，考虑为表热里寒下痢证，改投桂枝人参汤，服药一次后，腹泻便停止，体温转为正常。但是随后出现了全身浮肿，并且仍有头痛和咳嗽。食欲尚可，口臭，不渴。尿频，尿量亦多。脉弦弱。

投予真武汤治疗。

该患者开始即有里虚之证，却给予桂麻各半汤攻之，反而引起了腹泻。桂枝人参汤、人参汤等经常引起浮肿，这是因为方中有甘草的缘故，甘草量多时经常出现浮肿，此时使用五苓散、真武汤等可以有效地去除这种浮肿。因该患者有口渴、尿多、脉弦弱等症状，便给予了真武汤。

服用该方三日后，浮肿消除，咳嗽也减轻了。

此后，该患者或患感冒，或出现腹泻，只要服用真武汤便可治愈。

第
陆
章

151

164 真武汤退热的患者

十数年前的事情，有一位患者急性肺炎高热，数日无大便。以通便的目的投予了调胃承气汤少量顿服，夜间腹泻十余次，第二天邀我往诊，体温反而超过40.0℃，脉乱而无力，眼球上翻，呼吸急促，表现出重症状态。我也感到很意外，便给予了真武汤，脉恢复规整，一般状态好转，脱离了生命危险。

在有发热的时候，真武汤证往往易误认为小柴胡汤证或白虎汤证，必须慎重地考虑。

和田东郭（1744—1803，日本江户时期医家——译者注）云："一般疫病会出现大热、烦渴、谵语等症状，如果其热如火燃烧，渴如焚石滴水，谵语如狂乱之人，大部分的医者都会说这是白虎汤证或承气汤证。诚然如此，但即使是这样，也有意料之外的情况，即有真武汤证的存在。"

《医学救弊论》（著者及年代不详——译者注）中载有如下的失败病例：

"一男子，甫及三十，冬十二月，头痛，发热，恶寒甚，某医给予麻黄汤，每日十余帖，连服数日。因而大汗出，浸透衣衫，元气大衰，无力如厕。邀余往诊，诊得脉浮，舌干，喉甚干渴，汗流不止。于是给予白虎汤，虽口渴立止，但元气益衰，随即死亡。该患者须用真武汤，反误予白虎汤，形同杀之。前医用麻黄汤缩短其生，余以白虎汤断送其命。诚乃追悔莫及之失败。"

我自己也曾遇下述一例。

家住吉祥寺的六十一岁男性，昨日出现发热，头痛，恶寒，投予葛根汤治疗。初诊时体温37.5℃，翌日超过38.0℃，并诉口渴，恶寒停止，无食欲，舌干燥，有白苔。考虑病从太阳入少阳，转投小柴胡汤。随后体温不断升高，舌干燥，并开始腹泻。虽然未服用发汗剂，但全身间断微微汗出，体温不见下降。脉微浮而大，但切之觉无底力，至数为每分钟84次。这种病状很像桂枝人参汤证，但又使我联想到真武汤证，于是便投予真武汤治疗。服药第二天，腹泻停止，体温开始下降，数日后痊愈。这些病例告诉我们，阴阳虚实的差别存在于微妙的地方，难以用文字表述清楚。还是需要积累经验，努力抓住仿佛如斯的不同之处，也只有这样。

还有一例真武汤治疗肠伤寒的验案，一并叙述如下。

165 持续肠伤寒样高热的患者

汉方医学把新陈代谢旺盛的状态称为热，反之，将新陈代谢衰滞的状态称为寒。所以从汉方医学的立场看，即使体温超过40℃时也有寒证。

下述病例，属于现代医学的热病，也许并不能确诊是肠伤寒病，但经真武汤治疗后好转。

该患者一家信赖汉方医学，患病时经常来我的医院就诊，一切治疗都委托于我。

患者为六岁的少女，一九三五年十一月二十日，因感冒而就诊于居处附近的医生，但第二天体温超过39.0℃，该医生说，有可能转为肺炎。服药二三天后，体温还在继续升高，二十三日体温超过40.0℃，出现谵语。二十五日邀我往诊。

初诊时看到患者右侧位安静地躺着，有时咳嗽，好像无痰。可能是使用了冰枕和冰袋，面色不像热性病患者。该日体温是39.8℃，舌上满布薄黄苔。体温如此之高，但似乎并不口渴，一天饮水二三次，每次只喝一口。

脉浮弱，脉搏每分钟120次。基本上无食欲，大便一天一至二次，为稀便。小便一天四五次。家长说患者一到夜间便会谵语，但白天很安静，不说话，也没有诉说任何的病痛，无任何的要求。

腹诊，虽然几乎没有进食，但腹部仍膨满，无脱力感。试着问及是否恶寒时，所答不明确。听诊可闻及右背部中度湿啰音，局部似有轻度抵抗感，其他未见异常。

于是这一天投予了小柴胡汤治疗，观察变化。

二十七日又往诊，所见与二十五日相同。这次改投了麻黄汤。

三十日往诊，刚进入病室的一瞬间，我心里说，事情严重了。

患者身体略下伏，手置于胸前，呈因心脏衰竭死亡患者的体位。面色浮肿、苍白，犹如死人一般。

脉浮大弱，时有结滞。家长诉早上出现好像失禁似的水样便泻下。体温为39.6℃，但全身没有一点热感。

该患者从开始就应该给予附子剂来温煦。小柴胡汤凉之，更予麻黄汤攻之，以至发展到现在的状态。

我嘱患者家长立即撤下冰枕和冰袋。该患者即如前述，为汉方医学所谓之"阴证"，体温虽然高，但不是"热"，而是"寒"。这时患者的母亲说，患儿从一开始就非常怕冷，紧裹着被子一点也不让掀开，坐在便器上也是如此。不情愿使用冰枕和冰袋，因为体温过高，家长才勉强放置的。初诊问是否恶寒时，如果能告知这些就好了，但已经晚了。不论如何，急服真武汤（附子一次量0.4克），间隔约一个小时再服，观察一段时间后，患者面色好转，也有些精神了。

于是继续给予真武汤，每天往诊，直至十二月四日。这期间附子每日为1.6克，对于一个六岁的女童，这已经是很大的用量了。十二月三日的早上，体温降至36.8℃。自发病以来的十九天里，体温从未到过39.0℃以下，突然恢复到了正常水平，感觉有些不安，但患者却很有精神。可是到了傍晚，又出现恶寒，体温上升至40.2℃，持续了三四个小时，经强力发汗后体温转为正常。这是发病以来第一次发汗。上午体温正常，傍晚时伴随恶寒，体温上升至40.0℃左右，这种状态持续到十二月二十九日。但是高体温的时间在渐渐缩短，恶寒在减轻。十二月三十日，傍晚时体温也未突破37.0℃。其后，持续服用真武汤至翌年的一月二日，便痊愈了。前后共服用附子70克，对于六岁患儿用如此大量的附子，这是第一次。

该患者最初即恶寒甚，虽然体温上升，但有舌湿滑，脉弱，面色苍白，静卧，无所诉求等证候，据《伤寒论》"少阴之为病，脉微细，但欲寐也"所示，是很明显的少阴病。即便是这样，还是被体温计的数字魔术所迷惑，着眼于患者的发热而使用小柴胡汤和麻黄汤，实属误治。我想，如果一开始即用真武汤治疗，应该可以更快地治愈。

166 麻疹合并急性肺炎的患者

使用真武汤治愈麻疹合并急性肺炎一例，打破了古人所谓麻疹不可用附子剂的通说。

患者为小学一年级学生，突然出现伴恶寒战栗的高热。这个家庭不久前因肺炎死去了一个孩子，所以这次非常担心，翌日便请我往诊。

这一天的体温为40.0℃左右，据说学校的同桌同学数天前因麻疹而停课，所以考虑为麻疹。但体温上升过于突然，也无咳嗽、喷嚏等症状，是否是急性肠炎呢？但类似肠炎的症状也没有出现，便告诉患者家长，也许会出麻疹，便投予了小柴胡汤。

可是，服药三天，发热也未见下降，并出现了便秘，于是改投调胃承气汤。泻下稀便，但体温仍不降。

到第四天，出现轻微咳嗽伴有血痰，口渴，呼吸困难，渐渐显出肺炎的症状。

于是投予竹叶石膏汤，但腹泻加重，一天五六次，气力突然衰落。但考虑到是肺炎，二三日内体温会下降的。到了第七天，体温降

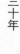

至37.0℃左右，但翌日又升至39.0℃，病情变化有些不合常规，这时面部开始出现皮疹，仔细看有些像麻疹。似乎是在肺炎向愈过程中，麻疹在肺炎后出现。

但是，患者的出疹好像不顺利，皮疹带有黑色，似蒙有污垢。患者没有精神，脉幅宽却无力，犹如漂浮的气泡。让人很担心其预后。

无论从脉象，从皮疹的颜色，还是从腹泻来看，除真武汤外没有其他方剂适用。于是便调配真武汤（附子0.3克），服药当天的傍晚，精神便很快地好转，发疹满布。皮疹的颜色带有了红色。该方仅服用两天，发热便退去，很快痊愈了。

167 遗尿症

分别为十二岁、十岁和八岁的兄弟三人均患遗尿症，每晚遗尿数次。三人均面色青黑，消瘦，怕冷。

我均投予小建中汤治疗，服药一周，病情略有好转。继续给予十天的药物，服药后仍然每晚遗尿。于是改投苓姜术甘汤，无效。改方为桂枝加龙骨牡蛎汤，仍无效。再改为伯州散，仍不见效果。

于是反复考虑之后投予真武汤，开始服药即见到效果，一周后，夜间被叫起一次便不会再尿床。此时附子日用量三人均为0.5克。这样略有些冒险，但没有出现附子的副作用。

168 出荨麻疹的肢冷证妇人

五十五岁妇人，四十天前开始出现荨麻疹，经某医生注射药物近二十支未见效果。患者诉夜间咳嗽，大便稀，无食欲，手足怕冷。脉沉，脐上部位悸动明显。

鉴于上述症状，投予了真武汤治疗。服药一周后，荨麻疹便未再出现，腹泻和咳嗽也停止了。为防止再发，续服上方三周。

又一日，一位四十一岁的妇人因胃肠不好来诊。该患者消瘦，血色不佳，手足怕冷。并诉近来出现荨麻疹。望其荨麻疹，小而隆起不明显，局部瘙痒。有时腹泻，易疲劳。

因有这些症状，便给予了真武汤。七天药物服完后再来诊，荨麻疹已痊愈。

169 肺结核患者的腹泻

三十一岁男子，近来消瘦明显，虽然食欲尚可，但每天腹泻一二次。患者高个子，肤色白，看上去呈虚弱的体格。

脉大，散漫而弱。胃部有振水音，脐下可闻及肠鸣音，听诊和叩诊可知右肺下叶相当大范围的浸润，但体温几乎未超过37.0℃。

针对这些症状，便投予了人参汤，但腹泻却加重了。于是改投真武汤，服药后胸脘部感觉顺畅，全身感到温暖，有了气力。大便略显干硬，但如果服药不及时则立即出现腹泻。服药一年以上后，普通饮食不再腹泻。因而营养状态好转，但肺部的病情仍无变化。

对于用甘草泻心汤后腹泻反而加重者，给予人参汤而治愈的验案有二三例。另外，有时用人参汤后反而腹泻，给予真武汤有效。许多的场合难于判断应该用人参汤还是真武汤，但对于慢性腹泻，真武汤证比人参汤证多见。

170 伴有腹泻的结核性腹膜炎

十六岁少女，身体一直健康。但四个月前患腹膜炎和胸膜炎，其后出现腹泻，有时甚至一天多达四五次，多方治疗未见明显效果。服用止泻药后，大便变黑、成形，但出现严重腹胀，食欲也消失，现在已停止服用止泻药。近来身体明显衰弱，甚至连上厕所的气力都没有了。血色差，脉微弱，不数。左侧胸膜肥厚，腹部轻度膨满，脐周围有抵抗和压痛。体温正常，即使睡觉时两足也发凉。有轻微腹痛，大便中夹杂黏液，无里急后重感。

投予真武汤。

服药后腹泻渐渐减轻，第二个月时开始能够来诊。连续服药九十六天，营养状态改善，增长了气力，便停止了服药。

该患者的腹泻，可以怀疑为肠结核病，在没有链霉素的时代，完全治愈是很困难的，但该患者出乎意料地好转了。

该患者现在是二个孩子的母亲，健康地生活着。

171 结核性腹膜炎伴腹水的患者

患者为三十五岁血色差的妇人，于一个月前被某医生诊断为肺结核肺门浸润，并接受了相关治疗。

脉弱，但无频数。体温每至下午便会上升至38.2℃～38.3℃，心悸，头重，无食欲，口干，大便一天一次。

根据上述症状，投予柴胡姜桂汤，服药后体温渐渐下降，食欲也恢复。但是，从治疗第三周开始，下腹至腰部出现疼痛，并诉有带下、头沉重、耳鸣、眩晕。于是改投当归芍药散。但其后患者消息断绝，三个月后才又来诊。

患者说，上次的药物服用一周后，身体的感觉很快就好转，以为已经治好了。但最近又感觉到腹部膨满而疼痛，行走时有腹鸣声，好不容易又下决心来诊。

诊察，全腹部膨满而疼痛，脐周有压痛。于是诊断为腹膜炎，给予了当归建中汤。但服药后腹满腹痛并未消除，反而又出现心窝部痞塞感，并有食欲下降和便秘，精神状态变差。脉沉弱，颜面轻微浮肿，并有腹水。

因为女性腹膜炎时使用当归建中汤常有良效，所以未加以深思便给予了该方，结果是失败的。随后改投真武汤，腹满腹痛消失，食欲得以恢复，大便基本上每天一次。共服药四十九天，恢复健康后停药。

172 肺结核患者的眩晕

三十五岁妇人，曾患肺结核病进行了相应治疗。患者因数天前开始出现眩晕，严重时甚至无法翻身，时有恶心。故请我往诊。

患者为高个消瘦的体型。现在肺结核有减轻的倾向，发热类型也只是有时出现微热。夜间多梦，头沉重，胃部有振水音，胃下垂。脉沉，肩凝，大便一天一次，平时手足发凉，月经正常，有带下。

对于上述症状，投予了苓桂术甘汤。经治疗后眩晕略有缓解，但食欲消失。遂改投茯苓饮，仍无食欲，眩晕症状亦未完全消除。又加以考虑后，投予了真武汤。服药二十二天，眩晕消除，食欲转旺，恢复了良好的健康状态。

是真武汤证眩晕，还是苓桂术甘汤证眩晕，其鉴别似乎是不难的，但在处理该患者病情过程中却有失败的地方。最后针对脉沉、足冷等症状，考虑选用附子剂而改方为真武汤才是正确的。

173 主诉眩晕的脑出血患者和慢性肾炎患者

真武汤常用于低血压患者的眩晕，但这里所举的是真武汤治疗脑出血的病案。

患者为六十六岁女性，数日前发生轻微脑出血，出现眩晕症状，且步履不稳，呈欲跌仆状。手足冷，轻微恶寒，小便自利，尿量多，大便一天一次，脉沉小。

根据上述症状，投予真武汤治疗。服药十七天后，眩晕停止，行走恢复常态，与平时无异，便停止了服药。

半年后，患感冒，给予葛根汤三日量而愈。其后三个月再发脑出血，呈治疗无效的衰竭状态，一年后死亡。

一位老妇人，七十三岁，患慢性肾炎，经常诉眩晕、下肢浮肿和便秘，夜间因多尿而不能安然入睡。脉沉小，也投予真武汤，大便变得通畅，眩晕和浮肿也消除，遂停止服药。

其后过了三年，因尿毒症死亡。

后来考虑这二个病例，如果长期服用真武汤的话，也许可以防止疾病的再发。

174 慢性胸膜炎

四十四岁妇人，从数天前，感觉运动时有些喘憋不适，但无咳嗽、发热及食欲异常。因昨天有家乡的客人来访，陪客人在井头公园游玩后出现呼吸困难，勉强到家，遂请我往诊。

患者体型呈中等胖瘦，肤色白，肌肉松软。脉沉、小、数。运动时易出现口干渴。大便一天一次，无汗出、无发热。叩诊得知左侧胸腔大量积液，其病应为左侧渗出性胸膜炎。

对于胸膜炎，一般倾向于使用小柴胡汤或柴陷汤治疗，因该患者无发热，脉沉、小、数，便投予了柴胡姜桂汤。但用药后食欲全无，呼吸困难反而加重。于是转投柴陷汤，却出现心下部位痞塞加重，手足冷等症状，食欲平平。

考虑到患者本来并无热性症状，却投予柴胡、黄芩、半夏、黄连、瓜蒌仁等寒凉性药物欲降其热，所以病情反而恶化，手足变冷。我终于意识到了这一点，便改投真武汤。

方药对证后所产生的效果是令人惊异的。仅仅服药一次，患者胸部变得轻快，感觉很舒服。于是连续服药一个月，胸腔积液便全部消失了。

其后有轻微咳嗽，有时出现体温为38.2℃～38.3℃的发热，并有呼吸困难的感觉。肩凝，甚至有时有头面轰热感。

对于这些症状，改方为桂枝人参汤，治疗三周后，体温下降，呼吸变得轻松了。但是心下部位痞塞胀满仍然存在，食欲无改善。于是又投予茯苓饮，一直服用了三个月而诸症皆除，健康状况胜过生病前。

茯苓饮治疗水气停滞、胃脘膨满、食欲不振之证有效。我曾用该方治疗一例胸脘膨满全无食欲的胸膜炎患者，服药后增进了食欲，同时也消除了胸腔的渗出液。

由于存在胸膜炎宜用柴胡剂的先入观，在本来必须用真武汤驱除里寒的时候，反而误以柴胡剂更增其里寒，这是个不折不扣的失败。

总是在讲汉方医学必须辨证而施治，但还是经常出现这样的失误，应该反省，再反省。

第陆章

175 患慢性肾炎老妇人的瘙痒证

前几年，有一位患有慢性肾炎的六十九岁老妇人请我往诊。

该妇人每逢夏末至秋初，就开始出现腰背部瘙痒，出极小的皮疹，用多种外用药也难以奏效，入冬后就更加严重。到了来年五月，即使不进行治疗，不知不觉中症状也就消失了。

肾炎已转为慢性，无明显自觉症状，只是夜间排尿三四次，影响睡眠。有便秘倾向，用泻下剂后，疲惫而萎靡，并发生眩晕。身体消瘦，肤色浅黑，偶有下肢浮肿，脉细紧。

主诉为腰背部瘙痒。

根据以上症状，投予了真武汤治疗。

服药后每天有大便，非常爽快。第四五天时，瘙痒减轻了一半程度。服药三周后，皮疹便消失了。

村井琴山（1733-1815，日本江户时期医家——译者注）口诀云："老人亦有身体瘙痒，非真武不愈。年轻者病愈之际有瘙痒，桂麻各半汤可治。老人则须用附子。"我从这里得到启发，对于该患者寒象明显、泻下后眩晕、夜间小便多、浮肿等症状，参考脉象和腹证，而使用了真武汤。

在该病人之后，又有一位五十七岁妇人，腹背部出现皮疹，瘙痒，久治不愈，予以真武汤，二周后痊愈。这名患者无慢性肾炎，但消瘦，血色不佳，腹部凹陷，易腹泻，手足冷，心窝部悸动明显，脉沉小，根据这些症状而投予了真武汤。

176 伴腹泻的阑尾炎

患者为一位家住牛込的十六岁少女。初诊于一九四五年二月五日。

二月一日，突然诉腹痛，二日，某医生诊为阑尾炎并建议手术。四日请我出诊，但未能抽出时间前往，五日清早往诊。

脉浮数无力，口渴但不甚，无食欲，无呕吐。右腹部有碗状局限性隆起，有抵抗和压痛。体温为38.5℃，时有恶寒，大便昨日为软便。

首先投予桂枝加芍药汤，同时嘱去掉敷于患处的冰袋。

二月十一日，又往诊。诉服药后每天腹泻数次，从昨天早上到现在，已有十数次。每次腹泻前有腹痛，排便后身体感觉舒服。大便呈茶褐色，为泥状。体温38.2℃，脉数而弱。腹诊，脐以下特别是右下腹明显膨隆且有压痛，为局限性腹膜炎表现。

该患者从开始即应给予真武汤治疗，但因误投桂枝加芍药汤，结果便成了这种状态。于是，改投真武汤。

二月二十日，再次往诊。腹泻停止，腹痛消失，体温也恢复了正常。

一九三五年左右，使用大黄牡丹汤的实证阑尾炎较多。但从二次世界大战末期到战后的三四年间，虚证的阑尾炎增多，可以使用大黄牡丹汤的阑尾炎减少，必须使用真武汤的患者增加。考虑其理由为一九三五年的时候，生活较为稳定，食物较充足，所以实证较多。随

第陆章

着战争加剧，出现食物匮乏，加之体力消耗大，虚证的患者便增加了。在战争结束的第二年我还是使用真武汤治愈了住在琦玉的两名青年的阑尾炎。

一名青年在某医生处按大肠炎治疗，症状为剧烈腹痛，每日十数次腹泻，并伴有黏液血便，持续二三日，体温也接近39.0℃。我以脉浮数为指征而使用了桂枝加芍药汤。但反而脉变弱，一般情况亦不见好转。于是改投真武汤，病情迅速好转，腹泻停止，腹痛也减轻，但出现回盲部抵抗和压痛。经过约一个月的时间终于痊愈了。

另一名青年，主诉一夜之间出现数次呕吐后腹痛。以为是食物中毒，遂服用了家庭自备的"祛毒"药物，但第二天体温升高，右下腹出现剧烈疼痛。在附近医院就诊，被诊断为阑尾炎，建议立即做手术。但又听邻人介绍说汉方可以治疗，不用切除阑尾，便邀我往诊。

我对该患者也用真武汤治疗而获痊愈。其中诊断为虚证的道理在于脉大而无力，一天有二三次腹泻，腹部膨满但尚软，舌湿而苔白。

对于阑尾炎的虚证，适于应用真武汤的病例多于适用薏苡附子败酱散者。我至今只有一次对阑尾炎使用了四逆汤。

阑尾炎也有适用桂枝加桂汤者，此时容易与真武汤证混淆。

177 真武汤备忘录

* 真武汤原名玄武汤，但现在通称真武汤。玄武汤是借用北方镇守神玄武之名而命名的，同理，青龙汤和白虎汤是分别借用东方镇守

汉方诊疗三十年

神青龙、西方镇守神白虎之名而命名的。

　　＊ 在含有附子的方剂中，真武汤和肾气丸的应用范围最广。虽然必须注意附子的用法，但若因有所顾忌而不用，则就应了"不入虎穴，焉得虎子"这句成语。使用炮制过的唐附子（自中国输入品——译者注）是安全的，白川附子（又叫白河附子，日本产品——译者注）也可以使用，若自己采集则须加以炮制，但如果不是通晓炮制方法的人则难以保证炮制质量。

　　＊ 服用真武汤和肾气丸后，如果出现醉酒感、肢体麻木感或悸动感，可以认为这是附子所致。严重时会发生头痛、呕吐、呼吸困难和痉挛等，甚至有可能出现中毒而死亡，必须加以注意。附子是用于阴证的药物，对于阴证可以用很大量，但如果是阳证有日用量0.5～1.0克即发生中毒的案例。但是阴阳证的辨别有时并不是件简单的事情，经验少者可以从一日量0.3克左右用起，较为安全。特别是对老人和幼儿宜慎重。

　　＊ 古医籍记载，真武汤证可见到如淡墨涂于舌上的舌象，我未见到过，认为不必过度拘泥于舌象。

　　＊ 真武汤证的脉象有时浮大，有时沉小，但其共有特点是无力。

　　＊ 真武汤腹证表现为，腹壁薄，多于脐上开始正中线部位可触及直线状、约长5～15厘米、铅笔芯状硬物（为作者发现的虚性腹证特征性表现，后被门生寺师睦宗提议命名为正中芯——译者注）。该硬物在皮下可触及，但必须用手指尖轻轻按巡才能找到。

＊真武汤常用于易发生腹泻、慢性腹泻等胃肠虚弱者，但对于无腹泻者亦可使用。除胃迟缓症、胃下垂、慢性肠炎外，真武汤还用于低血压、脑出血后麻痹、慢性浮肿等疾病。

178 右上腹疼痛

患者为五十岁妇人，身体肥胖，营养良好，肤色白，肌肉松软。

一九三七年八月十一日初诊，主诉今年春天开始出现右胁下疼痛，并有痞塞的感觉。患者的丈夫不久前行胃癌手术，患者恐怕自己也是胃癌，紧张得近乎神经质状态。在某医生处诊察，被告知不是癌症，后来接受药物、按摩及民间疗法治疗。约一周前出现心窝部疼痛，疼痛时局部发硬，过一会儿有咕噜咕噜声音出现。随着咕噜声音下转，疼痛消失，局部也变柔软，然后多有出虚恭。纳差，全腹有膨满感，振水音明显。大便一天一次。即使暑日也几乎无口渴，冬天手足和腰总是发凉，小便次数多。

因为有上述症状，便投予了人参汤。服药一周后复诊时，终日担忧胃癌的心情消失了，情绪转佳。心窝部变得爽快，那种沉重痞闷的感觉消失，食欲增加。心窝部疼痛仍然偶尔发生，但程度很轻，也就不在意了。其后，患者继续服药至十月下旬，体重减了四公斤左右，肌肉变紧凑，身体轻快，心情很好。

179 周期性呕吐的幼女

患者为五岁的女孩，在四人兄妹中最小。其母介绍说，约从十个月前开始生病，好像有规律似的，每隔八九天便发生一次，剧烈呕吐，最后吐出咖啡渣样物，呼吸快速，表现出极为重笃的状态，甚至让人产生是不是已经死亡了的感觉。这样的症状二三天后减轻，从喝米汤开始，到吃粥，再过渡到普通饭食，当觉得接近痊愈有了些精神的时候，便又开始了下一次的发作。

因为这种情况，每到月初，患者尽管还是个孩子，也总是在担心再次的恶化而害怕。

无发作时每天有大便，发作时便秘。

腹诊，呈小儿腹部的状态，小而无弹力。

我诊断为周期性呕吐症，给予了成人三分之一量的人参汤治疗。服药开始后，轻度发作一次，治疗三个月后痊愈。

后来又有三岁男孩的周期性呕吐症，也用人参汤，服用五个月而痊愈。

180 慢性腹泻的人参汤证

人参汤证腹泻和甘草泻心汤证腹泻有时难于区别。比较起来，前者比后者更接近于虚证，这是众所周知的道理。但在实际诊察时还是会出现误诊。

患者为四十一岁妇人，一九三七年十月六日初诊。该妇人年轻时肥胖，从一年前开始，渐渐消瘦下来，也并无特殊不适。但从八月二十日左右开始出现腹泻，一天三四次，多方求治不见效果。服用某医生的药物后，腹泻一时停止，但出现黑色大便，并感胸腹胀满，食欲减退。如果停药辄腹泻再发。这种情况反复出现。

初诊时，大便一天二三次，软便，咕噜咕噜腹鸣。全腹部膨满感，特别是心窝部痞塞感明显，轻度腹痛，可食粥，舌湿无苔。

于是以心下痞硬、腹中雷鸣和腹泻为指征，给予甘草泻心汤治疗，但腹泻反而加重了。改投人参汤，没有任何痛苦，腹泻停止了。服药一个月左右，血色和营养状态得以迅速改善。

181 主诉失眠的胃下垂患者

这时一个呈虚弱体质的二十九岁男性，弟弟和妹妹均因肺结核而病故，两个姐姐也呈病弱的状态。

诉一个月前左右出现失眠，服用催眠药后胃部不适，现在已停药。经常感足冷，头重，时有心窝部疼痛，肩凝。食欲差，大便不畅快，小便次数多，脉弱。我诊断为胃下垂，投予了人参汤治疗。服药五天后，诸症减轻。但一旦停药辄又失眠，继续服用人参汤则睡眠好转手足转温。就这样，中间有过几次停顿，但总体上持续服药约半年。体重增加约四公斤，血色也转佳。

182 被诊断为胸膜炎的胸痛患者

这是因胸痛而被诊断为胸膜炎，用人参汤很快治愈的一例。

患者为三十六岁妇人，一九三五年五月十六日初诊。诉约十日前发病，食后呕吐，口渴，欲饮热茶，饮茶后随即吐出。稍微活动后即觉头晕，夜间睡眠不佳，胸部犹如被嵌入一块木板一样苦楚、闷痛。平素体弱消瘦，以前曾患胸膜炎。这次又被某医生诊断为胸膜炎。但无发热，脉弦细而不数。

腹诊，腹壁菲薄，腹直肌如板状，口渴，舌湿滑。

在《金匮要略》中，人参汤可用于治疗胸痹，胸痹为胸中阻滞不通样疼痛的疾病，于是我投予了人参汤。只服药一次，呕吐便止住，胸痛也得到缓解。十天的药物尚未服完，便痊愈了。

曾用人参汤治疗俗称肋间神经痛的胸痛获得良效。

183 妊娠恶阻

妊娠恶阻呕吐严重，并且对药物香气敏感者，半夏干姜人参丸这样的丸药多半不能控制胃部的反应。下述的二例，是呕吐很轻的病例。

第一例为二十三岁，第一次妊娠。初诊为一九三七年八月二十四日，妊娠满两个月，食欲不振并轻微胃痛。胸闷不适，时有呕吐。

当问及有否口中积满唾液的时候，回答说口中只要稍有唾液就感觉不适。大便约五天一次，全无口渴。

于是给予人参汤治疗，呕吐停止，胸中很爽快，心情转佳。

第二例为二十六岁，妊娠三个月。进食时口中出酸水。纳差，口中多聚唾液，尿量多。大便一天二至四次，软便。有时腹痛。第一例五天一次而便秘，但该例则有腹泻倾向。

仍投予人参汤，服药约二周而愈。

184 浮肿和腹泻的幼儿

患者为四岁的男孩，平素很健康，食欲旺盛。有时患感冒，甚至发热，服用麻黄汤或小柴胡汤，二三天即愈，从未有迁延不愈长时间就医的情况。

该幼儿一九三七年二月患百日咳，其后出现间断腹泻，食欲下降，精神状态尚好，也没有出现卧床不起的情况。但是七月二十八日半夜，幼儿家里突然来电话，说幼儿病情危重，请马上来。

赶到该幼儿家中，见患者面色苍白，全身轻度浮肿，脉迟弱。家长介绍说，从一周前突然食欲陡降，只饮水。没有呕吐，但腹泻水样便，一天有二三次。腹部膨满，但触之软弱，有振水音。小便量多，澄明如水样。无发热，昨天一整天没有精神，在床上睡觉也不安宁，到了傍晚，好像气力全无，晚上未进食，一直沉睡。手足温，无汗。

诊察后，应该用人参汤还是用五苓散，我犹豫了。从尿量多和脉迟弱等来看，应该使用人参汤。但从口渴和大量饮水等症状考虑，又似五苓散证。根据《伤寒论》条文，人参汤证与五苓散证的鉴别在于是否饮水的不同。

考虑到这些因素，便先投予了一日量的五苓散。第二天其父亲来告知，药物全部服用了，病情无任何变化，还是没有精神。于是改投了五天量的人参汤，并告之该药会有效。

服用人参汤二天后，大便成形，食欲也好转。其后，渐渐地浮肿减轻、血色转佳。八月二十七日给予最后的五天药物时，已完全恢复健康，身体肌肉绷起，精神状态很好，很顽皮。

从该病例中，我得到了对于无食欲只饮水症状应用人参汤的经验。切身体会到了还是脉象最重要。另外，小便量多却浮肿的表现，与五苓散证是相反的。五苓散证是如果有浮肿而必发小便不利的。

185 腹胀腹泻的肢冷证妇人

患者为三十六岁的高个妇人，告知数年来怀炉从来就没有从下腹部拿开过，夜间睡觉也要把怀炉放进被窝里，因为本来就有腹泻倾向，如果离开怀炉，腹泻就会加重，腹部胀满更甚。

腹诊，触及腹部时犹如按压拔掉塞子的救生圈，有膨满感，但不平滑。脉沉弱。

于是首先投予理中汤去术加附子。这是理中汤方后的加减方，"腹满者，去术，加附子一枚"是也。理中汤为人参汤的别名。

服用该方一周左右，食欲大增，大便略成形，腹满也减轻。但服用三周时，又出现恶心、纳差、微热和咳嗽，身体也倦怠乏力。于是

第陆章

改投茯苓饮，但又出现腹泻，食欲依然不佳。

患者告知自上个月无月经，也许是妊娠恶阻。则又改方为茯苓饮合半夏厚朴汤，但仍无效果。持续腹泻，身体极感疲惫。

于是仍改回理中汤去术加附子，服药后腹泻和恶心停止，食欲改善。继服上方，前面出现的恶心、纳差、微热、咳嗽等所谓妊娠恶阻的症状全部消失了。

时隔八年的又一次妊娠，患者很高兴。随着妊娠月份的增加，渐渐恢复了正常，安然分娩得一子。

186 呕吐和食欲不振的患者

患者为十五岁少女，平素体弱，面色不佳，消瘦。

约一个月前，出现时时呕吐，食欲不振，疲倦无神。脉弱，手足冷。心下部有振水音，大便一天一次。

根据以上症状，投予人参汤治疗。服药二三天后，呕吐停止，食欲增加。但从第五天开始出现全身浮肿，失眠。于是将人参汤中的干姜代之以生姜，加茯苓，即取四君子汤之意。服该方数日后，一日排尿十余次，浮肿消退。其他症状也完全消除了。

服用人参汤有时会出现浮肿。对于慢性胃肠虚弱的病人，服药数日后出现这种浮肿是一种佳兆。即使不进行特别处理，随着体力的恢复，浮肿也可以消退。如果需要尽快消除浮肿，可给予五苓散，一般二三日可奏效。

187 乳儿消化不良

患者为生后八个月母乳喂养的女孩。一九三九年十二月四日初诊。十二三天前开始出现消化不良，一天腹泻四五次，好像无腹痛。附近医生诊治无效。

投予人参汤三天量。

服药后效果颇佳，九天后痊愈。

后来一九四〇年七月十一日又因腹泻来诊，服用人参汤五日后痊愈。

188 胃下垂患者顽固性神经痛

神经痛有人参汤证。前些年，有一位高个子消瘦的六十多岁男性因顽固性神经痛来诊。

其疼痛为全身游走性，并非一定部位的疼痛。已经持续数年，因疼痛而影响睡眠，不得已而服用镇痛药暂忍一时。每晚需服用催眠药，因而胃部不适，食欲下降。

脉沉弦，心下部有振水音，有胃下垂的倾向。生来就有肢冷证，特别是足部发凉。

根据以上所见，投予了人参汤治疗。数日后，患者打来电话，说感觉非常好。不仅疼痛减轻，而且身体感觉到了从未有过的爽快。已无须再服用催眠药。

其后一年多，患者还时时请求邮送药物，是因为服药后感觉全身有力气，不感觉疲劳。

这名患者还说，服用镇痛药和催眠药时，即使疼痛能够减轻，但身心感觉沉重而疲惫，甚至无法耐受。而汉方药是对全身都起作用。

约十几年前，我也用人参汤治疗伴有腹泻的顽固性神经痛，一个月左右而获全效。这名患者是患有肢冷证的女性，也是平素胃部不适，血色不佳。

汉方的原则并非只针对神经痛这个具体的病，也不是只要减轻神经性疼痛，其着眼点在于调和全身而起到治疗作用。

189 肢冷证、尿频、带下多的妇人

三十七岁妇人，苦于肢冷证。感觉发冷时小便频，带下明显增多。带下清稀如水，有凉感。经常出现眩晕、头重。身冷时腹痛、腹胀。大便软，一天一次。胃部有振水音，脉迟弱。

从以上症状分析，有里寒存在。以温法为治疗方针，给予了人参汤。

服药后，患者诉身体感到温暖，身心舒畅。仅用药四五天，带下几乎停止了。患者本人很意外，我也感到惊异。该患者服药一个月，身体恢复了健康，好像变了一个人。

190 顽固的烧心症

患者为血色不佳消瘦的三十七岁妇人。数月前被诊断为胃酸过多症，在某胃肠病医院治疗，但未见好转。

主诉烧心感，进食后胃脘胀，苦不堪言。烧心感于食后立即出现，但如果不进食则无。因而自然而然地进食减少，明显地消瘦下来。并且，严重肩凝，心情不佳。因大便秘结而每天灌肠。月经正常，睡眠良好。腹部软弱，有振水音。

投予茯苓饮治疗，服药一周后烧心略减轻，但心窝部有疼痛感。于是改方为安中散，但是这次烧心程度反而增加，胸脘苦楚难以形容。再改投生姜泻心汤，烧心感更加严重，其痛苦难以忍受。再投小陷胸汤后，胸脘苦痛欲裂，便停止了服药。

于是对病情进行了反复考虑，认为可能是使用了多种力量较强的凉胃药物而导致失败，下一步应采用相反的方法，尝试使用温胃剂治疗。于是投予人参汤加代赭石，服药后烧心感急剧减轻，大便基本上每天一次。服药四个月后痊愈，体重也增加了，患者的整个状态焕然一新。

从该患者身上得到了许多值得珍视的经验。对于烧心的治疗，使用黄连、黄芩、栀子、半夏等寒凉药物配伍的方剂，有治愈的时候，也有反而恶化的情况。对于食后二三小时空腹时发生的烧心，大体上使用上述寒凉药物配伍的如生姜泻心汤、黄连解毒汤、小陷胸汤等方剂治疗是有效的。但对于像该患者一样，进食后立即出现烧心，而且烧心程度重，并且有心下痞塞食后加重症状者，寒凉药物反而不宜。这时人参汤类温热剂有良效。这种情况的病人一般腹部软弱，多有腹部振水音。心窝部虽然没有他觉的、一定程度的膨满，但患者自身可感觉到明显的膨满。人参汤证者，如果不进食，烧心感轻。而生姜泻心汤证则为进食后烧心感暂时减轻。这也是可资鉴别的症候。

对该患者应用人参汤加代赭石，是从旋复花代赭石汤得到的启发。代赭石加工得很精细，但是否发挥作用了呢？这还是个疑问。观察了一二次未加入的效果，患者说还是服用加入后的药物感觉好，于是便又加入了代赭石。

191 易发腹泻的胃肠虚弱患者

患者为二十五岁的男子，素体病弱，面色苍白。

主诉从三天前开始腹泻，一天有五六次至十余次水样便，每次量不多。没有里急后重，也无发热。无食欲，不进食则胃脘不适，进食后则腹泻，所以现在只好分数次喝少量米汤。无恶心和口渴，脉迟弱。

根据以上症状考虑为人参汤证，便给予人参汤治疗。服药一天后，胃部感觉即非常舒畅，但腹泻未止。于是改投真武汤，但仅服用一次药物，胃部则出现轻微疼痛。服用二次药物后，胃痛又有些增强。傍晚第三次服药后，胃痛开始加剧，犹如被勒住样疼痛，并伴有恶心，时有呕吐。但腹泻的次数的确减少了。

夜间往诊。

脉仍迟弱，无发热。

于是当场调配甘草干姜汤予之，胃痛随即止住，恶心也减轻了。

人参汤、真武汤和甘草干姜汤相互之间的关系耐人寻味。

192 主诉咯血的无发热肺结核

一九三七年一月十六日初诊，患者为二十三岁男性。三年前患肺结核，时有咯血。体温偶尔超过37℃，易疲劳。食欲一般，有时心窝部发胀。大便一天一次，遇冷天则尿频。特别是唾液多而稀薄，吞咽下去时感到很不舒服，就不断地唾出。有时出现眩晕，无咳嗽，脉细，脉搏58次/分。因肢冷证而手足发凉不适。腹部并非软弱，但因皮下脂肪缺乏，腹壁犹如胶合板一样菲薄。

《金匮要略》有关肺痿条文曰："肺痿吐涎沫而不咳者，其人不渴，必遗尿，小便数，所以然者，以上虚不能制下故也，此为肺中冷，必眩，多涎唾，甘草干姜汤以温之。若服汤已渴者，属消渴。"该患者正属于肺中冷之证，于是考虑用甘草干姜汤。又因其存在易疲劳、心窝部胀满的症状，便投予了甘草干姜汤加人参和白术即人参汤治疗。

服该药一周后，身体自觉温暖，心情爽快，眩晕停止，唾液减少。继续服药一个多月，一般情况均良好，遂即停药。

后来收到患者的信件，称未再发生咯血，身体健康。

第
陆
章

179

最近该患者介绍并陪同另一人来诊，看到他生机勃勃，血色亦佳，犹如变了个人一般，我也吃了一惊。

193 主诉腹泻和夜间多尿的老人

一九三五年二月二十日初诊，患者为家住深川的六十八岁男性，在同爱医院被诊断为肾脏萎缩和肠炎并进行治疗，我在该医院成立的东亚治疗研究所出诊而遇到该患者。

主诉夜间多尿（五至十次）和腹泻。因而影响睡眠。若饮酒一两左右，则尿次数减少，能够入眠。大便开始是软便，后面是水样便，无腹痛和里急后重。无浮肿和口渴，食欲尚可。舌湿而苔白，心下痞硬。

根据以上症状，给予了附子理中汤。

对于夜间多尿症，如果是老人，多用肾气丸，也一度考虑该患者为肾气丸证，但因其全无口渴和口干，而有腹泻和心下痞硬症状，便否定了该证。心下痞硬和腹泻多见于甘草泻心汤证，但甘草泻心汤证并无夜间多尿。腹泻和夜间多尿虽可见于真武汤证，但因该患者有心下痞硬，便否定真武汤而使用了理中汤。

《类聚方广义》〔尾台榕堂（1799-1870）对吉益东洞（1702-1773）所著《类聚方》进行阐释的医著——译者注〕理中汤条云："老人每于寒暑之际，下痢，腹中冷痛，沥沥有声，小便不禁，心下痞硬，干呕而难治者，宜该方。若恶寒，或四肢冷者，加附子。"于是便使用了理中汤加附子。

二月二十七日再诊，于长期腹泻后大便终于成形，胃肠感觉舒服。扔脉变得略紧凑，心下痞硬也减轻，但尿的次数未减。于是，将附子以外的药物各增加1.0克，又给予了七天的药量。

三月九日来院，诉腹泻数年来大便开始变硬，变成每天一次，心情非常好。但是数天前出现浮肿，并且尿次数仍多，有时甚至一个小时数次。心下痞硬已消失。

于是，改方为肾气丸。

当积累诊察该患者的时间约有十数个小时的时候，本所、深川一带遭受空袭而化为灰烬。同爱纪念医院虽然幸免毁于火灾，但东亚治疗研究所的诊疗工作无法进行下去了。其后，也就失去了该患者的消息。

194 人参汤备忘录

＊人参汤又称理中汤。其脉多见沉弱或沉迟，也可见到沉弦、浮大，但无论何种脉象其共有的特征是无底力。腹诊特点是腹部软弱无力、有振水音，或腹壁发硬如板状。

＊人参汤证，有食欲不振或食后感觉胸脘痞塞不通的表现。有时有胃痛和呕吐。因肢冷证而尿量多。或有腹泻，或不腹泻。口中有淡而无味的口水上泛，或不断有淡而无味的唾液于口中存留。这些症状依从古人的说法，为里有寒，因而用人参汤温其里寒，病情便会好转。

＊人参汤服用数次后，会出现身体浮肿。这是一种好的征象，但

如果想尽快消除这些浮肿，宜用五苓散，服用二三日可好转。

＊人参汤加附子为附子理中汤，用于人参汤证里寒甚者。

＊桂枝人参汤证与人参汤证相似，用于有悸动或体表有热的时候。可参考下述案例，探讨该方的用法。

195 心窝部悸动而疼痛

六十八岁老妇人，诉十年前胃痛久治不愈时用汉方治疗获效。

这次疾病是约一年半前发生的，心窝部悸动并疼痛。疼痛向胸、背部发散，于空腹时加剧，并且夜半之后疼痛持续发生二个小时左右。疼痛时几乎都出现尿频，多次上厕所，尿量亦多。大便三天一次，脉浮弱，舌无乳头，呈裸肌状，干燥。

全腹部软弱，脐上可触及悸动。但是腹部任何部位均无压痛。

我投予桂枝人参汤治疗。仅服药五天疼痛便完全消失。但仍有便秘，于是仍给予前方七日量。但服药后出现恶寒和头痛，便于上方中加芍药、附子和茯苓。恶寒消失，大便亦通，身心感觉良好，长期的病痛似乎已经忘记了。后来意识到，该患者从一开始即应该给予桂枝加苓术附汤治疗。

196 伴有高热的腹泻

患者为肤色浅黑、消瘦的八岁男孩。该患儿的家庭成员都是汉方医学的信赖者，不论患了什么病都来我这里就诊。

这次家长来求药，诉患儿前半夜体温曾达39.0℃，并有腹泻。我便未加诊察，给予了一日量的葛根汤。到了傍晚接到电话，诉体温上升至39.5℃，腹泻又加重，邀我往诊。

往诊，患儿体温高于39.0℃，但脉弱，至数较少，呈迟弱脉象。微恶寒，口不渴。大便如水下注，无里急后重。问及服用葛根汤后有无汗出时，回答说没有。第一次服药后很快就吐出来了。无食欲，精神萎顿。

于是，从恶寒和发热而知有表热，从脉迟弱、腹泻和口不渴而知里有寒，于是便诊断为桂枝人参汤证。服药二天后便痊愈了。桂枝人参汤治疗表热里寒的腹泻，以桂枝去其表热，人参汤散其里寒。

桂枝人参汤证脉象浮弦，稍按似乎有力，重按则底力弱。

197 时时发热的腹泻患者

患者为三岁的男孩，平素易患感冒，感冒常引起哮喘样咳嗽。

这次发病在十五天前，一天有二三次水样便腹泻，时时出现发热，食欲不振。

投予桂枝人参汤。服药三天后腹泻停止，食欲增加。

桂枝人参汤为人参汤加桂枝而成，是一首用于表有热、里有寒、有腹泻情况的方剂，其中的桂枝解表热，人参汤温里寒。

出现腹泻发热时，有葛根汤证、葛根芩连汤证和桂枝人参汤。该患者元气衰退，面色不佳，脉也弱，并不符合葛根汤证和葛根芩连汤证，便给予了桂枝人参汤。

第柒章

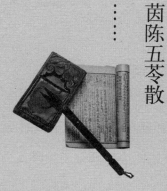

198 诉胃脘胀满和失眠的患者

三十四岁妇人。从五六年前开始出现胃部不适，使用多种方法治疗无效。

患者血色不佳，消瘦，胸部胀闷不适，食不甘味，夜间多梦，眠差。肩凝，颈部淋巴结肿大，无疼痛。大便基本上一天一次，时有便秘，尿频。脉沉小，左侧尤甚。舌有白苔，干燥。心下部感觉胀满，胃部有振水音。

投予茯苓饮治疗。

服药一次即觉胸部胀闷减轻，不再有难受的感觉。继续服上方，睡眠转佳，血色、营养状态也好转。患者很高兴，说从来没有吃过这么有效的药。共计服药二十二周，健康状态比生病前大为改善。

199 卧位时泡沫状液体涌上喉咙不得安眠

患者为三十六岁男性，约从十个月前开始，一到躺下睡觉时即出现心窝部被勒紧的感觉，呼吸困难，不知是胃液还是唾液的泡沫状液体涌到口腔，不得安眠。这种症状于仰卧位尤为明显。左侧卧位时有一定程度的减轻，偶尔会呕吐出饮食物。大便硬，三天一次。

腹诊，全腹部膨满，有一种充满了气体的感觉。

对此，我给予茯苓饮治疗。服药后，腹胀迅速减轻，一直存在的胸脘堵塞感消失，并且能够安然入睡了。服药二周后，右侧卧位时仍

汉方诊疗三十年

有胸脘压迫感及口内唾液存积，但左侧卧位时已无任何不适。但是，大便仍然秘结，患者希望能通大便。

于是，投予茯苓饮合小承气汤，大黄为1.0克。大便变得通畅，感觉好转。右侧卧位时也能够安然入睡了。

200 胃弛缓症

患者为二十一岁男性，约一年前患感冒时服用过量的阿司匹林，损伤了胃。

主诉心窝部无力，并有痞塞感。下腹部经常感觉胀满，易疲劳，乏力。有食欲，但进食后感觉不适。大便一天一次。

脐部有振水音，有胃弛缓症的症状。

对于这种情况，可供选用的方剂有人参汤、四君子汤、六君子汤、茯苓饮等，其中茯苓饮应用于偏于实证者。如果有足冷、尿频、脉弱等症，可给予人参汤或四君子汤，该患者无这些症状，腹部比较有弹力，便投予了茯苓饮。

开始服药后即觉食后的胃部膨满感消失，疲劳感也不明显了。从一九四三年四月八日至八月二十四日，一日未停地持续服药，完全恢复了健康。

201 口渴、尿少、眩晕的患者

患者为四十七岁略肥胖的男性。诉数日前因天气炎热，食欲不振，进食后出现恶心和眩晕，频繁地打哈欠，走路时身体摇晃。虽口渴饮水，但尿少，大便一天一次。

脉寸口浮，关、尺略沉。腹部大而结实，无振水音。

根据以上诸证，投予五苓散三日量，服药后再来诊时，几乎是痊愈的状态。为巩固疗效，又给予了五日量药物。

202 胸廓成形术后的剧烈呕吐

三十二岁高个子男性，为治疗右肺结核而在某医院行胸廓成形手术，术后随即口渴严重，无法忍耐而饮少量水，但水入后随即吐出，吐后又是严重口渴。医院禁止一切饮食，只是给予营养剂的静脉注射和经肠道补充。但口渴很厉害，无法忍受。给予少量米汤后还是被吐出。即使不进任何饮食也仍有干呕。

于是与我商量，问有无止住这种口渴和呕吐的方法。

我说，这个药很便宜，服用一次口渴和呕吐就会止住。便给予了五苓散粉末2.0克，嘱其用米汤送下。并又追加一句，只要药能过喉咙便不会再吐出来。

结果就像我说的那样，一剂五苓散解除了数日的痛苦。

该病人输注了一公斤的葡萄糖，结果也没胜过一剂五苓散。

203 三叉神经痛的妇人

邻居家的保姆，从前天开始左半边脸疼痛得难以忍受而来诊。疼痛在早上起床时最剧烈，到下午略有缓解。

诊察所见，疼痛发生于从左侧后头部至前额部，为三叉神经第一分支的分布区域。于是诊断为三叉神经痛。

第一次投予的是葛根汤二天量，未见效果。于是改投香芎汤。因《勿误药室方函口诀》〔日本明治时期医家浅田宗伯（1815-1894）医著——译者注〕记载香芎汤治疗偏头痛有奇效，所以试用该方。服药二天，仍无效，却出现显著的口渴症状。当问及小便如何时，告知小便很少，一天仅有一二次。于是，以口渴、头痛和尿量减少为指征，投予五苓散治疗。五苓散效果显著，服用二天后疼痛已基本上消失，四天后便痊愈了。

不久前，一位二十五岁的妇人主诉剧烈头痛和呕吐而来诊，开始使用半夏白术天麻汤，但未见效果。随后得知其口渴和小便不利，改用五苓散，服药二日即愈。

村井琴山（1733-1815，日本江户时期医家——译者注）曾说过，五苓散对剧烈头痛有效。

也有肾炎伴发的顽固性头痛使用五苓散治愈的病案。

第
柒
章

189

204 主诉浮肿和呼吸困难的肾炎

五岁的女孩，从一九三八年七月起进行皮肤病治疗，至九月中旬于皮肤病治愈的同时，发生哮喘样呼吸困难，并渐渐出现全身浮肿。

某医生诊断为肾炎，并且合并有心脏病。虽然进行了多种治疗，但病情还是逐渐恶化。近来呼吸急促，喘鸣显著。小便呈血红色，一次20毫升左右，一天只有二三次。大便一天一次，量少。口渴，食欲不振。

根据上述症状，我诊断为皮肤病继发的肾炎，给予麻黄连轺赤小豆汤治疗。为什么此时使用该方，是因为《类聚方广义》〔尾台榕堂（1799－1870）对吉益东洞（1702－1773）所著《类聚方》进行阐释的医著——译者注〕对该方的运用有如下的表述："疥癣内陷，一身瘙痒，发热，喘咳，肿满者，加反鼻有奇效。"反鼻即蝮蛇，我并未加蝮蛇。不知是因为未加蝮蛇之故，还是选用该方有误，第二天一大早，患者家属来电话，称病情有急变，请至急往诊。急忙赶到后，看到患者不停地喘咳，心脏悸动剧烈，犹如敲击救火钟一般急促。头部、面部流冷汗，面色苍白，脉沉微涩，至数不胜数。

其母亲介绍说，服用煎剂后，小便略有增加，全身出汗，食欲全无，一夜痛苦不适，几乎未能入睡。于是重新准备了茯苓杏仁甘草汤，煎汤口服，过了一会儿，略微安定下来，浅浅地入睡了。在回家的车上，我后悔轻率地投予麻黄连轺赤小豆汤，思考着为什么导致了病情恶化。一九三六年和一九三七年曾分别使用麻黄连轺赤小豆汤治疗肾炎，均未取得效果，这次是第三次失败了。前两例都是用五苓散后缓解，这次是否宜于使用五苓散呢？心里没有把握。

当夜，我给予了三天量的五苓散进行治疗观察。没想到三天药物服完后，患者已经能够随其父亲一起来诊了。浮肿退去的脸上是愉快的神情，好像换了一个人。但有些不可思议的是两侧小腿肚处出现点点水泡状皮疹，其父亲说，这与肾炎发病前的皮疹相同。

我对其父亲说："请不要使用外用药，口服药物一定会治好的。"于是又给予三天量五苓散，药物服完后来诊时，皮疹已消退得很干净。其后，尿蛋白也渐渐地减少，约三个多月后痊愈。

从此，我再没有使用过麻黄连轺赤小豆汤治疗肾炎。

205 五苓散备忘录

＊五苓散以口渴甚、大量饮水反而尿少为应用指征。这时伴有或浮肿、或呕吐、或腹泻、或头痛、或腹痛等症状，均以尿量减少为着眼点。

＊五苓散治疗有效的呕吐在《伤寒论》中称为水逆。水逆呕吐表现为频繁地出现口渴欲饮，饮水后停留一段时间，较多的水突然一次吐出，其势犹如泼出。吐后仍渴，饮而再吐，如此循环。对于这种情况，投予五苓散时，呕吐会很快停止，口渴也消除，如果有热时，会出汗，尿多量排出。无热时，则无汗，尿也多量排出而好转。

＊五苓散用于婴幼儿呕吐的场合很多。感冒时，用葛根汤，汗出

第柒章

191

后转为五苓散证者多见。另外可用于肾炎、肾病综合征、膀胱炎、肾盂肾炎、偏头痛、急性胃肠炎等。

206 胃下垂患者主诉悸动与眩晕

患者为三十八岁男性。曾患肺结核，现已愈。

这次所患疾病是胃下垂，手足颤抖，腹部的力量如被抽去一般。易疲劳，悸动，眩晕。食欲一般，大便一天一次。腹诊，左侧腹直肌拘挛，脐上方悸动显著。我投予了半夏厚朴汤治疗，服药两个月余，腹部力量增加，手足颤抖、悸动、眩晕诸症均减轻。

半夏厚朴汤用于胃下垂、胃迟缓症等。并且对于这些疾病所伴随的神经症状有良效，但对于腹部软弱无力者则不宜使用。也可以这么认为，使用半夏厚朴汤应以存在一定程度的腹力为指征。总而言之，有厚朴配伍的方剂，重度虚证是禁忌。该患者虽然自觉腹部力量如被抽去，但腹诊切得腹部仍有一定程度的力量，又因腹直肌处于拘挛状态，便使用了半夏厚朴汤。当然，即使无腹直肌拘挛，腹部并不是软弱无力的状态时，也可以使用该方。

207 因眩晕不能行走的神经官能症妇人

患者为二十七岁妇人，婚后五年，未曾妊娠。约从一年前开始患病，先后被诊断为维生素B_1缺乏症、肾炎、梅毒等，经过二三位医生治疗，未见明显效果。现在处于不能行走，独自无法如厕的状态，所以请求往诊。

一九三六年五月二十一日往诊。患者主诉眩晕，不能行走，依靠别人抱扶才能勉强站起。另外，咽中如有物梗阻，阵发性心悸，下肢麻木，欲站立时两腿打哆嗦。食欲尚存，但身体消瘦，血色不佳。大便一天一次，小便有时显得很多，有时感觉减少。睡眠好，当家里只剩自己一个人时，马上发生心中悸动，有濒死感。

脉微弱，无心悸发作时，脉搏数在70次／分左右，胃部振水音明显，腹部无明显悸动。月经错后，量少。

根据以上临床表现，考虑为半夏厚朴汤证，便投予该方治疗。服药后，身心的感觉渐渐有了余裕，仅一个月后便可独自如厕了。两个月后可在人陪伴下坐车来诊，但有时中途感觉不适而返回。三个月后终于可以顺利来诊，并且在人陪伴下可以去看电影、参加聚会了。

该妇人的家庭事务复杂，往往成为疾病的诱因。虽嘱其放任诸事，专心治疗，但其病情的好转也只能达到这个程度了。

208 巴塞多病（突眼性甲状腺肿）

患者为高个子、面有土色、营养不良的三十八岁男性。

被某医生诊断为心脏病，病人和家属都相信这个诊断，认为西医无法治疗而来诊。

主诉腹部悸动，胸闷不适，眩晕，耳鸣。近来渐渐消瘦，易疲惫。

时有咽喉部如有物堵塞的感觉。食欲旺盛，大便一天一次，小便多。

一眼即可看出甲状腺明显肿大，眼球微微突出，手有细小颤抖，脉细，脉搏数在120次/分以上，格雷费征阳性。

腹诊，心窝部略胀满，脐上部位悸动显著，胃部振水音明显。

根据以上症状，诊断为巴塞多病，投予半夏厚朴汤合桂枝甘草龙骨牡蛎汤治疗。服药一周后，身心感觉略爽快，一个月后渐渐能够工作，脉搏也降至80次/分左右，眩晕、耳鸣、喉咙的堵塞感消失，腹部的悸动也平静下来，体重渐渐增加，血色好转。服药六个月后基本上达到了痊愈的状态。

209 分娩后上半身浮肿

一位很熟悉的朋友夜间打来电话，要我尽快往诊。

患者是该友人的妻子，妊娠期间浮肿，今天分娩后不久，胸部、颈部、面部浮肿迅速加重，胸部苦闷，有一种呼吸将停，接不上气的感觉。最痛苦的是喉咙部位犹如有物自下向上冲塞，气流不畅，不停地咳嗽。随着咳嗽，咳出泡沫样痰。痰咳出后略减轻，然后又恢复原状。从早上至夜间，几乎无尿。颜面肿大，有平时的两倍，颈部也呈重度浮肿。

于是参照《金匮要略》水气篇"问曰：病者苦水，面目身体四肢皆肿，小便不利，脉之，不言水，反言胸中痛，其上冲咽，状如炙肉，当微咳喘"条文，给予半夏厚朴汤治疗。所煎汤药尚未全部喝下去，咽喉部如物冲塞的感觉即已消失。天快亮时，接连排出多量小便，数日后痊愈。

210 主诉眩晕和身体震摇感的神经官能症患者

三十八岁妇人。九年前分娩的过程过于快，产婆尚未来到便生下了孩子，自己便怀疑有大失血，非常痛苦。这便成为疾病的诱因。

现有症状，时感惊恐不安，甚至站立时都感到两膝发抖，无任何诱因而出现阵发性心悸。发作时尿多，眩晕，身体有震摇感。夜间睡觉时，即使枕头再高，也觉得头部在下沉而不得安眠，只得背靠被子半卧位睡觉，近几年来经常如此。肩凝，有时感觉双手不知置于何处才好。心悸严重时，咽喉部有狭窄感，即使喝水也只能少量入口，不能咕嘟咕嘟饮入。

根据以上症状，诊断为神经官能症，投予半夏厚朴汤治疗。服药一周后，情绪变得明快，继服上方，二个月后基本治愈。

211 主诉眩晕的神经官能症患者

患者为五十九岁男性，约一年前出现眩晕，安静时尚可，但走路或与人说话时立即发作。一直有头沉重的感觉，其他无明显异常。食欲一般，大便一天一次，软便，小便无异常，睡眠好。

发病以来，已经过四五位医生诊疗，都说未发现异常病变，不久便会好的。主要症状已如上述，但在交谈过程中，该患者摊开记录病情与治疗详细经过的笔记本，绵绵不停地讲了近一个小时。我坚持着听其讲述，考虑应诊断为神经官能症。

该患者最后以这样的话作了收尾：是否能治好，心里没底。已经过去一年多了，却没见到一点效果。请一定治好我的病。

腹诊触得胃部振水音，心窝部略膨满。

投予半夏厚朴汤。

服药一周后眩晕基本上停止，但头部仍有紧束感，胸部略有压迫感，两脚沉重。服药二周后开始有了想出去工作的心情。终于在服药三周后开始工作，回想生病时的事情好像做了一场梦。

212 主诉头痛、眩晕和心悸的神经官能症患者

患者为三十三岁的妇人，一九三六年五月五日初诊。

该患者因前年秋天四个孩子均患百日咳而身心疲惫，其后患风湿性关节炎，医生说有可能继发心脏瓣膜病，所以非常担心，每天在忧恐不宁的心情中过日子。一九三六年二月的一天夜里，突然感觉心脏被握住一样（使用这种形容词叙述症状者多见于半夏厚朴汤证），惊恐中按自己的脉搏，发现脉搏处于停止的状态，便急忙请医生来，注射了药物。（注意其尚有自己把脉的时间却发现脉搏停止的叙述）。从此以后，和别人说话三十分钟后就会出现头痛和眩晕，食欲不振。月经正常，睡眠良好。有时心悸加重、呼吸急促时，会出现尿频，间

隔十分钟左右有一次（如果心脏有器质性病变，小便反而减少）。

该患者夜间如果没有保姆陪伴便不能迈出房门一步。有时白天外出时，恐怕会死在路上，便将姓名住址记在纸片上揣在怀里。

根据这些症状，投予了半夏厚朴汤，服药十天后症状减轻，二个月后便未再发作。

213 半夏厚朴汤备忘录

＊咽中如有炙肉附着的感觉，吞之不下，吐之不出，这种症状是应用半夏厚朴汤的指征。这种感觉也被称为歇斯底里球。

＊半夏厚朴汤用于主诉眩晕、阵发性心悸、咽喉堵塞感、忧心忡忡、不安感等的神经官能症患者。也用于胃下垂、胃炎等有胸部痞塞症状者。另外还可用于感冒后声音嘶哑者。小柴胡汤合半夏厚朴汤、大柴胡汤合半夏厚朴汤常用于支气管哮喘。和田东郭（1744-1803，日本江户时期医家——译者注）云，气郁而致月经不调者该方可治。

＊半夏厚朴汤也被称为理气剂，因为它具有散气郁，调畅气机的功效。

＊对于非常衰弱的患者和腹部软弱无力、脉也无力的患者，使用半夏厚朴汤反而加重疲乏无力，必须注意。

＊并非对于神经官能症不加分辨均用半夏厚朴汤，山田照胤报告过数例附子理中汤治愈神经官能症的验案。

214 耳鸣、心情郁闷、不想做事的患者

大建中汤是用于腹痛为主诉的方剂，而我却曾用该方治疗一个完全无腹痛的病例。在我汉方开业二三年的时候，一位三十岁左右的妇人来诊，虽然身体肥胖，但血色不佳，面色晦暗。主诉耳鸣，总是心情郁闷，什么事情也不想做，意欲淡漠。在等待配药的一会儿工夫，也把头埋伏在桌子上。用现在流行的一句话说，就是神经衰弱的状态。该患者使用了各种方法治疗，均未见好转。这次抱着试试汉方治疗也许有效的态度而来诊。脉象如何已经忘记了，腹部膨满但软弱无力，非常凉。无腹痛。我投予了大建中汤治疗，效果很好，出乎意料，患者变得有精力，恢复了健康。从那之后，该患者及其家属都成为汉方的热爱者。后来，该患者即使感冒也用大建中汤而治愈。

难波抱节（1791-1859，日本明治时期医家——译者注）在《类聚方集成》〔难波抱节对吉益东洞（1702-1773）所著《类聚方》进行补正的医著——译者注〕中，引用《伤寒绪论》所述指出，在耳闭耳聋看似小柴胡汤证者之中，实际有大建中汤证者存在，须加以注意。

对有耳鸣者使用大建中汤时，要重视脉诊和腹诊的诊察。请参考大建中汤的条文。

215 遇冷或疲劳后辄出现胃痛呕吐的患者

患者为三十四岁男性，从两三年前开始，当遇寒冷或身体疲惫时，则出现胃痛，严重时甚至出现呕吐。多发于春秋季节。手足容易发凉，血色差，食欲可，大便一般。

腹诊，腹部全体软弱，无胸胁苦满和腹直肌紧张。用手指轻轻地刺激腹壁，稍加凝视，则可以看到肠管的蠕动。腹痛发作时，大便为软便，但有不易排出的倾向。脉迟弱。我投予了大建中汤。

服药后，身体疲惫感减轻，增加了气力。二个月过后，血色转佳，看上去与治疗前大不一样，呈现出一种稳定的健康状态。遇冷也不再发生腹痛，吃普通饮食也无不适了。

216 数年的顽固性腹痛

患者为四十二岁妇人，主诉数年的腹痛而来诊。

脉象沉而弱，舌苔淡黄，有湿气，无口渴。全身少肉，消瘦，面色苍白。全腹部软弱无力，以下腹部为甚。腹部有数处凹凸，按压时发出咕噜的声音，凹凸也随之消失。用手指刺激回盲部时，肠的蠕动亢进，通过腹壁能观察到肠的运动。脐的上下均有振水音。腹痛阵发性增强，疼痛发生在回盲部附近，可上下左右移动。疼痛剧烈时，向上攻冲至胸，有时引起呕吐。大便时有秘结，但若服用泻药，则引起难以忍受的腹痛，所以害怕服用泻下剂。另外，腹痛遇寒则加重。

我投予大建中汤，一日用量为蜀椒3.0克、干姜8.0克、人参4.0克、胶饴60.0克。服药三天后，腹痛完全消除了，食欲大增，自然便一天一次。患者非常高兴，便大吃大喝起来，二三天后腹痛又发作了。

于是，这次给予蜀椒6.0克、干姜16.0克、人参8.0克、胶饴120.0克为一日量。服药四天后，发生二次剧烈腹泻，呈水样便，腹痛反而加剧。患者来电话询问原因。

我回答说，这是药物瞑眩现象，是疾病根治的前兆，不要害怕，请继续服药。于是患者继续服药一次，马上又出现剧烈腹痛，上吐下泻，难以忍受，又打电话询问如何处理，我还是重复了前面的话。

第二天，我确信应该痊愈了，便打电话询问病情。患者的家属回答说，昨夜吐泻越来越重，最后全身痉挛发作，恐怕这样会有危险，便请附近的医生来注射了药物。今天早上病痛全部消失，现在熟睡中。

这是该患者最后一次诉说腹痛，从此以后腹痛未再发作，身体开始长肉，恢复了健康。

这次的药物瞑眩现象是因为药量过大，如果药量再小一些，瞑眩现象可能就不会发生，但患者恢复所需要的时间也许会更长吧。

这个验案是我三十三岁时经历的，的确是血气方刚时期之所为，现在想起来感到可怕。

大建中汤有特异性腹证，诊断并不困难。但是肠管蠕动不安、从腹壁可以观察到肠管运动，这些症候并非大建中汤证所独有。小建中汤、人参汤、真武汤、旋覆花代赭石汤等证也可以见到。

另外，肠管蠕动运动并不分明时，也有宜于使用大建中汤者。我自身曾患肾结石并苦于剧烈疝气疼痛，使用大建中汤排出小豆大小的结石两颗而愈。那时腹部嘭嘭地紧张着，充满了气体，肠蠕动并不清楚。

曾有一例阑尾炎引起的局限性腹膜炎，每天体温在38.0℃以上，腹痛不止。我给予大建中汤治疗，腹痛迅速缓解，从肛门排出大量恶臭脓液，随后便痊愈了。星野俊良君也报道过大建中汤治疗道格拉斯窝脓肿，排出大量脓液后而愈的病案。

217 内脏下垂、无力性体质的患者

五十五岁妇人，平素胃肠弱，二年前曾因患腹膜炎而病危，得到汉方治疗而好转。

患者为高个子消瘦的体形，但近来仍然有进行性消瘦。面色苍白无生气，四肢关节轻微疼痛，并担心脐上部位的悸动而烦扰不安。腹部柔弱，脐以下部位膨满，有气体积聚，无压痛。存在严重的内脏下垂。小便无法一气排出，淋沥不畅。大便一天一次，但便软，不通畅。该病人全部的表现有一种松弛不紧凑的感觉。脉迟弱，舌干燥，食欲一般，无发热。

基于上述病情，我给予了桂枝人参汤治疗，但服药后腹部膨满反而加重，小便也排出困难。于是改投四逆加人参汤，诸症逐日消散，一个月后能够乘电车来诊。约服药五十天，完全恢复了健康。我考虑

其关节疼痛为表证，而给予了桂枝人参汤，但该患者的病情却必需附子，豁然明白了。

218 因急性肠炎而陷入昏迷的患者

友人N君，是一位老资格的汉方喜好者，我们自一九三四年以来交往很多。

一九三七年九月的一天早上，N君突然打来电话，要我紧急往诊。

那时，我住在牛込的船河原街，N君住在赤坂，他家的旁边是一个警察岗。乘车急忙赶到后，才知道六岁的男孩倒在二楼的房间里，呼之不应，摇晃身体也不睁眼。

脉象为没有紧凑感、散漫的弱脉，且迟。古人曾有说明，这样的脉在"阳气飞散"时见到。阳气飞散是指生气被快速地消耗的状态。

腹诊时，撩开衣服，闻到一股异样的臭气，是腥臭的大便气味，好像是大便失禁。从腰到腹部，沾满了混有黏液的大便。全腹部软弱无力而下陷。

其母亲介绍说，从昨天早上就没有精神，躺着翻来覆去不安宁。晚上没食欲，没吃晚饭便睡觉了。今天早上看到时，已经不行了。体温39.8℃，足温。往口中喂少许水，像是口渴，很快地下咽。过了一会儿，手足无力地甩动，翻身，像是非常疲惫。处于烦躁状态。

我想，这种情况不知是急性肠炎还是菌痢，这家孩子很多，如果是传染病则很危险。于是建议把大便好好消毒。

那么，如何进行治疗呢？按一般原则，应该给予强心剂和输葡萄糖液。但N君对汉方有一定研究，把治疗全部委托给我，不能这样简单地输液治疗。

于是，我对N君说："病情很重，但并不是没有希望。《伤寒论》说到，少阴病呕吐下痢，四肢厥冷者死。但患儿处于无呕吐，手足温的状态，《伤寒论》还讲到，少阴病即使下痢，但手足温者可治。此时可以考虑的药方是四逆汤，但有烦躁，还是茯苓四逆汤为宜。"随即处方：茯苓1.5克、人参0.5克、附子0.3克、甘草1.0克、干姜0.5克，为一日药量。至傍晚，有数次腹泻。服药后能睁开眼，有了反应，傍晚进食一些米汤。

翌日，开始要吃饭，渐渐有了精神。茯苓四逆汤连续服用了五天，后改方为黄芩汤。大便也开始成形。但警察局的医生突然来访，上到了二楼，问家里是不是有病人、什么病等。原来岗里的警察闻到了消毒药气味，感到奇怪，报告了警察局。来调查的警医正巧看到的是便盆里成形的大便，便说这样可不必担心，就回去了。就这样，保住了这个孩子的性命。

219 缠绵不愈的阑尾炎

一天，有位友人来访，商量一位阑尾炎患者的治疗。该患者已使用大黄牡丹汤十天，体温在39.0℃上下，仍有腹痛。

详细询问病情后，感觉到病灶好像已化脓，已经不适宜再用大黄等攻下了。我便建议试用薏苡附子败酱散。但使用该方三天病情仍在恶化，便邀我到这位友人的医院诊察住院的患者。

患者为一位二十五岁身体健壮的渔民，虽然躺在病床上呻吟了十余日，但肌肉尚壮，营养状态也未见严重衰脱，仔细观察时发现有轻微的黄疸倾向。我走进病房时，患者在用水漱口，润湿嘴唇后再将水吐出。当问及是否口干时，回答说嘴里很快就变得很干燥，连舌头活动都困难了。观其舌象，舌头如同剥脱了一层皮，发红，并且干燥。脉洪大数。该日上午恶寒，从下午起，体温上升至38.0℃以上，无汗。

腹诊，皮肤干燥，右下腹略膨隆，回盲部对按压敏感。右腿不敢活动，稍加活动则牵扯腹部疼痛。小便发红、浑浊，排出不通畅，大便不能自然排出。午后手足烦热，欲伸到被子之外。以上症状中，有《金匮要略》所云"脉洪数者，脓已成"的表现，所以泻下剂是禁忌。另外，口舌干燥，不欲饮水，只用来润口，手足烦热等，为使用以地黄为主药方剂的指征。基于这些考虑，便决定用下面的方药。

即七贤散与八味肾气丸。

七贤散出自《外科正宗》，可以看作是肾气丸的变方，即肾气丸去桂枝附子泽泻加人参黄芪而成，这两个方剂均以地黄为主药。七贤散主治"肠痈溃后，疼痛淋漓不止，或精神减少，食不知味，面色萎黄，自汗，盗汗，睡卧不安"等，正对应该患者之证，再加上八味肾气丸，如虎添翼，二三天后病情肯定会减轻的。如果这样的病都治不好，那可如何是好。于是便自信满满地返回了。

可是，服药二天后，却出现了大问题。

第一，全身大汗出，终日不止。第二，出现散在性感觉异常。第三，右脚内侧出现轻微痉挛。第四，脉变弱，幅度变窄。并且已有的恶寒、发热、腹痛、手足烦热、口干等症状依然存在。结果很明显，病情加重了。

于是根据"大汗出，热不去，内拘急，四肢疼，而恶寒者，四逆汤主之"一条，作为最后的一张牌，决定使用四逆汤，并加上人参茯苓，投予了茯苓四逆汤。

出乎意料的是，仅服药一天，感觉即变得爽快，腹痛减轻，腹满消失，也有了食欲。服上方十天便痊愈出院了。

从该患者这里得到了几点珍贵的启示。

首先是舌象。古人认为，应用附子剂的舌象为舌上涂一层油一般湿润，但该患者舌是干燥的，仅凭舌诊，与大承气汤泻下之证的舌象难以鉴别。并且因为患者便秘，脉大而有力，如果再将口舌干燥误认为口渴，就在很大程度上存在着使用泻下剂的危险。或者会以脉象、口渴和发热为指征而使用白虎汤。

《陈庵医话》〔日本江户时期医家盐田陈庵（1767-？）医著——译者注〕云"胃中有虚候，口干大渴，有不同于白虎、承气证者。对此证使饮白虎、承气类，口渴不得愈，反而生大害。胃中虚实，为治疗万病的方药之机关，一旦失误，离分生死，医者须明察"，诚为出自经验的珍贵训诫。

其次，该患者先后使用的薏苡附子败酱散、八味肾气丸和茯苓四逆汤等三个方剂均配有附子，但只有茯苓四逆汤独具如此好的效果，而使用薏苡附子败酱散和肾气丸时病情却是恶化的。药物的配伍是多么严格肃然之事啊，令人颔首叹服。

其三，四逆汤类应用指征多为四肢厥冷，但也有像该患者手足烦热的，这一点明白了。

四逆汤在急性疾病时应用较多，慢性疾病时应用较少。

该方应用指征一般为面色苍白、恶寒、脉沉迟而微、手足厥冷、或腹泻、尿澄清如水状，但与此相反，当也有用于面红赤、体温上升、脉浮迟而微、手足无厥冷、无腹泻等情况时。后者易被误认为桂枝汤证。

220 有偏头痛病史的胃弛缓症患者

患者为四十五岁男性，肤色黑，消瘦型体格。过去曾患有中心性视网膜炎、肾炎、阑尾炎等疾病。

初诊是一九五八年七月一日。

主诉为约一周发作一次的偏头痛，自数年前胃部不适以来一直持续存在。头痛总是发生在右侧，发作时食欲减退，恶心，但不呕吐，并且也不是疼得抬不起头来的剧烈疼痛。大便一天一次。

脉略沉，血压120/80mmHg。

腹诊，胃部有振水音，腹壁无弹力。

此时可以选择的方剂有五苓散、半夏白术天麻汤、川芎茶调散、吴茱萸汤等。如果使用五苓散，必须有口渴和小便不利，但该患者无此症状。川芎茶调散作为治疗头痛的方剂是有名的，但我曾用于胃弱的病人遭失败，所以觉得对该患者也不适宜。吴茱萸汤所适用的偏头痛属于疼痛剧烈而烦躁伴严重呕吐者，但该患者头痛较轻，也无烦躁和呕吐，也先置于一旁。因该患者平素胃弱、胃部有振水音而头痛，便以此为指征，投予了半夏白术天麻汤治疗。服药一周、两周，未见明显变化，服药三周后，诉恶心和食欲不振，并且胸脘痞闷，嗳气，有时口中出现如水样唾液。但因似乎头痛减轻，便又给予上方一周量。但服药过程中又出现了头痛，恶寒。

于是，改投吴茱萸汤，吴茱萸一日用量为1.0克。

这次效果显著，仅服用一天，胸脘已觉通畅，食欲增加，身心感觉轻松，头痛全部消除了。继续投予吴茱萸汤，治疗三周后痊愈。

我想一开始就应该给予吴茱萸汤。半夏白术天麻汤的头痛和吴茱萸汤的头痛鉴别并非易事。

221 伴有呕吐的头痛

三十八岁妇人，昨天早上感觉有些感冒，傍晚时出现剧烈头痛，并伴有呕吐。未进饮食，仍呕吐出苦水。

脉浮细，微热，手足冷，因头痛而不欲睁眼，头部置冰袋时反而感觉症状加重。心下有膨满感。

投予吴茱萸汤治疗。

仅服药一次，头痛即愈，呕吐也停止了。

后来该患者患感冒二次，也出现同样的症状，投予吴茱萸汤后迅速痊愈。

吴茱萸汤证中有一种烦躁的症状，脉多为沉迟，但有时也可见到浮象。

吴茱萸汤证有心窝部痞塞、膨满、呕吐等症状，有时与小柴胡汤、大柴胡汤、半夏泻心汤、五苓散、茵陈蒿汤等证混淆，特别是与五苓散证的鉴别很重要。

吴茱萸汤是一种很难喝的药，但如果与证相合，也就不是那么难以下咽了。

222 主诉易疲劳、食后倦怠的患者

患者为四十三岁瘦高个子的男性。数年前曾患肺结核病，现在已痊愈。平素胃肠弱，曾被诊断为内脏下垂症。

主诉易疲劳，每于食后觉身体倦怠，不愿意活动。

脉浮大弱，血压94/40mmHg，胃部有振水音，于右季肋下可触及肝脏下缘。大便一天一次。两足冬天发冷，夏天乏力，进食偏少。尿中尿胆素原强阳性。

我投予了半夏白术天麻汤。服药后腹胀减轻，感觉舒适。从第二周开始，食后仍有困倦无力感，但程度减轻。第三周，尿胆素原反应

正常，血压为120/78mmHg。连续服上方三个月，体重增加三公斤，恢复了健康，遂即停药。

223 主诉疲劳、眩晕、嗜睡的低血压症患者

患者为五十八岁的妇人，自诉曾于二十四岁时患肠伤寒，三十岁时患猩红热，五十五岁时患肺炎。

近几年来，感觉身体非常疲惫，经常有头沉重、眩晕等症状，早上起来即感困倦欲睡。脉弱小，腹部软弱，心窝部有振水音，血压98/48mmHg。尿中蛋白、糖阴性，尿胆素原正常，大便蛔虫卵和潜血检测阴性。

我诊断为低血压症，投予了半夏白术天麻汤。服药开始后，首先起变化的是食欲大增，约十天后眩晕消失。食入过多后感觉困倦，但控制食量时，已经不像以前那样困倦。头部也有了清爽的感觉。服药第二十一天时，血压为108/52mmHg。

该患者后来每于劳累后便出现眩晕，有时想起来便服用该药，服药后精神状态能够好转。

224 主诉眩晕的高血压病患者

患者为六十二岁的消瘦男性，初诊于一九五三年七月一日，以眩晕为主诉来诊。

该患者的血压于气候温暖时在150mmHg左右，寒冷时可升高至190mmHg左右。血色不佳，肢体发冷，胃肠虚弱，大便经常为软便。

脉浮大，腹部有振水音，全腹部无力。当天的血压为148/96mmHg。

我投予半夏白术天麻汤。服药十天后，眩晕减轻，但血压无明显变化。连续服用该方至翌年的三月，眩晕完全消失，并且血色转佳，也长胖了些。每隔十至二十天测量一次血压，数值如下（mmHg）：

148/98　　146/100　　154/100　　146/92　　146/92　　146/92
146/92　146/100　152/94

142/98　　138/94　　145/96　　152/98　　142/92　　168/98　　162/96
150/94

血压的这种状态相对稳定，即使在一月、二月寒冷季节，血压最高达到169/98mmHg，未见显著升高。

其后停药一段时间，七月上旬再来诊时，测得血压为140/90mmHg。

因该患者的舒张压比较高，所以很在意其预后变化。五年后，该患者又介绍另一病人来诊，得知其仍很健康。

225 梅尼埃病

五十七岁妇人，二年前患膀胱炎，投予龙胆泻肝汤治愈。这次疾病是半年前开始出现严重耳鸣，听力下降，颈部强凝，眩晕，眩晕严重时呕吐。诸症每隔一周或十天左右发作一次，每次发作需卧床二三天。发病期间困倦欲睡，足冷，大便或秘结或腹泻，无一定规律。

腹诊，腹部有振水音，腹肌弱。

投予半夏白术天麻汤治疗，眩晕发作渐渐减少，服用两个月左右，发作便停止了。十个月后因饮食不节而致腹泻，使用半夏泻心汤后腹泻治愈，随后又出现如前的眩晕发作，给予半夏白术天麻汤，便迅速痊愈。

226 患胃弛缓症的脊椎结核患者

三十六岁妇人，有两个孩子，曾患紫斑病、维生素B$_1$缺乏症、子宫后屈症等疾病。这次的疾病发生于约一年半前，被诊断为脊椎结核。曾于某医院住院治疗，因无明显改善而出院，在家中以石膏固定卧床，请求往诊。

患者肤色白，消瘦，诉静卧时脊椎无疼痛，起来活动时疼痛。第七八胸椎压痛，有37.2℃－37.3℃的低热，腰痛，头痛。基本上无食欲，大便三天一次，月经量多，经期腰痛加重。注射过链霉素十支，已停用，现口服对氨基水杨酸。

腹诊，腹部无弹力，胃部有振水音，存在胃弛缓症。脉大弱。

我投予了调中益气汤即补中益气汤加芍药茯苓各3.0克。服药后有了食欲，总体的身心感觉好转，但其他无明显变化。二个月后，诉眩晕、头痛加重。于是改投半夏白术天麻汤，服药半个月后头痛和眩晕

第柒章

211

消失，便又改为调中益气汤。服用该方一个月左右，低热消失了，起床吃饭时胸椎的疼痛减轻。但从这时起又出现便秘，并且腰痛一直未见好转。改用加味逍遥散，便秘改善但食欲又有所减退。此时，又改投半夏白术天麻汤并用半硫丸，服药后食欲恢复，大便亦正常，处于较好的状态。于是，持续服药五个多月，体力增加，一天里不卧床也无不适感觉。因其丈夫工作调动到关西地区，便停止了服药。五年后的今天，患者仍在健康地工作着。

227 副鼻窦炎（化脓性副鼻窦炎）

三十三岁男性，数年前曾行肥厚性鼻炎手术。

主诉鼻塞，嗅觉迟钝，不辨气味，胃肠不好。经常感觉心窝部痞塞不适，头沉重，肩凝，大便不通畅。不饮酒，但嗜烟，喜甜食。

某医师诊断为化脓性副鼻窦炎，须手术治疗。患者不愿选择手术，来看汉方。

脉略沉小，心下部痞硬，有抵抗感。患者诉感觉食物停滞在该部位。

我投予半夏白术天麻汤并用半硫丸。服药十天后再诊，仍有鼻塞，但大便已通畅，食欲增加，头部变得清爽。约一个月后，胃部感觉好转。仍有鼻塞，鼻涕返流，但鼻塞开始有轻松的时候，时好时差，无一定规律。仍继服前方。

其后，因胃部感觉良好，便又开始抽烟、吃甜食，所以又时时感觉胃胀。这种情况持续了很久，也不便停药，便连续服药近十个月，鼻塞消失，也能够辨别气味了。

228 有黄疸和腹水的肝硬化患者

肝硬化患者一般预后不好，至今为止我有数例肝硬化治疗获得良效的病案。

数例病案中有一例是否可以确诊为肝硬化尚存疑问，其他均为确诊后的肝硬化，其中三例病情不断进展，被判定余命无多。

可疑的一例为一九三七年六月来诊的五十四岁男性，有黄疸和腹水，自称是肝硬化而求汉方治疗。诊察后给予了一周量的茵陈五苓散，但该患者以后未再来诊，便以为可能因病情恶化而死亡了。但约一年后，从该患者所介绍的病人处得知，其服用一周的茵陈五苓散后，腹水和黄疸均消失，以后渐渐好转，现在很健康。

那时该患者已经有腹水，我并没有认为茵陈五苓散会起效，只是觉得应尽量选择平稳无不良作用的药物而选用了该方。从七天便治愈的结果来看，是否为肝硬化值得怀疑，但无论如何这是个很有意思的病例。

229 胆囊摘除后反复食欲不振、呕吐、黄疸和腹痛的患者

该患者是一位著名画家，因胆囊结石绞痛屡屡发作，便在某医院进行了胆囊摘除手术。

但是术后，每年的初夏前后都会出现类似结石绞痛的症状，为此有半年的时间无法工作。

最初是食欲下降，渐渐加重后便开始出现呕吐。因进食受限，体力衰退明显，腹痛虽然不严重却难以忍受。这种状态一般持续到十月份，所以患者经常是瘦得皮包骨头。

一九四七年七月八日，我到茨城县的一个镇子里看望该患者。

患者吃什么都吐，最后不得不喝米汤。虽然这次发病只有七天，但已显得非常衰弱，并且出现了黄疸，脉无力且迟。腹部无力，心下部重按则疼痛。口渴，但因饮水后会呕吐，所以尽量不喝水。尿量每次约50-100毫升，尿色赤如柿子色。

我以口渴、呕吐、少尿、黄疸为指征，投予茵陈五苓散，成功地止住了呕吐。呕吐虽然停止，但仍无食欲，便试用了一段时间六君子汤，观察其效果。服用该方后，气力日渐增加，院子里芦苇开花的时候，还有体力去写生了。

从那以后十年过去了，该患者的上述症状一次也未再出现，这也许是茵陈五苓散把残留在胆道里的结石排干净了的缘故吧。

230 主诉经期腹痛、呕吐的少女

曾将五苓散和茵陈五苓散用于腹痛。

下述为一例应用茵陈五苓散治疗少女月经困难取得奇效的病案。

患者为一名十五岁的少女，但看上去却只有十二三岁。身体瘦小，血色不佳。月经初潮为十二岁，从十五岁那年的二月开始，每逢月经的初日，便出现剧烈心下部疼痛，入水入药均吐出，拒绝接受一切饮食物。针对这种状态使用了多种方法，均不见效果，于一九五五年八月二十日来本院求治。初诊日为八月份月经刚结束的时候，无任何痛苦，也无明显异常证候。于是只好等待九月至经期以便诊察发作时的证候，对这段等待的期间，曾考虑投予当归芍药散，但因其发作时腹痛伴呕吐，参考"心腹卒中痛"方面的论述，还是给予了柴胡桂枝汤。

九月十四日，月经开始，患者面色苍白，无精神，由母亲陪伴来到诊室。还没来得及诊脉，就往随身携带的洗脸盆里吐出大量混浊的水液，吐前心下部剧烈疼痛，吐后略感轻松。脉象浮数。腹诊触得脐上有明显悸动，无明显振水音。因感觉严重口渴，要求喝水，便给予了一杯水。饮水后尚不足一分钟，又伴随剧烈的心下痛，而将水吐出。小便明显减少。口渴、呕吐和小便不利三症齐备，不用说可以断定为五苓散证。但对于剧烈的心下痛，五苓散是否有效，我多少有些不安。但五苓散在《金匮要略》中可用于被称为霍乱的疾病，先哲也有用该方治疗"疝"之疼痛者，所以我考虑该患者的心下痛也可归属于古人所谓"疝"之疼痛，于是决定使用五苓散。此时，也许是画蛇添足之举，加用茵陈，便投予了茵陈五苓散。

患者共服用了该方三周，却突然不再来诊了。我想，是未见到疗效吧。服完这三周的药量时，应该是患者十月份月经来潮的时候，大概这十月份还是在经历那种痛苦呢，我不由得叹息起来。

第柒章

215

但在十一月六日，这名少女却又来到了诊室，表情很愉快。

"后来怎么样了？"我着急地问道。

她显得不慌不忙，"什么事儿也没有"，平静地答道。

"十月份，呕吐了吗？肚子疼痛了没有？"我仍然是不安的心情，紧紧地追问。

"没什么事儿呀"，她答道，表现出一种理所当然的表情。

那么为什么现在来诊呢？合理的考虑是为十一月的经期做准备。

从这以后，该患者月经痛苦的病态便痊愈了。

我在想，该患者用的是茵陈五苓散，但即使是五苓散也应该是有效的。

茵陈五苓散为五苓散加茵陈而成，应用时可以参考五苓散的用法。茵陈能够增强肝脏的机能，具有治疗黄疸、增进利尿效果的作用。

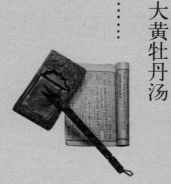

第捌章

231 子嗽（妊娠咳嗽）

患者为二十七岁妇人，去年流产后发生膀胱炎，使用龙胆泻肝汤治愈。目前妊娠四个月，出现严重咳嗽，牵引腹部震颤，恐怕引起流产而求治。

气流如挤出样剧烈咳嗽，一阵接着一阵，很频繁。几乎无痰，喉咙干燥。

我投予麦门冬汤，服药十天后症状减轻，二十天后痊愈。其后正常分娩。

对于妊娠咳嗽，麦门冬汤多有效。以前曾治疗一例有陈旧性肺结核妇人的妊娠咳嗽，发作频繁，服用麦门冬汤后明显减轻，后来也安全分娩。

232 咽喉干燥失声的患者

三十六岁男性，三个月前开始发不出声音，咽喉有干燥感，基本上无咳嗽，有微热。食欲、大小便等无异常，营养良好。

是喉头炎还是喉头结核，难以确诊。便试用了麦门冬汤。

服药一个月左右，声音开始渐渐恢复。但此时收到了征兵令而入伍，后来便没有消息了。

另一位四十二岁男性，进行化学药品实验后声音变得嘶哑，休息后稍有好转，但不能恢复到原来的状态。于是便试用了麦门冬汤，从服药后第十天开始，渐渐咽喉变得湿润，能够发出正常声音来了。

233 主诉头面轰热和咽喉堵塞感的青年

自称患神经衰弱的二十一岁男性，诉曾在某汉方医处进行治疗。是一位高个子、大骨架、消瘦的青年。

面色不佳，有时出现潮红，足冷，头面时有轰热感，头面轰热时咽喉部有变狭窄的感觉。睡眠亦差，连日睡眠不佳时，后头部会出现一些小的皮疹。食欲一般，大便二天一次。脉浮大，腹诊触得脐上明显悸动，胃部有振水音。

以脉浮大、脐上悸动、头面轰热、失眠为指征，投予了桂枝加龙骨牡蛎汤，但服药二周无任何变化。于是又加用半夏厚朴汤，期待能够对咽喉狭窄感有效，但还是无效。又以失眠为目标改投酸枣仁汤，因而睡眠好转，却又出现口中唾液积聚的症状。因此而改投人参汤，服药后，唾液积聚和脐上悸动症状消失，胃部感觉舒适。但头面轰热和咽喉部症状仍未见好转。反复考虑之后，投予了麦门冬汤，服药后，头面轰热和咽喉部狭窄感一起消失了。

麦门冬汤以大逆上气、咽喉不利为应用指征。有降泻上逆之气的效果，所以逆气上冲的症状得以消除，咽喉部异感亦愈。

麦门冬汤也可用于肺结核和咽喉结核。

234 急性肝炎出现黄疸的患者

患者为十二岁男孩。五天前发病，在附近的诊所求治，诊断的病名每天在变化，家属很困惑，便邀我往诊。

发病时，某医生诊断为阑尾炎，当时体温上升至38.0℃，有腹痛和呕吐。但昨天因尿中出现蛋白，便又诊断为肾炎。

患者恶心，口渴，食欲全无，口渴症状自发病以来一直存在。身体各部位未见浮肿，但球结膜可见轻微黄疸。二三天来无大便，小便量亦少。时有腹痛。

问及是否有身体瘙痒时，其母亲说，担心有跳蚤，但未发现，身上非常痒。

全腹呈凹陷状态，但从心下至胁下，有轻微抵抗感，按压该部位时患者感觉不适，恶心欲吐。

尿检，尿呈黄褐色，梅格林反应强阳性，有蛋白。我诊断为急性肝炎，首先投予茵陈蒿汤一日量，待大便通下后，改投茵陈五苓散，服用五天后便痊愈了。

在遇到该病例前不久，曾有九岁和五岁的姐妹二人，同时患水痘，其后又同时患急性肝炎，均投予茵陈五苓散而治愈。

235 黄疸、口渴、瘙痒、尿量减少和衄血的肝炎患者

患者为体格和营养呈中等程度的三十四岁男性。约从十天前出现

原因不明的发热。发热二三天后下降，随后全身发黄。某医师诊断为急性肝炎，并投药治疗，但未感觉好转。

症状有黄疸，口渴，全身瘙痒感，尿量减少，时时有少量衄血，心窝部有某物堵塞着的感觉。

脉迟而有力，舌有少量黄苔而干燥。全腹部略膨满，从心窝部至右季肋有抵抗和压痛，手指可触及肝脏下缘。对此，我投予茵陈蒿汤治疗。从第二天起尿量明显增多，口渴减轻，服药七天后，黄疸退去大半。共治疗十九天，完全恢复了健康。

但是该患者的弟弟，较其发病晚十天，也出现了相同的症状。

患者二十五岁，体格与其兄相似，诉四五天前出现类似感冒症状，后来感觉心窝部痞塞不适，食欲全无，并有恶心，所以自己怀疑是否患上与其兄相同的疾病而来诊。症状有口渴，尿量减少，大便软，呈灰色，次数多，每次排出少量。

望其尿色，呈黄褐色如煎黄柏水。

脉沉迟，体温为35.4℃，无恶寒。腹诊，肝脏大，从心窝部至右季肋下膨满。虽然无呕吐，但苦于胸脘痞闷不通。

根据上述所见，虽然黄疸尚不明显，但也诊断为急性肝炎，投予了茵陈蒿汤。

患者服药后尿量迅速增加，虽然一度出现了黄疸，但服药二周后便痊愈了。

随后还有一例四十二岁男性的黄疸病例。

该患者为高个子消瘦体形，曾因胃酸增多症在我的诊所治疗过。

这次的病情是从七天前开始发热，体温在38.0℃左右，在某医师处接受治疗，从三四天前开始出现全身黄疸。最感到痛苦的是从胸部到心窝处的不快感，即膨满而被压迫的感觉。其他症状有口渴，只想喝水和吃水果，无食欲，有时恶心欲吐，但吐不出来。大便呈灰白色，小便黄赤而量甚少。于是投予茵陈蒿汤治疗，尿量增加，服药十五天而愈。

236 继发脑出血的肾炎患者

患者为居住在琦玉县某镇的五十二岁男性，初诊是一九四五年二月八日。该患者约十年前患肾炎，一直未痊愈。

体形肥胖，平素嗜酒，约从二年前开始身体消瘦起来。

二月一日，突然发生脑出血，右半身不遂，左侧面部至头部有神经痛样疼痛，语言謇涩，口渴明显。但是，摄入水分过多，尿却排出很少。自发病以来无大便，灌肠或使用泻下药也不见效果。脉有力，略迟。

对该患者，我投予了茵陈蒿汤。茵陈蒿汤是以上腹部膨满，胸内苦烦，口渴，小便不利，大便秘结为应用指征的，而该患者的腹证却不足，即没有腹部膨满的症状。因为发病八天以来，患者几乎没有进食，考虑到这也是无腹满的原因，还是投予了茵陈蒿汤。

服药一天后，口渴已减轻，尿量增加，从早上六点至下午一点有四次小便，排出大量的尿。尿检发现有多量的蛋白。大便有便意而解不出，腹部疼痛。二月十日，改投肾气丸。

因为考虑到服用茵陈蒿汤后腹痛明显，也许不应该使用含有大黄的方剂，便以口渴、小便不利、麻痹为指征改投了肾气丸。

二月十七日，患者诉便秘严重，感觉还是第一次的药好，便又给予了茵陈蒿汤，大黄一日量为2.0克。二月二十八日，大黄一日量为3.0克。这样大便就变得通畅了。

其后，患者步行渐渐恢复，能够出门做一些钓鱼之类的事情。但五年后，因再次脑出血而死亡。

237 荨麻疹后出现黄疸和湿疹的患者

患者为二十岁的妇人，约十天前出荨麻疹，荨麻疹愈后出现全身发黄。经住处附近的医生治疗未见好转，于黄疸的第七天来诊。

大便常秘结，便色呈阴沟里泥土的颜色，量较少。尿呈赤褐色，量少。腰周有湿疹，非常痒。

投予茵陈蒿汤，大黄一日量为1.0克。

七天的药物服完再来诊时，黄疸已愈，湿疹也消失了。

这种黄疸应该考虑为急性肝炎所致。

238 反复发作的荨麻疹

患者为三十七岁高个子体格健壮的男性，约一个月前患荨麻疹，使用多种方法治疗无效。

初诊是一九四九年五月三十日。患者自出现荨麻疹后，经常恶心欲吐，感觉咽喉部有物梗阻，无法去除。脉浮大，腹诊得心窝部胀满，略有抵抗感。大便硬而黑，小便呈赤褐色。

我诊断为肝功能障碍，投予了茵陈蒿汤（大黄一日量为0.5克）。服药后的第二天尿量增加，尿色变浅，二三天后荨麻疹消失。为防止复发，便又继续服药二周。约四年后的一九五三年，该患者又来诊，诉荨麻疹复发。这次无恶心呕吐等症状，尿澄明，大便正常。有食欲，无心窝部胀满。于是投予十味败毒汤，七天的药物尚未服完，荨麻疹即已消失。

239 十年间发作性出现的重度荨麻疹

三十一岁妇人，曾患急性肾炎，已痊愈。荨麻疹从十年前起，每隔二三个月便发作一次，呈周期性。

发作时荨麻疹突然出现，伴有呕吐二三天，呕吐出胃液和胆汁，食欲全无，同时出现严重的荨麻疹，全身犹如肿了一般，再加上瘙痒，痛苦欲死。这时肝脏也肿大。这样的症状持续半个月左右，然后渐渐有了些食欲，当终于有了些精神的时候，下一次的发作又开始了。所以经常惕惕不安，总是担心荨麻疹的发作。

我诊察患者时，是荨麻疹发作后一个多月的时候，但肝脏肿大，于季肋弓下二横指左右。尿胆原阳性，大便有时秘结。食物以蔬菜为主，喜食含水分多者。尿浓厚，量少。月经正常。

对于这种病情，我投予了茵陈蒿汤，大黄一日量为0.5克。服该药后，变得每天有大便，尿量增加，尿胆原恢复正常。只是十个月后仍有肝脏肿大，季肋下可触及。但近一年左右时，荨麻疹一直未再发作，患者的心情得以舒缓。在外出旅行、身体疲惫和过食等情况下还出现轻微的发作，但发作后无任何伴随症状便过去了。又过了三个月，肝脏缩小了，一般状态恢复得良好，遂停止服药。

240 肾病综合征的少年

曾经使用茵陈蒿汤治疗肾病综合征和肾炎。

一九三九年五月我接诊了一例八岁男孩的肾病综合征。患者浮肿，贫血，尿少，尿中蛋白多量。

我投予五苓散治疗，结果患者嫌药物难喝，只服药二天便放弃了。三年过去，我也把该患者的事情忘记了。

可是，一九四一年的五月十八日，突然接到了该患者家的往诊要求。

患者的祖母介绍说，上次诊治以后便在附近的医院住院治疗，使用了多种方法，仍未痊愈。更换药物后，四五天里尿量增加，浮肿减退，但使用的利尿剂减量后，很快浮肿就又加重了。一直这样反复，什么时候能够治好也看不到希望。

所以，这次一定要他好好吃药，他自己也打算服药了，请务必多费心治疗。

第捌章

我往诊的时候患者并没有高度浮肿，主要在面部和腹部有水气。我当时这样想，对于直到今天早晨还持续服用西药的患者，无论怎样仔细地诊察，还是难以把握病证的本态。便做了简单的诊察后给予了三天量的分消汤就回去了。随后打电话对介绍该患者的人说："今天看了S君，给予了一些药物，但二三天后浮肿会迅速加重，小便排出困难。到时也许会向你抱怨，请你这样说，之所以停用那些药物是因为它们根本就治不好这样的难病。"

　　可能被我猜中了。第三天的早上，患者家里来电话说，从昨天开始尿量减少，一昼夜的尿量不到200毫升，全身肿得都圆了，胸部非常难受，昨夜一夜未眠。请赶快来一趟。

　　当天下午，我到了患者家中，在上二楼的楼梯上就听见患者"难受、难受"的呻吟声。患者在哭，因为浮肿，眼睛肿得只剩一条缝，眼泪从眼缝里流到脸上。腹部显著膨满，心窝部可以看到几条青筋，口渴明显，无尿。并且三天均便秘。

　　于是，我根据上述症状，确信其为茵陈蒿汤适应证，决定使用该方。

　　茵陈蒿汤虽然一般被认为用来治疗黄疸，但该方实际上是应用于古人所谓 "瘀热在里"状态的方剂，以口渴、小便不利、尿色赤褐、便秘、胸内苦闷和腹部膨满为指征，并不以黄疸为必需的存在。中神琴溪（1743–1833，日本江户时期医家——译者注）对于多种治疗无效的顽固性子宫出血而里有瘀热者使用该方而获效。村井琴山（1733–1815，日本江户时期医家——译者注）用该方治疗脚气病（维生素B_1缺乏症

——译者注）肿胀发热者而获速效。堀均氏使用该方治愈了荨麻疹。

目前患者虽然有高度浮肿，但并不能认为是应用苓术类利尿剂的证候。另外也不像麻黄剂适应证。

该患者除有浮肿外，还诉心胸苦烦（胸口痞闷不畅）、口渴、小便不利、便秘和腹满。并且患者最痛苦的症状是心胸苦烦，因此而难以入眠。这不正是栀子剂证所见的心中懊侬不得眠之证吗。茵陈蒿汤证中"心胸不安"所指的就是这种状态。另外，茵陈具有去除在里之瘀热、疗口渴和增加尿量的功效。茵陈蒿汤即是在这二味药物基础上加大黄而成。

基于这样的考虑，便投予了茵陈蒿汤。令人惊叹的奇效迅速出现了，第二天尿量达1500毫升，心胸变得舒畅，饮食增加。服药二十天时，只剩下腹部的浮肿，其他自觉症状消失，基本上已无任何苦痛。心下部的青筋和腹水略有减轻，但还不到完全消除的程度。这时的尿量又有所减少，日尿量约700-800毫升。因为此时患者身心的感觉尚好，我便考虑在治疗上静守现状。

但是，在投药后第二十六天的凌晨二点左右，患者突然诉剧烈腹痛，像是阑尾炎。患者家属来电话，邀我紧急往诊。我觉得不可思议，急忙赶到，看到患者眉间紧皱，在流泪，面色苍白。

脉浮而略数，疼痛从回盲部扩散向右肾的区域，对按压敏感。略移动右腿或翻身时腹痛便加重。但因为腹部还有相当程度的浮肿，难以充分地触摸到深部的情况。体温为39.6℃。

我请患者的父母到另外的房间，对他们说："这次腹痛可能是阑尾炎所致，但我并没有对肾病综合征合并阑尾炎的治疗经验。所以对疾病的预后没有把握，如果不进行治疗观察，不能断言能治好还是不能治好。我可以努力地积极治疗，但现在一般的倾向是阑尾炎必须做手术，如果你们决定做手术，我不会有异议。但我不认为手术的结果会给肾病综合征带来有益的影响，在这一点上请反复考虑后做决定。"说完这些我便回去了。

　　其后还不到一个小时，患者家属来取药，并这么对我说："一切拜托先生了，即使发生死亡之类的事情，也决不怨恨你。这是我们反复考虑后的决定。"

　　于是，我投予了大黄牡丹汤，下午三点左右，我打电话询问病情。

　　回答说，体温为37.8℃，腹痛好像也略有减轻。

　　我安心了一些，在去另外一患者处出诊途中，于晚七点左右拐到该患者家。此时患者在睡觉，脉已静，腹部仍有压痛，但看上去自觉性腹痛已去八成。翌日清早，我又去看该患者，让我感到惊奇的是，一直膨满而青筋显现的腹部一下子小了下去，青筋也消失了。家属说从昨天早上到现在尿出有1500毫升以上。因为几乎没有摄入饮食，而尿量如此之多，的确在意料之外。患者腹部仍有压痛，移动腿脚时腹痛有所加重，但体温恢复到了正常水平。此后又连续六天投予大黄牡丹汤，阑尾炎的症状完全消失，每日尿量在1500~2000毫升，尿中蛋白基本上为阴性了。

该患者一直有腹部青筋症状，所以也许从一开始就应该投用驱瘀血剂。因为发生了阑尾炎而使用了具有驱瘀血作用的大黄牡丹汤，对肾病综合征也产生了有益的作用。可能正是这种作用使青筋消失、尿蛋白转阴、尿量增加，加快了病情转愈。青筋是瘀血的一种证候，我却忽略了它，这一点应该反省。

该患者现已大学毕业，成了一名青年绅士。

241 坐骨神经痛

患者为五十八岁男性，数月来苦于左侧坐骨神经痛，病势有进有退，难以治愈，于一九二五年五月十二日来诊。患者微胖，便秘严重，经常使用泻下剂。脉沉而有力。

于是，我投予大黄附子汤（大黄一日用量5.0克），一日腹泻四五次，疼痛明显减轻，服药三周而愈。

大黄附子汤为《金匮要略》的处方，与附子泻心汤等同为温下剂（温化而兼有泻下功效的方剂），用于胁下偏痛，在这里将胁下的范围扩大至腿部，而用于了坐骨神经痛。

大概像大黄、石膏等寒凉药物与附子等温热药物配伍的方剂，具有动摇那些顽固不化性病症的力量，经常应用于跨寒联热，难以治愈的疾病。

大黄附子汤合芍药甘草汤称为芍甘黄辛附汤，用于坐骨神经痛和胆石症绞痛。

242 胆石症绞痛发作

患者是我的友人S氏，职业为药剂师。平素身体结实，发育和血色均良好。

这位友人于一九二五年秋天因胆石症疼痛而注射吗啡等药物治疗，但仍控制不住剧烈的疼痛，服用一剂大柴胡汤后而痛止。我建议他即使疼痛止住后也要继续服用大柴胡汤一年左右为好。其服药月余，因无疼痛发作，也无其他痛苦，便作罢了。一年后，剧烈的胆石症疼痛又发作，没敢怠慢，便很快服用大柴胡汤，但药物被吐出，疼痛越来越严重。

于是便邀我诊察。疼痛从右季肋下射向背部和右肩，右胁下胆囊部位坚硬而有压痛。体温为38.0℃，大便秘结。症状与上次发作无大变化。

"可以使用大柴胡汤，这正是《师论》（著者及年代不详——译者注）中的呕吐不止，心下急，郁郁微烦之证。再服药试试吧。"我说完便回去了。

于是又服大柴胡汤，但还是吐出了药物，疼痛也止不住。便又邀我往诊。

我默默地诊了一会儿脉。强烈的疼痛不时发作，这时脉也变得弦紧。疼痛有所缓解时脉大，疼痛加剧时脉变得弦紧。

《金匮要略》大黄附子汤条云："胁下偏痛，发热，其脉弦紧，此寒也，以温药下之，宜大黄附子汤。"我考虑患者的病情与该条所述十分对应。于是投予大黄1.0克、附子0.5克、细辛0.5克为一次量，水煎顿服。服药后约五分钟，腹痛缓解，腹部膨胀的感觉消失，也能够自己翻身了。继服该药，大便亦下，疼痛也完全消除了。

相对于大柴胡汤的"寒下"，大黄附子汤属于"温下"的方药。也就是说，二者均具泻下的功效，但前者有寒凉的性质，后者有温热的作用。即使是同一个患者患了同一种疾病，也有时宜用寒下剂，有时宜用温下剂，任何时候都必须充分辨证来决定所使用的方药。

243 阵发性右上腹疼痛

一妇人，主诉右上腹阵发性疼痛而来诊。疼痛开始于数月前，几乎每天发作，同时背部也感到疼痛，并有背部淋水感。某医师诊断为胃痉挛，另有医师认为是胆石症绞痛。食欲正常，不发作时无明显不适。

腹诊，无胸胁苦满，全腹部软弱、略呈凹陷，腹直肌无拘挛。便秘，三天一次而质硬。脉沉小，无舌苔。

我投予了大黄附子汤治疗。服药两周，发作完全停止了。患者很是赞叹汉方的伟效，后来便常带家人和亲戚来接受汉方诊疗。

244 重度浮肿的心脏瓣膜病

一九五四年的春季，我出诊到在杉并区的S家。S家的住宅是很大的旧式院落，病人是这家六十五岁的主人，据说长期以来为心脏病所苦。走进病室，看到满脸胡子乱蓬蓬的病人倚靠被子坐着。眼睑高度浮肿，似乎不用手指撑开便不能睁眼。浮肿以下半身为重，特别是腰周围最显著。脉几乎触及不到，用力按压时勉强可触到细小如丝状、微弱欲绝、难以为继的脉。坐着解小便，量少，就像滴出来一般。进食后不适，便只进少量饮食。舌有少量白苔，干燥。肝脏肿大，整个心窝部发硬。

该患者从年轻时就患有心脏瓣膜病，但一直能干农活。从约十个月前，开始出现活动后气喘，逐渐加重，并出现浮肿。在附近的医生处治疗，或请心脏病专科医师诊疗，效果不明显，病情仍在恶化。有人介绍一位汉方医生来出诊。这位汉方医生尽管没有医师资格，但每天来看病人，据说除了汤药外，还制作了日花费三千日元的昂贵药物。我看了看这位医生用的药，像是加味温胆汤。加味温胆汤是用于失眠症的方剂，可能是因为患者睡眠不佳而使用该方剂的吧。但该患者的失眠是因为呼吸气促不能平卧而致，使用温胆汤是不会有效果的。

我投予了木防己汤，同时合用洋地黄叶末日用量0.2克。治疗效果非常好，服药二三天后，尿量增加，二周后下肢只余轻度浮肿，能够平卧，也能安眠了。两个月后，自己已能够到院子里散步。此时洋地黄叶日用量为0.1克。脉虽仍结代，但已可以清楚地触摸到。后来也能够骑自行车了。

从那时到现在已经五年了，该患者好像突然想起来似的，不时来取木防己汤和洋地黄叶末（日用量0.1克）的药物。说是只要服用这些药，仍然能干比较轻的农活。

去年的秋天，该患者带来一棵月桂树，种在了我家的院子里。我感受着这棵树的成长，心里非常喜悦。

有一天，该患者介绍了一位八十一岁的妇人来诊。该妇人从几个月前开始出现身体浮肿，多方治疗未见好转。最近浮肿以下半身为重，夜里每隔五分钟左右便生尿意，但实际上小便却是一滴也尿不出来，所以夜里几乎无法入睡。但尽管这样，精神状态却很好，完全不像老人，滔滔不绝地大声讲话，持续了三十分钟左右。脉象弦紧，肝脏肿大，心窝部发硬，坐位比平躺感觉舒适。尿中检出大量蛋白，心脏有二尖瓣关闭不全的表现。无食欲，咽喉有痰梗阻不适。患者的枕头旁放着的毒毛花苷注射剂，并说注射了多种药物未见效果。

对于该患者，我投予了木防己汤治疗。但服药五天后，浮肿连上半身也加重了，眼睑肿胀，好像必须用手指才能撑开。家属很吃惊，但患者本人却因夜间不用再上厕所了而很高兴。于是再合用洋地黄叶末（日用量0.2克）。服用五天后，浮肿减轻了一半，再服五天，重度浮肿便完全消除了。

五年过去了，该患者的健康状态良好，还能做些轻微的劳动。仍

第
捌
章

然在服药，但是将七天的药物分作一个月来服用。

245 心源性哮喘

患者为六十五岁男性，一九五四年八月一日出诊。该患者过去曾有高血压倾向，从今年一月起出现喘息样呼吸困难。开始时每间隔十五至二十天发作一次，但现在几乎每夜都有发作。某医师诊断为心源性哮喘，进行了治疗，但病情仍在恶化。

患者昼间无发作，呼吸困难经常在夜间出现，直到咯出痰来，才得到缓解。脉弦大浮，血压为162/74mmHg，腹诊触得肝脏肿大，其下缘于季肋下约五横指处可触及。所以，整个上腹部发硬如板状。大便秘结，夜间排尿二三次，尿蛋白阳性，尿胆原阳性。发作时口渴甚，下肢浮肿。

我投予了加减木防己汤。服药七天里，仅最初的一天有呼吸困难发作，从第二天开始，呼吸困难即已消失，只是每至傍晚，心窝部发胀，感觉有一个球状的东西上行，堵塞在咽喉。下肢的浮肿也消除了。于是又投予该方七日量，这一周很平稳。继服一周，中间有一次感觉要发作，便服用一剂药物，感到胸部一下子沉了下去，自觉好转，呼吸困难终于未发作起来。仍继服前方。其后有二十多天未来取药，便发作了一次，随即又来诊。

肝脏仍然肿大，心窝部较前变软，便仍投予前方。以后间断服药和停药，持续了三个多月。偶尔于清晨五点左右出现胸部不适，早餐后便好转。肝脏的下缘缩小到肋下二横指左右。

后来到了十一月下旬，因感冒在附近医生处治疗，告诉我暂时停服前药。但从此以后再也没有消息了。

加减木防己汤为木防己汤的变方，但对于该患者也许没必要加减，仅用木防己汤也会有效。

246 主诉呼吸困难和浮肿的亚急性心内膜炎

A氏为某造船厂的科长，原因不明持续发热两个月后入某院治疗，约一个月后诊断为亚急性心内膜炎。但确诊时患者已经病危，用尽了一切可能的办法。

于是，我被邀出诊。

患者因仰卧呼吸困难，便将被子垫高呈四十五度角半卧位，喉咙中嘶嘶而鸣。全身浮肿，以下半身为甚。脉乱，沉涩而结代。肝脏肿大，扩大到上腹部，肝下缘于右季肋下五横指处可触及。听诊可闻及肺水肿的体征，背部满布水泡音。体温有时近38.0℃，口渴欲饮水但食欲全无。因呼吸困难，几乎接连数夜不得眠，头脑迷迷糊糊，有时说些前言不搭后语的话。

该患者从心内膜炎发展到瓣膜病，已处于失代偿期。对于这种状态，我也没有治好的信心。但若从汉方医学的证而言，应该给予木防己汤治疗。

我对陪伴的患者夫人说，病情非常严重，但是汉方有对这种证候所用的药。可以治疗试试看，但如果无效的话，也就没有别的办法了。

可值得庆幸的是，服用木防己汤的第三天，突然吐血，据说有半洗脸盆之多。以此为分界线，病情急速好转，呼吸变得轻松，也能够平卧安眠了。肝脏日渐缩小，三周后到了可以出院的状态。在这期间一直服用木防己汤。

从那以后已经过去八年，该患者身体状态良好，照常工作，无任何影响。

247 慢性肾炎浮肿

慢性肾炎病程绵长，难以治愈。即使浮肿消失，尿中蛋白和红细胞也很难消除。但浮肿消失后，患者有所安心，却变得不注意养生和治疗了。

下面所述一位患者，就是因为浮肿消除而停止了用药。

患者为四十七岁男性，五个月前患感冒后出现浮肿。浮肿以下半身明显，早上起床时颜面部也有浮肿。有眩晕、口渴症状。食欲尚可，但进食后感到呼吸困难。大便一天一次，小便一昼夜四五次。尿蛋白强阳性。腹诊触得肝脏肿大，从心下至脐上部位如石头样坚硬。

木防己汤应用指征为心下痞坚（痞塞而硬）、小便不利、浮肿等，对于肾炎少有效果。但对于该患者没有其他可用的方剂，还是选用了木防己汤。服药一周后，浮肿消去，心下部位变软了许多，进食后也不再难受。继服上方五周，自觉症状消失，即暂时停药。但后来的情况便不知晓了。

《金匮要略》木防己汤条文称脉沉紧，但临证时没必要拘泥于此。

木防己汤的主药是防己，对于防己的规格有各种意见。我所用的是大葛藤的根，在日本称为汉防己。

248 严重口渴、左手无力感而无所适从的患者

四十九岁女性，绝经后肥胖、血压增高，服用了一段时间大柴胡汤。三四天前患感冒，左手疲惫无力，无论采用什么样的姿势也不觉得舒服，不知怎么搁置才好。并因此而影响睡眠。脉浮而有力，体温在38.8℃以上，恶寒，未见汗出。

对此我投予了麻黄加术汤。服药后虽有发汗，但看不到病人轻松的样子。反而变得食不知味、明显口渴。于是改投白虎加人参汤，只服药一天便诸证皆除。

该妇人平素身体肥胖，湿（水毒）盛，外邪侵入，便成古人所谓风湿交集的状态，因而致左手的烦躁不安，基于这样的考虑而投予了麻黄加术汤。之所以使用白虎加人参汤，是以食不知味、明显口渴为指征的。

白虎加人参汤，与白虎汤一样多用于急性疾患，在慢性疾患时应用的机会较少。在这一点上类似于四逆汤。

该方剂以口渴、脉洪大或大而有力为应用指征，因而经常用于急性热病。

第捌章

249 顽固的眩晕症

一妇人，七十岁，诉自数月前开始出现头痛、眩晕和耳鸣，眩晕严重时即使躺在床上、安静状态也会发作，甚至有时夜间请医生出诊。

最初从附近的医生处得到溴制剂，但服用后未见效果，病情反而有所加重。后来请某汉方医生治疗，该医生投予了苓桂术甘汤加减，嘱发作时顿服唐侍中一方。但二个月过去了仍不见效果，而来我处诊治。

腹诊触得上腹部膨满，有便秘倾向，血压收缩压为110mmHg，脉沉。

我投予柴胡加龙骨牡蛎汤治疗，但反而耳鸣加重，患者不太情愿继续服用该药。

针对这种情况，想起原南阳（1753-1822，日本江户时期医家——译者注）的《医事小言》里有眩晕证多用石膏、黄连的记述，便改投了白虎加黄连汤。令人惊异的是，只服了一次药，眩晕便消除了。治疗不足一个月，患者已经可以乘火车往返于东京和京都之间了。

250 痛经的未婚女性

二十五岁的未婚女性，诉每月为痛经所苦而来诊。妇产科的医生说，子宫向右侧倾斜，与卵巢有粘连，必须手术治疗。

腹诊触得右下腹部有牵拉性疼痛，血色不佳。便投予了当归芍药散，服用了两个月，疼痛未见变化。

于是改投桂枝茯苓丸治疗，该月经期丝毫未觉疼痛，一年后缔结美满婚姻。

251 月经不调的不孕症患者

二十八岁的妇人，结婚已五年未妊娠。肤色浅黑，肢体肌肉发育良好，体质健壮。经期基本上规整，但月经第一天有腰痛。

在某妇产科医生处诊察，诊断为子宫发育不良。

对于这种情况我投予了桂枝茯苓丸，服药后第二个月，经期腰痛便消失了，第八个月时妊娠，后顺产一男婴。

252 产后下肢血栓症

对于产后下肢血栓症，桂枝茯苓丸有良效。

一位二十七岁女性，两个月前流产，后进行了清宫手术。但数日后发生左下肢浮肿，渐渐肿大，约为正常时的二倍，局部有明显的胀满感，坐位、起立都感觉困难。妇产科医生诊断为产后下肢血栓症并进行治疗，但未见任何效果。大小便及食欲均无异常。我诊断为瘀血所致，投予了桂枝茯苓丸。服药后数日，肿胀开始渐渐消退，二十天后痊愈。由于收效过于迅速，患者感到很惊奇。

另外有一人，为二十五岁妇人。产后左下肢肿大，以至于左脚沉重而不能久坐。病程已超过了半年，仍无明显好转。对此我投予桂枝茯苓丸治疗。一直到患肢肿胀全部消除，用了半年以上的时间，同时，颜面部的粉刺也消除了。

253 子宫发育不全，主诉月经不调、带下、下腹痛的患者

十九岁未婚女性，从三年前开始出现带有黄色的带下，最近又出现下腹部疼痛，并同时有月经不调，有时三四个月无月经。妇产科医生诊断为子宫发育不全。

其他有肩凝、头痛、腰足冷等症状，大便硬。初诊为一九五二年十二月十四日。

腹诊，左下腹部髂骨窝附近有抵抗和压痛。

我投予了桂枝茯苓丸治疗。服药七天后，开始来月经，腹痛减轻，头痛、肩凝也好转，但带下无变化。因患者身心感觉较好，又继服该方一周，便停药了。第二个月有月经，但从第三个月起月经又停止。于是再投前方，服药约二周后又开始有月经。这次便连续服药六个月，变得每个月均有月经，带下也几乎停止了。

桂枝茯苓丸可用于阑尾炎、睾丸炎、痔疮、湿疹、荨麻疹等病证，以瘀血为使用指征。

该方剂可制成丸剂使用，也宜于煎汤剂服用。

254 坐骨神经痛

患者为四十八岁妇人，约一年前绝经。绝经后开始出现从左侧腰部至足的疼痛，某医生诊断为坐骨神经痛，并进行了药物注射治疗，但未见好转。常有便秘。

腹诊，左下腹部肌肉紧张，左髂骨窝附近压痛。投予桂枝茯苓丸加大黄治疗，服用十天后身体明显轻快，二十天的药量尚未服完时已痊愈。

即使是坐骨神经痛，如果是由瘀血或跌打损伤所致，使用桂枝茯苓丸或桃核承气汤而有效者，为数不少。

这两个药方常作为跌打药，用于跌打损伤所致诸种疾患。

255 闭经、身体肥胖的妇人

身体肥胖的二十九岁妇人，月经闭止已五个月。连续注射激素两个月，也未见效果。

自觉症状有肩凝、头沉重，余无明显不适。腹诊，右下腹有抵抗和压痛，全腹无紧张。

对此我给予了桂枝茯苓丸，服药至第七天，便开始有月经。

该例病人见效过快，令人惊异。

下面所举一例，治疗三个月才终于有了月经。

患者为北欧系少女，十七岁，体格高大，高度肥胖。该患者一年中仅有一次左右类似月经样来潮，且量少。患者虽然对病情很在意，但拒绝妇产科医生诊察，后来同意看汉方医生。

腹诊，全腹部紧张，特别是脐下胀满而紧，用力按压该部位时有疼痛感。

我投予桂枝茯苓丸治疗，但很长时间未见到效果。由于该患者拒绝注射治疗，所以坚持服用药物，至第三个月，终于见到了一次少量的象征性的月经。从第五个月开始出现了有规律的月经，患者非常高兴。

256 分娩后意识不清的妇人

患者是故去的友人鲇川静氏的亲戚某医师的妻子，年龄二十六岁。

初诊为一九三七年八月十五日，患者四天前到某医院分娩，其后发生疑似脑膜炎的疾病，经治医生表示生命已没有希望。

到医院去出诊，涉及行医道德规范，对于各方都不是很方便接受，第一次就谢绝了。但对于院方，患者的丈夫是曾在该院工作过的医生，我又收到了鲇川氏发来的电报，也就不能够完全拒绝，就抱着去看一看的态度往诊了。

走进病房，看到患者处于谵妄状态，问诊完全不可能，两手用力胡乱挥舞，脉诊也无法进行。试着腹诊时，患者似乎不愿意接受，两手不断地往外推，虽然没能安静地诊察，但发现下腹部似乎有压痛，即使用手指在左下腹髂骨窝处搓一下，患者便皱眉，手要往外推。无颈项强直。

体温在38.0℃−39.0℃之间徘徊。分娩后尚无大便，小便使用导尿管导尿。所进饮食为每次喂服少量水和米汤。

患者的确处于意识不清的状态，但并没有脑膜炎的表现。我考虑是瘀血上冲之证，并告诉家属，恐怕还是可治的，便给予了桃核承气汤。但服该药二次后，腹泻了四五次，体温上升至39.8℃。

陪伴的护士吓了一跳，大概她认为一般常识产后腹泻很可怕，而这个狂妄的汉方医竟毫无顾忌地使用泻下剂，真是个岂有此理的家伙。于是便将剩下的一剂药藏了起来。这是家属电话告诉我的。但翌日体温下降至37.0℃，意识也清醒了。周围的人很吃惊，要我马上再出诊一次。

再次往诊，看到患者意识恢复了常态，小便自然排出，也有了食欲。体温还有37.5℃。于是又投予一剂桃核承气汤，使其充分泻下，体温便恢复正常了。

二十五日，患者家属来取药，告知基本痊愈了。给予了桂枝茯苓丸二天量。

二三天后，家属来诉患者发生膀胱炎，排尿时有不快感，尿出不畅。虽然没有去诊察，但患者意识不清时曾使用导尿管，考虑膀胱炎由此而致。便投予肾气丸，数日后而愈。

257 疑为蛛网膜下腔出血的剧烈头痛妇人

一天，友人K先生因其在老家的兄长的妻子患病而邀我去出诊，病名不很清楚，据说某医生的诊断好像是蛛网膜下腔出血，剧烈头痛并且意识不清。

于是第二天我出诊到富士山麓的某村庄。病人为三十多岁身体消瘦的妇人，发病突然，七天前在田里干活时出现剧烈头痛，呕吐两三次，同时体温上升至39.0℃左右。这种高温二三天后下降，目前为37.7℃−37.8℃左右。意识蒙眬不清，后头部剧烈疼痛的样子，该部位的肌肉呈高度紧张状态，克尼格征阴性。腹诊，全腹壁发硬，左下腹部有少腹急结。卧床后尚无大便。家属说患者经常月经不调，四肢无麻痹。我往诊的前一天，主治医生进行了脊髓穿刺，脑脊液中无血液，但颅压升高。

这种情况难以明确诊断。我给予汉方医学的诊断为瘀血上冲，投予了桃核承气汤（一日用量大黄2.0克、芒硝2.0克）治疗。服药后，从当晚至翌日，大便数次，意识渐渐恢复，头痛也减轻。一周后，体温降至正常，也有了食欲，但大便过多。于是将大黄、芒硝日用量均减至1.0克，一个月后痊愈。

258 早产后胎盘滞留

友人的妻子，三十二岁。妊娠八个月时早产，连续数日子宫出血，妇产科医生诊察后告知因胎盘滞留，必须行紧急刮宫手术。该妇人非常胆小、呈癔病样，只听说手术便已经要晕倒。

该友人问，不做手术，汉方没有排出胎盘的方法吗？我从尾台榕堂（1799-1870，日本江户时期医家——译者注）用桃核承气汤促使分娩死胎的病案得到启发，投予该方。服药三天，排出了胎盘。后用桂枝茯苓丸二周，出血和带下停止，患者痊愈。

此次桃核承气汤的大黄、芒硝日用量分别为3.0克和5.0克，服药期间一天腹泻三四次。

259 起床早时体内麻木、感觉不适的妇人

患者为三十八岁女性，六年前生产后便出现下述病症，多方治疗不见好转。患者对我说，后来医生便不再把她当作病人，自己也对医生不抱什么希望了。但如果这样的病还可治的话，还是想治好。

其病情表现为，感觉到身体内部麻木，不能早起床。如果勉强起来干活儿的话，这一天里身体疲惫，气力好像被抽去一样，什么事情也做不了。并且手足烦热，甚至到难以忍受的程度。如果睡到九点左右，慢慢地起床，身体不适会少一些。作为一家的主妇，这种状态很是苦恼。

肤色黑，营养一般，食欲正常，大小便无异常，月经规律。

腹诊，左侧髂骨窝处可触及状如直立的钢笔样抵抗物，以手指轻轻地搓压时，患者蜷曲起伸直着的下肢，大声呻吟，喊叫疼痛。这是少腹急结，为桃核承气汤的腹证。

于是诊断为血证，投予桃核承气汤治疗。

服药后仅三周，身体状态有了很大的变化，能够早上五点起床准

备早餐，劳动一天也无不适。手足烦热也完全消除了。

患者很惊讶，家属知道了这不是懒惰，也很感谢。这个病例在患者家附近传为良好口碑，接连有十余人来就诊。

桃核承气汤的条文里有"其人如狂"的描述，该患者的症状也正是"如狂"的表现。并且又有桃核承气汤的腹证，这时方与证一致起来了。

运用桃核承气汤证时，在许多时候难以把握疾病的本质。患者所诉多为支离破碎、不成系统的症状，在第三者看来好像是一种"假病"，往往被医生下个神经官能症的断语便简单地打发了。

桃核承气汤和桂枝茯苓丸均为逐瘀血剂。

260 阵发性高热的肾结石患者

大黄牡丹汤原来是用来治疗肠痈（阑尾炎）的，但现在适用于该方的阑尾炎减少了。在我初涉汉方医学领域的时候，可用该方泻下的实证阑尾炎还经常能遇见，但现在多见的是该方去大黄芒硝、肠痈汤、桂枝茯苓丸和桂枝加芍药汤等证。

下面记述的是应用大黄牡丹汤去大黄芒硝加薏苡仁10.0克治愈肾结石的验案。

患者为二十岁的青年，诉从二年前开始，基本上每个月都会出现近40.0℃的高温，二三天后退热。

对于发热原因进行过多方面的诊察，还是不明了。患者消瘦，血色不佳，并因为其父病死于肺结核，也曾怀疑其潜伏有结核病的可能性。

腹诊，右下腹从回盲部至胁腹部区域有轻度压痛。该腹证是大黄牡丹汤的腹证。

但患者属虚证，每天有大便，不应再用大黄芒硝泻下。于是投予了大黄牡丹汤去大黄芒硝加薏苡仁10.0克。

服药十余日后的一天，小便时有小砂粒尿出，发出啪啦啪啦声。患者拾了一些拿给我看，毫无疑问是肾脏的结石。

从此之后，该患者没有再出现发热。二十年过去了，如今已成家立业，健康地工作着。

261 因肛周炎而致尿闭的患者

五十七岁男性，素来健康状况较差，极易疲劳，所以从年轻时就很少工作，但也没有病倒过，只是常犯痔疮而苦恼。

这次患病是从数天前开始，肛门部位发生剧烈疼痛，甚至夜间无法入睡。四五天来无大便，从昨天早上起无小便。因此，腹胀欲裂样疼痛，痛苦得呻吟不断。

诊察，脉沉迟有力，膀胱充盈，肛门连及周边臀部肿胀，稍加触摸即疼痛难忍。正是肛周炎症状。

为了解除痛苦，先用导尿管导尿，然后予内服大黄牡丹汤。

服药后，一天排稀便三四次，第三天从肛门内数次排出多量有臭气的脓，因而患者的痛苦减去大半，恢复了自行排尿。其后继服该方一月余，能够自己来诊了。但还没有完全治愈便停止服药了。此后一年中有一二次，感觉痔疮要犯时，便来取大黄牡丹汤。

该患者平时眼睑周围发黑，让人觉得有瘀血的样子。

这个病例告诉我们，虽然尿闭多表现为肾气丸的适应证，但也有像这样须用大黄牡丹汤泻下之证。

262 膝关节肿痛的患者

体格健壮的六十五岁妇人，数年前曾患严重大肠炎，使用大柴胡汤治疗而愈。

这次疾病是左右膝关节从数天前开始出现肿痛，耳朵干燥不润泽。脉沉而有力。腹部紧张有力，右下腹有抵抗，大便秘结，口渴。

根据腹证和脉象，投予了大黄牡丹汤。服药五天后，膝关节肿胀消除，耳朵干巴巴的感觉也治愈了。

第玖章

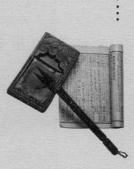

263 经期延长患者

一妇人，月经量少，每次淋漓不断约两周，希望把经期调节为四至五天。对于这种情况，一般使用桃核承气汤、桂枝茯苓丸等治疗，但是这名患者身体肥胖，腹部胀满而充实，有一种扎实不动的感觉，脉沉实。投予大承气汤治疗。服药后经血量多，如流产状，第三天便如约而止。

264 腹部胀满、便秘、膝关节疼痛的高血压病患者

患者为某公司社长，五十岁。肥胖，体质强壮，精力旺盛。诉腹部胀满不适，甚至有时因此而影响睡眠。肩凝，两膝关节疼痛，甚至难以坐下。小便频数、量多，大便秘结，不服泻药则不通。腹诊，全腹部胀满有抵抗感。脉沉实，尿中有蛋白，血压为180/100 mmHg。

投予大承气汤治疗。

服药后每天有大便，身体变得轻快。肩凝、膝关节疼痛消失。血压无变化。共服药百日左右，因出国旅游而停止。出发前数日测得血压为162/92 mmHg。

该患者的脉象、腹证是典型的大承气汤证。大承气汤证的患者有时主诉尿频和多尿，也有主诉为膝关节及踝关节疼痛者。

265 苦于耳垂瘙痒的患者

某日，五十二岁体格健壮的女性因苦于耳垂瘙痒而来诊。曾到耳鼻喉科就诊，怎么治疗也消除不了瘙痒。

脉沉而有力，且迟。腹部膨满有底力，顽固性便秘。停经约半年。

我以脉象和腹证为指征，投予大承气汤治疗。服药第五天，月经来潮，量多到不便外出活动的程度。自月经来潮开始，耳垂瘙痒症状便消失了。

大承气汤之"承气"二字，为顺气的意思。调畅气机运行，是其功用所在，该方并非单纯的泻下剂。因为气机运行好转，逾期不至的月经来潮，同时耳垂的瘙痒也随之消除了。

此时诸药一日用量为大黄4.0克、厚朴 5.0克、枳实 3.0克、芒硝3.0克。

266 流产后便秘腹痛的患者

像大承气汤这样有强泻下作用的方剂，用于腹部膨满且扎实、便秘且大便硬、脉沉实有力者，对于体质虚弱者多为禁忌。但是不能根据患者的肥胖或消瘦，来决定是否为大承气汤证。如果腹部虽膨满，但无底力而柔软者，则非大承气汤证。与此相反，虽然体质消瘦，但腹部有充实而坚满倾向且便秘者，则不一定视大承气汤为禁忌。

厚朴与枳实配伍的方剂，一般以肌肉紧张度高、无弛缓倾向为应用指征。

有这样一个病案。既往有梅毒史、体重四十公斤左右的消瘦女性，妊娠三个月流产，一个月后出现下腹部硬且疼痛，便秘。投予大承气汤治疗，流出大量的白带，其后腹痛消失，变得非常健康。

我是从《金匮要略》"产后七八日，…… 少腹坚痛，此恶露不尽，…… 宜大承气汤主之"一条得到启发的。

此时诸药一日用量为大黄 2.0克、厚朴 4.0克、枳实 2.0克、芒硝3.0克。

267 膝关节肿痛肥满女性患者

体重超过七十五公斤的肥胖女性患者，五十五岁。三年前开始出现膝关节疼痛，不能坐下，但有特点的是看不到局部肿胀。饮食尚可，口渴，小便频数，大便一天一次但量少，脉沉实。

投予大承气汤治疗。服药一周后，可以短时间坐下，继服上方一周，后失去了联系。

无论男女，对于肥胖壮实者有膝关节或踝关节痛者，根据腹证而使用大承气汤或大黄牡丹汤治疗，有时可获得满意疗效。

大承气汤去芒硝即为小承气汤，其应用指征同大承气汤。

我将小承气汤的厚朴用量加至三倍，合用量加至三倍的芍药甘草汤，治疗帕金森病取得过显著疗效。

268 分娩后头重失眠的患者

患者为三十一岁妇人，于半年前分娩后经常出现头重，总觉得有东西戴在头上。即汉方医学所谓头冒症状。饮食、二便未见异常，但是夜间多梦，足冷。

投予当归芍药散治疗。头部沉重减轻，但仍有失眠，改投酸枣仁汤。患者说这次的药不如上次的效果好。又改为当归芍药散治疗，睡眠好转。

269 慢性肾炎

第一例，五十三岁妇人，一九三八年六月二十七日初诊。三年前被诊断为肾炎，一直治疗未见好转。

该患者既往有哮喘病史，苦于咳嗽、呼吸困难，但是数年前开始出现头痛、肩凝、背凝、头晕、耳鸣、悸动、失眠等症状，大便二天一次，小便日四五次。面色苍白，无浮肿。尿蛋白强阳性，血压最高达200mmHg左右，腹软弱，脉弦。

对于上述症状，投予当归芍药散治疗。

四个月后的十一月七日再诊，此时哮喘完全缓解，解除了数年来的痛苦。同时头痛、头晕症状好转，食欲也增加了。

十一月二十八日来诊时，说简直忘记了病痛，每天工作也不感觉疲倦。继续服药一年以上，精力更加充沛，血压也稳定在150mmHg左右，但是尿蛋白并未消失。

第二例，三十五岁妇人，一九三九年二月十二日初诊。这名患者去年十二月生产，妊娠中患肾炎未愈，住院治疗了七十天，身体反而更加虚弱，出院后邀我往诊。

主诉头痛，甚至疼得不能抬头。饮食一般，睡眠尚可，血色欠佳，脉弦。

投予当归芍药散七日量。其后二月十九日、二月二十七日分别给予前方七日量。三月五日患者坐车来诊。此时已可以帮着干些家务，无明显不适。三月十三日来诊时经检查尿蛋白阴性。就这样便治愈了。

我的母亲也患有慢性肾炎，经常服用当归芍药散。每次服药后头痛、头晕减轻，足转温暖，身心感觉舒适。

270 妊娠中发生的关节炎

患者为二十六岁的妇人，妊娠三个月时患关节炎，四肢的大部分关节肿胀。妊娠六个月时仅余右膝关节肿胀，其他关节症状全部消失。但是肿胀的这个关节已不能活动，即使安静不动也有疼痛感，完全不能行走。

如果这种状态一直持续到分娩，其痛苦可想而知。

该患者在我的朋友津野君处接受按摩治疗，但不见好转。然后邀我出诊，投予了当归芍药散治疗。服药后症状明显好转，治疗不足两个月，关节腔内的积液完全消失，没有任何后遗症，完全治愈。

当归芍药散不仅对关节炎，对于消除妊娠中多种症状都有效力。

作为纪念，患者的母亲送给了我一本装帧精美、题为《港》的歌集，其中的一首歌描写了秋天傍晚的港湾，薄暮淡月的景色。

271 呈脚气病样症状的妇人

M家的H妇人，身材矮小但肥胖，看上去比较健壮。但是每年春季至秋季的一段时间，经常出现或下肢无力、或肩肿、或腹胀等症状。附近的医生诊断为脚气病（维生素B_1缺乏症——译者注），但按照脚气病治疗未见好转。

我给患者投予当归芍药散，服用五六日后身体状态好转，以后患者一有不适便来取该药。

还是M家，F妇人，每年初夏时出现两下肢麻木不适。该患者同样被某医生诊断为脚气病，进行维生素B_1针剂治疗，不见好转。

我同样也投予了当归芍药散治疗，这次的效果最显著。

当归芍药散本来是用于妇人腹痛的方剂，使用范围大，不仅能够治疗妊娠期、产妇的脚气病，也可用于一般女性出现的类似脚气病的症状。

272 当归芍药散备忘录

* 当归芍药散不仅用于妊娠腹痛、妇科疾患的腹痛，也可用于四肢冷、血色不佳、头重、头晕、悸动、肩凝等症状。不论男女均可使用。

＊有时以预防妊娠中出现各种不适为目的而服用该方。曾用于多次出现胎膜早破导致胎儿死亡的妇人，自妊娠3个月开始服用此方，因而晚于预产日顺利产下一健康男婴。另外，曾对每次妊娠时都患肾炎的患者，在确诊为妊娠的同时，使其服用该方，成功地预防了肾炎的发生，直至顺利分娩。

＊当归芍药散原来是制成粉末状，用酒送服，但也可水煎服用。对于胃弱的人最好煎服，可以避免胃纳呆滞。

273 患肺结核的少年

十岁的少年，血色不佳，消瘦，于一九五二年三月二十八日初诊。

其母代诉说，因患者体重不增加，无食欲，曾到某医院就诊，未发现明显异常。但仍然没有精神，于一九五一年十月到另外医院检查，提示右侧肺部有浸润。为此休学，注射链霉素治疗两个月左右，便被告知已愈。可是时有后背疼痛，怀疑骨结核，到骨科就诊并未发现异常。仍然没有食欲，有失眠倾向，易疲倦，大便隔日一次。

脉微弱，腹部无弹力、凹陷，脐上悸动略亢进。

我投予补中益气汤治疗，服药后没有什么大的变化。可是过了六个月，血色渐渐好转，背痛、身体疲倦消失。但为了慎重起见，休学到一九五四年一月。后来边服药边上学，前后共约二年半的时间，一直服用补中益气汤，身体强壮得像变了一个人。

274 极度消瘦的小儿结核患者

十二岁少女，被诊断为肺门淋巴结炎。自数月前开始治疗，可是身体越来越虚弱。

患者血色不佳，瘦得皮包骨，一看就像结核病患者。初诊时体温为37.6℃，家长说有时体温高达38.0℃左右。有食欲但易腹泻。脉浮大，无盗汗和咳嗽。

投予六君子汤治疗。服药后精神略有好转，但体温反而升高了。再诊时体温为37.9℃。于是改投补中益气汤。诉服药后身心感觉非常好。连续服用十九周，血色和营养状态明显好转，与以前相比，判若两人。体温未再超过37.0℃。由于治愈了该患者，在附近传开，又有数名新患者来诊。

275 主诉疲劳感的肺结核患者

患者为四十二岁妇人，是一儿一女的母亲。约于十年前生产后身体变得病弱，时有咯血，曾被诊断为肺结核。

患者是位皮肤白净的美丽女性，皮肤和肌肉松软而缺乏弹性。本人介绍说，平常很在意保养，虽然不到静卧休养的程度，但对待健康就像对待有裂纹的瓷杯一样倍加小心。

因为其丈夫是某公司的社长，来访的客人非常多，接待客人时非常疲劳。经常于恶寒之后出现高热，靠强力发汗来降温。气候寒冷时，易出现背部疼痛、头晕、头重等症状。背痛时担心是骨结核，曾在某医院就诊，也未能明确诊断。双脚发凉，即使夏天也不能脱袜子。小便量多而频，大便一天一次，月经正常。脉弱但不数。肺部听诊未发现明显异常。

总的来说偏于易汗出，有疲倦感和盗汗。

根据上述症状投予补中益气汤治疗。

服药二三周后，疲劳感减轻，头晕消失，后背痛也消除了，精神状态好转。经常患感冒，感冒时服用桂枝加黄芪汤二三天后即愈。因两脚发凉仍不见好转，于连续服用补中益气汤六个月后改投真武汤。此时肌肉的紧张度增加，两脚发凉症状也见减轻。共计服药326天量，即使做些日常工作也不再觉得疲劳，遂即停药。

补中益气汤的别名叫医王汤，在手足疲惫、两眼无神无力、言语低微、喜食热物、口中常蓄白色泡沫唾液、食不知味、脐部悸动、脉大而虚等症状中，若出现二三个症状即可使用该方。另外，进食则身体乏力、倦怠欲睡的表现，也为该方的使用指征。

若出现上述症状，并不限于肺结核，任何疾病均宜使用。

276 慢性乳腺症

患者为三十八岁妇人，有四个孩子。四五年前发现右侧乳房肿块，在附近医生处诊察，被排除乳腺癌，未予治疗。最近总在意乳房上的肿块，觉得有些变大，便到某大学附属医院外科就诊，被诊断为乳腺增生病，以后有癌变可能，建议手术治疗。

查体，右侧乳房有梅子大小的肿块，与周围组织不粘连，无皮肤凹陷，无疼痛及压痛。其他无特殊变化。

于是投予十六味流气饮十五天量，并对患者说，服药期间如果感觉肿块有所变小，可以继续服药二三个月，不做手术也会治好。但是如果十五天的药物服用后没有任何变化，还是请手术治疗。后来每次给予十五天量的药物，共投药五次，肿块完全地消失了。

277 甲状腺肿

五十八岁肥胖的妇人。自称巴塞多病（突眼性甲状腺肿）来诊。的确甲状腺左叶右叶均肿大，左侧如大个鸡蛋、右侧如拳头大小，但并没有任何巴塞多病的指征。患者自述被某汉方研究家诊断为巴塞多病，予以药物治疗，患者自己也认为患的是巴塞多病。

我诊断为甲状腺肿，投予十六味流气饮治疗。

十六味流气饮是在《万病回春》《医学正传》等书中也有记载的有名处方。《众方规矩》〔日本战国时期医家曲直濑道三（1507—1594）医著——译者注〕中对该方作了如下记述：

"治疗无名恶疮、痈疽或乳岩"，"按，此方消无名肿毒，肩头或手足肿，色赤，……此方主之。乳房中有物如小石疼痛，名曰乳核。或成乳岩出脓血，疼痛甚，加青皮。时时有大验。"我常用于乳腺肿和乳癌术后患者。以前也用该方治疗甲状腺肿取得了显著疗效。

第玖章

259

该患者服用本方一周后再诊时，药效已经明显表现出来，甲状腺肿明显缩小了。继续每次给予七天的药量，共投药七次，左侧完全治愈，仔细看右叶时尚略有些肿大，暂时停止服药。一个月后来诊时，肿胀又有些增大。

此后继续服药二月余，甲状腺已经看不出明显肿大，遂停止治疗。

278 老妇人的腰痛

患者为六十七岁的某家保姆。该家的男主人患感冒请我出诊，因我常去，每次往里面走时，总是看到保姆在勤勤恳恳地干活儿，可是今天却看到她坐在火盆旁一动不动。问："怎么了？"回答说："五六天前开始腰痛，现在疼得只能爬着去厕所。"

嘱其仰卧，查其腹部，触得左右腹直肌如棒状绷紧突起，让其伸直腰却不能伸直。疼痛部位在俗话说的细腰位置，安静不动时不痛，若站立、翻身时，疼痛难忍。脊柱无压痛。

我投予肾气丸治疗，服药七天后可以行走，服药三周痊愈。

279 腰痛夜间难眠、口干的患者

患者为五十九岁女性，数年前因胆石症绞痛发作而服用大柴胡汤，排除蚕豆大结石而愈。这次自两个月前出现腰痛，近日连行走都困难，只能勉强走到厕所。翻身也疼痛，夜间睡眠欠佳。饮食量少，口中干燥。大便一天一次，小便量少。发病以来进行过药物注射和外用药治疗，未见好转。

我投予肾气丸治疗，服药五天后疼痛缓解，共计服药四十天而愈。

该患者现在七十四岁，身体健康。

此时肾气丸的使用指征是："虚劳腰痛，少腹拘急。"这名患者平常腰有些弯，腹直肌在下腹（少腹）部处于痉挛状态。肾气丸之所以多对老人腰痛有效，是因为老人腰痛多从虚劳而来。另外，对该患者使用肾气丸的另一指征是口干。虽说没有口干症状也可使用，但口干是经常出现的症状。小便不利是应用肾气丸的指征，与此相反的小便自利（小便多量排出）也是指征之一。

接下来的是食欲问题。《金匮要略》中使用肾气丸的指征有"饮食如故"，意思是说饮食较平时无明显变化，无食欲减退。但该患者食欲减少。我考虑这并不是因为胃肠功能减弱，而是运动不足所致，所以给予了肾气丸治疗，于是在腰痛减轻的同时，食欲也好转。

对于糖尿病引起的腰痛和房事过度所致的腰痛，肾气丸均有良效。

280 膀胱炎导致带下的患者

友人的妻子，年二十九岁，无妊娠史，肤色浅黑，看上去很健康。

一个月前排尿时出现自尿道向小腹放射状疼痛，从下腹部至右足疼痛，下腹部有压痛，带下量多。月经期时腹痛，月经量多。下腹部膨满感，腰腿容易发凉，肩凝，时有大便秘结。

根据上述症状，诊断为膀胱炎，投予龙胆泻肝汤治疗。服药十天，排尿疼痛似乎一直没有减轻，最后反而加重了。故改投肾气丸治疗，感觉渐渐轻快，服药四十八天后，因自觉症状消失，便停止了服药。但因没有完全治愈，此后膀胱炎复发两次，均投予肾气丸治疗好转。

这是一个以肤色浅黑、带下等证为指征而使用龙胆泻肝汤，无效，改投肾气丸治疗有效的病案。但有些膀胱炎患者，对肾气丸没有反应，用龙胆泻肝汤反而有效。这一点临床上很难鉴别。

281 下肢浮肿和痔疮出血

这是一个试用过多个方剂，最后确定肾气丸有效的病案。

患者为四十九岁男性，一九三五年三月二十六日初诊。诉全身倦怠，尤其是两下肢乏力，时有头晕，长时间站立时双下肢浮肿。当问及是否口渴时，回答说平时就注意多喝水，所以喝水较多。食欲差，小便频且量多，日十次以上。

大便不通畅，数次方能解出少量软便。患者消瘦，血色青黑。脉迟弱，舌象无明显变化，胃部有明显的振水音，腹部凹陷，且软弱，脐部悸动明显。冬天下肢发凉，感觉不适。下肢浮肿，手指按压后凹陷，不能立即恢复原状。尿蛋白阴性，尿糖阴性。

对于该患者的病情，最初投予大建中汤和茯苓饮治疗，服药二周后没有任何变化，遂改投小柴胡汤和五苓散，仍无效。

考虑了多种方案，最后投予肾气丸治疗。服药后，迅速出现显著的疗效，服药一个月，完全恢复了健康。

约一年后的四月九日，患者再次来诊，诉轻微咳嗽、头重、小便频。投予苓甘姜味辛夏汤治疗，无效。改投桂姜草枣黄辛附汤，出现了下肢浮肿，咳嗽反而加重，口干难忍。

于是又改投肾气丸治疗，服药后，咳嗽停止，浮肿也消除了。治疗四周后恢复了健康。

其后过了数年，因痔疮出血又来就诊，此时伴有下肢浮肿，用芎归胶艾汤治疗月余而愈。

此后战争激烈化，患者家和我家都受了灾，彼此消息中断了。到了一九五六年患者又邀请我去出诊，这次是胃癌晚期，而我对此已无能为力。患者一个多月后去世。

患者于去世前数日感慨地说，从小体质虚弱，多亏了汉方，才活到了七十一岁。

282 脑出血后行走困难

患者为七十一岁妇人，于一九三七年五月十六日初诊。数年前曾患轻度脑出血，右下肢活动不便，常常因此摔倒。总感觉小便不畅，怀疑肾脏出了问题。进食多时，会感觉小便尿出不爽利，下腹憋胀不适。大便虽然一天一次，但不通畅。食欲尚可，口干。血压总在200-210mmHg之间。脉弦而有力。

腹诊，左右腹直肌拘挛，右下腹部有压痛。

以下肢活动差、小便不畅、下腹部胀满和腹直肌痉挛为指征，投予肾气丸治疗。

服药第三周，下肢有了力气，可以自己坐电车来诊了。大小便变得通畅，八月十一日血压为175mmHg。

283 胃肠虚弱患膀胱炎的妇人

下面记述的一位患者，患大肠杆菌所致膀胱炎，平素胃肠虚弱，曾用多种方法，最后用肾气丸治愈。十五个月中使用了多种方药，概述如下。

初诊于一九三五年八月九日。患者为三十四岁已婚妇人，主诉尿意频数、排尿时微痛，无发热。因为是轻度膀胱炎，以为可以很快治愈，便投予了猪苓汤治疗。由于乘车来诊路途很远，回家后出现了恶寒，发热，体温高达38.0℃。

该患者曾患过肾盂肾炎，担心这次又复发。八月十二日投予肠痈汤治疗。服药二三天后体温下降。再改投猪苓汤，但健康状态渐渐恶化。九月六日又投予当归芍药散合猪苓汤，合用水煎夏枯草。此后患者未再来诊，因不知服用上药能否好转，有些不安。后来不知什么时候也就忘记了该患者。

但是半年后的一九三六年三月二十一日，该患者再次邀请我往诊，才知道病情一直没有缓解，和去年一样，没有明显变化。没有询问这期间都做了哪些治疗，具体情况不详。好像到妇科做过诊治。现在的主诉仍是小便频数、排尿后不适感。这次想变换一下方药，投予了当归贝母苦参丸治疗，并未见效，食欲反而减退。感到这样下去不行，便改投茯苓饮，服药后身心感觉好转，也有了食欲。于三月三十日又投予当归贝母苦参丸，只服了一天，感觉变差，停止了服用。

四月一日，投予小解毒汤，服该方后排尿不适感反而加重了。

四月五日，投予龙胆泻肝汤。服药后略微有些效果，排尿时的不适感多少有所减轻。继服龙胆泻肝汤直至五月二十七日，患者出现腹泻、食欲不振，予以猪苓汤加车前子3.0克，服药后，腹泻日三次，食欲全无。

六月八日，以滑石、血余炭等分混合后服用，每次服用1.0克。仍无效。血余炭即烧黑的头发。

六月二十一日，投予五苓散，腹泻止，食欲好转，膀胱的状态也明显好转，所以认为若早用五苓散治疗就好了，于是连续用至九月十日。但无论如何也难以实现进一步程度的好转。

九月十日，再投予猪苓汤加夏枯草6.0克治疗，效果反而不佳。

九月二十四日，投予肾气丸，膀胱的状态明显好转，首次出现这么好的状态，非常高兴。但是十天后出现咳嗽、口腔糜烂，吃饭时刺痛。

无奈，于十月六日合用苓桂五味甘草汤，但咳嗽、口腔糜烂不见好转。

十月七日，停用苓桂五味甘草汤，换成麦门冬汤治疗，仍无效。

十一月五日，停用肾气丸，改为甘草泻心汤，无效。

十一月十五日，给予柴胡桂枝干姜汤治疗，咳嗽、口腔糜烂渐渐减轻。此时膀胱的状态非常好。

十一月二十五日，再投予肾气丸，直至翌年二月五日患大肠炎之前连续服用本方，膀胱障碍症状已好了九成。可是服用过程中会出现口腔溃烂，吃饭时刺痛。

二月五日，出现恶寒、发热、腹泻、腹痛、里急后重，诊断为大肠炎，投予葛根汤治疗。服药二、三天后大肠炎痊愈。后再用肾气丸治疗。

四月七日，诉心窝处饱满有压痛、口腔糜烂加重、口中干燥夜间尤甚，睡眠欠佳。软便一天三次，时有恶心，无食欲。并有头晕、头痛、咳嗽等症状。故停用肾气丸，改用半夏厚朴汤治疗。

四月二十日，除食欲不振、腹泻外，其余症状均好转。改投茯苓汤，服药后食欲好转，但腹泻仍未止。

四月二十八日，投予真武汤，腹泻停止。仍投予肾气丸，这次无明显不适，终于痊愈。

该患者三年后又患膀胱炎，使用肾气丸治愈。

后来，不管腹泻、还是感冒，使用真武汤均有良效，所以该患者也经常索要真武汤。

该病案的治疗过程的确不高明，之所以终于能达到治愈程度，是因为患者和患者的丈夫深深信赖于我，一直坚持治疗的结果。

284 自诉耳鸣的老年人

老年人的耳鸣难治。

八十三岁老妇人，诉数年前开始出现严重耳鸣、头重。伴饮食减少，大小便尚可，腹诊触得心下痞硬。

于是投予半夏泻心汤治疗，服药三十九天无明显效果，遂停药。对于这个无效的结果，我是这样考虑的：以该患者的心下痞硬为着眼点而使用了半夏泻心汤，若用肾气丸的话，会不会有一些效果呢？像肾气丸这样以地黄为主药的方剂的适应证，有时也出现心下痞硬。

其后，一位肤色黑、筋骨干练体形的五十九岁男性出现耳鸣，使用肾气丸治疗明显好转。该患者因耳鸣、耳聋而无法交流，服用肾气丸两个月后，甚至能接听电话了，但因其沉溺于酒色，病情恶化，最终没有治愈。

285 肺结核合并肾结石患者

这是一个在治疗肺结核过程中突然出现肾气丸证的病案。

患者为三十四岁妇人，一九三四年十一月初诊。当时，该患者病情危重，医生告知生命还有半年左右，投予麦门冬汤治疗后病情渐渐好转。至一九三六年八月，已经能从病床上起来，一九三六年春天开始可以到附近散步了，体温在37.0℃左右，脉搏80次/分左右，恢复得较顺利。但是，同年的七月二十日，突然出现剧烈腹痛、呕吐，急忙邀请附近的医生诊治。有医生诊断为肠扭转，其他医生认为是肾结石。

二十二日我往诊时，脉弱，已失去了一直具有的紧张性。体温无明显变化，只是面色憔悴。特殊症状是左肾至下腹部位的阵发性疼痛，左肾对按压敏感，有压痛，呕吐时有从下腹至胸部向上攻举样疼痛。

我考虑是肾结石引起的绞痛。

自二十日起无大便，通过灌肠大便一次，无食欲，小便明显减少，日二三次，每次10~20毫升。

我投予了苓桂甘枣汤治疗，服药一次后，呕吐停止、疼痛减轻了一半左右。可是尿量无变化、仍无食欲。至二十五日，给予肾气丸，小便量多得令人吃惊，腹痛尽除如拭，食欲恢复。于是又服肾气丸七天，七月二十日以来的急性症状无影无踪了。

286 两下肢麻木不能行走

一九四八年到琦玉县某医生家出诊时，从邻村用二轮车拉来了一名患者，请我务必诊治。

患者为面色浅黑、看上去健康的男性，自一年前起两下肢麻木不能行走。医生诊断为脊髓疾患，肌注青霉素治疗，无效。食欲尚可，无膀胱和直肠的异常症状。

对于这种情况，我投予了肾气丸治疗。一个月后，患者能够独自站立起来，至第五个月，患者已能骑自行车了。

某日，该患者骑自行车途中，遇见了以前的经治医生，医生看到他健康的样子吃了一惊，询问是如何治愈的。患者便详细地回答了找某医生、服汉方药、如何治愈的过程。于是这位年轻医生来访问我，询问给患者治疗用的是什么药物。

我让他看了肾气丸。这名医生说："想问一下这种药为什么对该患者有效，其理由是什么呢？"我没能做出这名医生能够理解的解释，因为他完全没有汉方的基本知识，再加上那时对肾气丸的现代药理研究几乎没有。我认为对于该患者使用肾气丸的道理，有必要从汉方医学病理和诊断方面来说明。

我盼望着这一天的到来，无论对谁都可以清楚地解释汉方的方药和药理。

287 产后尿失禁

是一位远亲的二十八岁妇人，二年前生产，分娩时并没有多重的病情，但却苦于其后的尿失禁。不知道小便何时尿出来，何时终止，不断漏尿，也无法外出，身心都非常难受。

进行了多种治疗，未见任何效果，医生说只有进行脊髓电治疗，别无他法。电疗也进行了大半的疗程，仍无效。这么年轻，若终身尿失禁的话实在可怜。亲戚问我，有没有什么办法。但患者在名古屋，真想用千里眼来诊察病人。

于是我投予了肾气丸治疗，令人吃惊的是千里眼诊察也命中了，服药不到一周即痊愈。

肾气丸用于小便不利，也用于小便自利者，对产后和术后尿闭者有明显疗效，同时对像该患者这样尿失禁者也有奇效。

288 前列腺肥大和尿道狭窄症

　　患者为七十岁的男性外科医生。患前列腺肥大，但不愿手术治疗，邀我往诊。主诉尿意频数，常有残尿感，夜间要去厕所十一二次，无法睡眠。脉柔软，血压在140/90mmHg左右，腹诊时可触及尿潴留的膀胱，大便一天一次，饮食尚可，余无异常。

　　投予肾气丸。服药一周后，无明显变化，但从第十二天开始排尿次数减少，服药二周后，夜间排尿变成三次，心情好转。其后持续表现出良好的状态，但当地黄日用量从7.5克减至5.0克时，排尿次数又增多了，所以地黄用至8.0克，服药六个月，夜间排尿次数仅为一至二次，残尿感也消失。但是，当服药约一年时，患者停药一段时间，夜尿尚为一至三次，可是当又恢复服药时，夜尿反而增加至六七次，无法入睡，便又停止服药。这是因为肾气丸证已经消失，若继续服用作用强烈的肾气丸反而不好。

　　我最近看了一名因前列腺肥大出现尿闭，插导尿管才能排尿的患者。因经治医生说过不手术的话绝对治不好，便问我，难道没什么办法吗？我说，请等二周左右，应该还是有办法的。便投予肾气丸治疗。服药一周，无变化，第十天时来电话说自己稍微能尿一些了，第二周来诊时已拔掉导尿管，非常高兴。

　　后来该患者遇到了先前的经治医生，问："怎么样了？"回答道：

"好了。""好了？不手术不可能治好的呀。"该医师很惊讶。

下述病例不是前列腺肥大，也是用肾气丸治疗尿闭的病案，所以在此一并记述。

患者为十七岁男性，数月前开始出现排尿困难，每天往尿道里放入探针扩张尿道，尿才会流出。某医师诊断为先天性尿道狭窄，需要手术治疗。

我说，即使先天性尿道狭窄，但十七年间小便并未出现问题，那是为什么呢？对于数月前突然出现的排尿困难，最合理的思路，不是应当考虑有另外的原因吗？

于是我投予了肾气丸治疗。服药月余后，已不需要探针，尿闭消失。现在该患者已经结婚生子，拥有健康的生活。

289 游走肾

一位看上去很健康的男性，诉身体容易疲劳，活动后、疲倦后出现腰痛、腹痛。曾被诊断为胆结石、肾结石、慢性阑尾炎等疾病。最近在某医院进行了仔细检查，确诊为右侧游走肾。腹诊，坐位于右季肋下很容易触及肾脏，但是仰卧位时则难以触到。饮食正常，二便尚可。

根据《金匮要略》"虚劳腰痛，少腹拘急，小便不利者，八味肾气丸主之"一条，投予肾气丸治疗。服药一个月后，疲劳感大部分减轻，腰腹痛也感觉不到了。

此后不久，有一妇人诊断为游走肾，虽然觉得使用肾气丸有些勉强，但前述游走肾患者取得了很好的疗效，还是给予肾气丸治疗，结果出现了呕吐和食欲不振，服药二天便停药了。

该患者全腹软弱，胃部有振水音，脉弱，食欲不振，并伴有腹痛、背痛、腰痛，无法正常工作。肾气丸用于胃下垂、胃迟缓症而具有食欲不振、腹泻、呕吐诸症者，往往会引起副作用而难以被患者接受。所以《金匮要略》中也在肾气丸条下有"饮食如故"的记述，提醒肾气丸应用于没有胃肠障碍时。虽然论述如此，但对该患者仍然投予了肾气丸，这是无视辨证，被病名牵制的结果。

于是改投良枳汤治疗，有效地控制了症状，腹痛、腰痛、背痛减轻。

该患者有明显的脐部悸动。和田东郭（1744-1803，日本江户时期医家——译者注）曾述脐部悸动亢进是地黄剂的腹证，但使用配伍龙骨牡蛎和桂枝甘草的方剂，也是以脐部悸动为指征的。所以仅仅以脐部悸动为指征而使用肾气丸有草率之嫌。

良枳汤为苓桂甘枣汤加枳实、半夏、良姜而成，我以悸动亢进、腹部有硬块、向上攻举样疼痛为指征使用该方。

290 产后脚气病

三十岁妇人，十个月前生产，随后出现脚气病（维生素B$_1$缺乏症——译者注），连续予以肌注维生素B剂治疗，未见任何效果。

症状为下肢和下腹部麻木，两下肢疲惫无力、行走困难，饮食二便无异常，有时略感气短，但无心慌。

投予肾气丸治疗。

停止维生素注射治疗，只服用肾气丸，渐渐感到下肢增加了力气，麻木感消失，服药八周痊愈。

291 肾气丸备忘录

*肾气丸亦称八味丸、八味肾气丸、八味地黄丸，是临床常用的重要方剂。

*肾气丸，顾名思义，它有强化肾功能的作用。这里所说的肾是汉方医学的少阴肾经之肾，比西方医学肾脏概念包括范围更广。例如耳鸣之所以用肾气丸治疗，就是因为耳属于肾经。还有肝肾密切相关，所以肾气丸又有强化肝功能的作用。因此属于肝经的眼疾如白内障、视网膜炎等也可用该方治疗。

*肾气丸的应用指征，在腹诊上有少腹拘急（下腹部的腹直肌痉挛呈绷紧的状态）、脐下不仁（脐下丹田处呈无气力状态）两种类型。并不是一个患者同时出现两种不同的腹证，而是或出现少腹拘急，或出现脐下不仁。不管出现这些腹证的哪一种，都表示腰以下的功能减退。所以以腰痛、精力减退、脚气病（维生素B_1缺乏症——译者注）、下肢麻木、下肢无力、行走困难、排尿异常等为指征，而使用该方。

*尿量过多或无尿时均可使用肾气丸治疗。治疗夜间多尿也常使用该方。肾气丸既可用于糖尿病、肾萎缩、遗尿症，也可用于肾炎浮

肿、前列腺肥大、膀胱炎等，还可用于高血压、脑出血后遗症。

＊口渴和手足烦热也是肾气丸的应用指征，但有时也并不表现出这些症状。手足烦热是地黄剂类处方的应用指征之一，有时患者的主诉是感觉足心发热。

＊使用肾气丸时，有时出现腹泻、食欲减退、呕吐、腹痛等症状，可以认为这是肾气丸的主药地黄引起的。所以用于胃肠弱的患者时，应谨慎。

＊地黄有使胃迟缓、功能减弱的倾向。所以古人设法用酒蒸地黄，把地黄炮制成熟地黄后使用。还有配伍有地黄的炙甘草汤水煎时加入酒、嘱患者以酒送服肾气丸，这都是在利用酒精的发散效力。

＊八味丸配伍有附子，所以一次不能大量服用。以前，有一次我出诊之前，急急忙忙地用药匙舀取肾气丸服用，药量不够准确，途中出现过感觉不舒服、身体发麻的症状。水煎使用时，最好也要注意附子的用量。绝不能使用生的附子和乌头，一定使用炮制后的，或使用白川附子（也称白河附子，日本产附子品种——译者注）。

292 肾炎

二十九岁妇人，约十三个月前患扁桃体炎后转为肾炎，在附近某医院住院治疗，未见任何好转，便自行到院外为接受汉方治疗而来诊。

患者血色不佳，消瘦，但无浮肿。尿中出现蛋白、红细胞、白细胞、扁平上皮细胞等，血压138/88mmHg。

我投予济生肾气丸治疗。服药十天后，在医院进行尿检查，结果很明显好转。当然患者本人很高兴，也给予了同病室患者深刻印象，接着就有数名肾炎患者来诊，最初来院的患者恢复得很快，二个月后痊愈。但随后来的患者服药二周，无明显好转，未再服药。

293 产后肾炎

患者为三十三岁妇人，一九五三年一月十四日初诊。该患者妊娠九个月后的二十五天前分娩一男婴，其后诉头痛、浮肿，某医生诊断为肾炎。

验尿中蛋白中等增多呈阳性，血压为182/102mmHg，浮肿以下肢为甚，食欲正常，大便秘结，口渴。投予济生肾气丸，并嘱其安静休息，限制盐分摄入。

服药二三天后浮肿消失，三周后血压降至108/45mmHg，尿蛋白转为阴性。

三个月后，该患者因婴儿消化不良来诊，此时检查尿中无异常，血压也正常。

294 扁桃体炎后的肾炎

患者为二十七岁妇人，约一年前患扁桃体炎后出现肾炎，在某医院住院治疗，因治疗效果不明显而出院。主诉容易疲倦，血色欠佳，无头痛、悸动、浮肿等症状。

血压124/88mmHg，尿蛋白0.1%、尿中红细胞、白细胞、扁平上皮细胞均为阳性，尿量一昼夜1000毫升左右，大便一天一次，食欲尚可。

根据上述症状投予济生肾气丸，食盐摄入限制在每日3克，建议吃豆腐、赤小豆、牛奶、胡萝卜、藕、小松菜、海苔、羊栖菜、裙带菜、胡麻、萝卜等，少吃米饭，代之以面食、面包、面条等。

服药开始后，尿量从1000毫升变成2000毫升，七天后检查尿蛋白为可疑阳性，三周后，红细胞、白细胞、扁平上皮细胞均阴性。为了预防复发，继服前方二个月后停药。从那以后已近三年，未复发。

济生肾气丸是肾气丸加牛膝、车前子而成。不用丸剂，水煎服用。

295 幼女遗尿症

四岁的女孩，从出生到现在，不曾有大泡尿，白天与夜晚都在一点点地漏尿。为此外阴部潮湿，从大阴唇到肛门周围糜烂，曾去过多家医院就诊，都说长大成人后会自愈，无特殊治疗方法。

患儿营养状态良好，非常健康，饮食也很好，大便一天一次。

我想使用肾气丸，但患者为4岁的幼儿，附子的用量有些复杂，便改为六味地黄丸。从开始服药算起第二十五天，漏尿一下子停止，一天内小便有五六次，时间基本上固定。开始尿出时，患儿本人很高兴了，一边说"小便出来了，小便出来了"，一边呼喊父母。父母也在喊："治好了，治好了。"此时的喜悦非同一般。六味地黄丸为肾气丸去桂枝和附子而成。

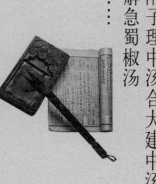

第拾章

296 肝脏肿大、黄疸、浮肿、气短、耳鸣、头晕的患者

黄疸多用茵陈蒿汤和茵陈五苓散治疗，下面举一例用炙甘草汤治疗黄疸的病案。

患者为四十九岁男性，大约从一年半前开始出现全身浮肿，以下肢为甚，易疲倦，半年后又出现耳鸣、头晕、气短等症状。在某医生处就诊，上述症状不见好转，二个月前又出现黄疸、纳差。

一九三六年三月二十四日初诊。除上述症状外，还有腹部膨满、手足烦热（这种烦热是使用地黄剂的指征之一）、烧心感、口渴等，大便一天一次，小便日四五次。腹诊，肝脏肿大，左下缘达到脐上三横指处，脉浮大，舌红无苔。

从以上的经过和症状看，感到预后不良，在治疗上投予了炙甘草汤。服药后症状明显减轻，其好转程度出乎意料。气短、浮肿、头晕、耳鸣等症状消失，黄疸消退，食欲也好转。肝脏眼看着缩小，五月十六日就诊时，肝脏已经触及不到了。

炙甘草汤是以悸动、气短、脉结代、手足烦热等为应用指征的方剂。这是个使用炙甘草汤使肝脏缩小、黄疸消失的很少见的病例。

297 心脏瓣膜病出现气短、浮肿、耳鸣、头晕

患者为四十九岁男性，既往有心脏瓣膜病。十个月前开始出现浮肿，继而出现耳鸣、头晕，最近肝脏肿大、气短加重。并且容易疲

劳、手足烦热，时有胃脘嘈杂烧心感，口渴，无食欲。下腹轻微发胀，大便一天一次，脉大、结代。

投予炙甘草汤合用肾气丸。

服用后第二十四天，浮肿、耳鸣、头晕消失，肝脏肿大消除，气短减轻。这时又出现右侧坐骨神经痛，继续使用上方，共计七十九天，自觉症状全部消失，便停止了服药。

因为有浮肿、肝脏肿大、口干这些指征，曾经考虑使用木防己汤治疗，但因以前有脉结代而使用木防己汤治疗无效的病例，所以这次就回避了。

该患者除了浮肿、气短，还有手足烦热、易疲倦、口干，所以考虑选用肾气丸。但因有脉结代，又像是炙甘草汤证。无论如何可以肯定的一点是，该患者存在应用以地黄为主药的方剂的指征。

所以使用折中的办法。虽不正统，效颦古人，采取炙甘草汤合用肾气丸的方法治疗，而患者明显好转。治疗中出现的坐骨神经痛，考虑为肾气丸证腰痛的变形症状，也就维持原方未变。

298 产褥热所致浮肿、悸动、脉结代

在东京某妇产科医院住院的患者邀请我往诊。从医生的道德上讲，没有该医院院长的许可，不能去出诊，所以我拒绝了。但是第二天即得到了院长的许可，便去出诊。

患者为三十八岁妇人，十二天前在该医院分娩，过程不很顺

利，全身出现高度浮肿，呼吸困难，昨晚一夜未睡，并且体温超过39.0℃，口渴，每次少量而不断喝水，脉结代，脐上悸动明显，大便靠灌肠排出。

患者言语也很困难，因浮肿眼睛无法睁开，舌不见乳头状结构，裸赤而干燥。这样的状态已经持续四五天，病情渐渐恶化。

我以脉结代、悸动为应用指征投予炙甘草汤治疗。此时有些在意的是其体温超过39.0℃这一点。《康平伤寒论》中有"伤寒解后，脉结代，心动悸，炙甘草汤主之"的记载，是指在热退之后，出现脉结代、心悸动时使用炙甘草汤。

但是服药后，至傍晚时心情好转，当晚，伴随着大汗出，体温下降，安然入睡。胸闷也好转。第三天我往诊时，浮肿大部分退去，眼睛可以睁开了，心情也很愉快。只是体温仍在37.4℃－37.5℃。

这天遇见了该院院长，院长得意地说"洋地黄真是有效，患者明显好转了。"好像并不认为这是汉方的效果。当然，怎么说并不重要了。

是什么起了效，大概上帝是知道的。

我这么想着，就回去了。

这件事后，该患者全家都成了汉方迷。

像该患者这样的产后发热，还有使用三物黄芩汤和小柴胡汤加地黄治愈的病案。

299 误诊为单纯性膀胱炎的肾膀胱结核

一九五三年春天，老友T来访，说："H夫人患病一年半多了，请三名医师看过，病情只是在加重，想请你出诊看看。"

H夫人最初到妇科医生处就诊，症状为尿意频数、排尿痛，但数月治疗仍不见好转，到其他医院就诊，也被诊断为膀胱炎，用同样的方法治疗。最后到附近设备最好的医院就诊，诊断为单纯性膀胱炎，予以乌洛托品和青霉素治疗。

患者消瘦，仅触握一下手，就能感觉到体温有38.0℃。口渴严重，无食欲，小便十五至二十分钟一次，并且排尿时疼痛，有时有血尿。

腹诊，左侧肾脏明显肿大，且有压痛。不用说，这是应当怀疑肾结核的症状。于是告诉患者家属可能是肾结核，建议马上到某大学附属医院进行进一步的检查。

医院的诊断正如我所预料的那样。右肾几乎丧失功能，病灶扩大，放射线检查发现输尿管细如丝线。腹诊时右肾没有肿大，是因为病情发展太快，拍片可以证明。但是左肾也受到了侵犯，已不能手术，预后不良。

我也看了X光片，确实无良策。可是，仍想尽最大的努力，于是让患者服用四物汤合猪苓汤的同时，肌注链霉素。

一个月后，患者排尿痛消失。仍有腰痛，体温有时上到38.0℃。三个月后，已经不想卧床休息，肉眼看尿色澄清。半年后可以进行洗小件衣服等轻微劳动，身体肌肉也渐渐充实，于是将十天的药量分成一个月服用。

后来，该患者完全恢复了健康。一九五五年仅服药四十天，一九五六年服药三十天，一九五七年来诊一次，临床上无任何异常，身体健壮起来了。

我建议再检查一次肾功能和X光片，但是患者未再作检查。

我对肾膀胱结核常用四物汤合猪苓汤。之所以使用这两个方剂，是从故去的朋友小出寿的经验中得到的启发。

300 脑出血后半身不遂

患者为六十岁妇人，高血压十年，一九五二年九月十一日，突然摔倒，处于昏迷状态。当时血压达280mmHg。随后三天用导尿管导尿，等待意识恢复。第四天开始渐渐能睁开眼睛，可是右侧手足完全瘫痪了。

我十一月二十二日得到经治医生B的邀请而往诊。

患者肥胖，腹部膨满，但是按压任何部位均软，无压痛。大便每天有自然便排出，睡眠尚可，有时言语不知所云。右手完全瘫痪，右足稍微能活动一些，血压为210/110 mmHg，尿蛋白阳性。

对此，我投予四物汤加柴胡钩藤黄芪黄柏治疗。一个月后，两个月后，病情虽无明显变化，但手足稍微能活动一些了。到了发病一年后的翌年9月，在家中能挂着拐杖行走了。至下一年的一月二十日坐车来诊。该日血压为174/96mmHg。

这一年即一九五四年的四月下旬，患者完全恢复了健康，甚至到温泉旅游去了。但右侧手足仍活动不自由，写字、使用筷子困难。一九五四年春，我的新家盖好后从西荻洼搬到了四谷，就与患者失去了联系。

我对伴有肾功能障碍的高血压患者，喜欢使用四物汤加柴胡钩藤黄芪黄柏治疗，不仅自觉症状明显减轻，而且阳性体征也明显好转。

301 患有肾硬化症的高血压患者

患者为五十二岁的妇人，一年前发现高血压，一九五四年七月十八日初诊。主诉后头部发沉，身体容易疲劳，血压为200/98mmHg。绝经4年，有时便秘，便秘时出现肩凝，尿中有少量蛋白。考虑肾硬化症。

腹诊，有胸胁苦满，腹直肌无拘挛，脐部悸动略亢进。

对此，我投予四物汤加钩藤、黄芪各3.0克，栀子2.0克治疗。

服药后，迄今为止多次注射治疗也未缓解的后头部发沉的症状消失了，心情变得非常开朗。大便变得通畅。一个月后，一直不能干的家务能帮忙了，也不觉得累。

接着，从第二周开始，每隔二十天测定一次血压（mmHg），记录如下：

178/90，160/88，156/82，166/98，170/98，176/108，

170/88，178/100。

有一天诉头晕，测血压为170/96mmHg。后来近三个月仅派人来取药，未能测血压。一九五五年四月三十日，因左肩痛来诊，左手不能上举和后转，告知这就是俗话所说的五十肩，前方不变，继服原方。该日血压为162/88mmHg。再过20天后来诊时，左肩痛明显好转，血压为160/88mmHg。因经济上的原因，加之感觉良好，遂停药。

302 患有腰椎结核、寒性脓肿、肾结核、附睾结核等疾病的青年

患者为二十三岁男性，在性格上很细心在意，一九四七年由中山忠直氏介绍来诊。这名青年患有双肾结核和附睾结核，并且在臀部有寒性脓肿，脓肿已形成瘘道，时常排脓。尿非常混浊，排尿时疼痛，有时呈血尿，或有血块。当时的年代一般人还不知道链霉素，所以不处置，任其发展。治愈这种病我也没有信心，孤注一掷投予十全大补汤。但是出现了意想不到的效果，半年后，小便澄清，几乎无任何不适。瘘道自然愈合，不再出脓。体力也增强了。

因家庭经济的原因，三年后到公司工作，也和常人一样参加体育运动。似乎与剧烈的体育运动有关，工作不足一年，原来的结核病又复发了，出现腰部疼痛。腰痛于休息后减轻，所以现在做一般的事务性工作。肾脏有闭塞性结核时，局部被包裹，与周围的联系被切断，所以小便澄清，结核菌也阴性了。但是不能预测疾病何时再复发，应当注意休息调养。目前已停药。

303 小儿麻痹不能行走的幼儿

琦玉县某市的三岁男孩，生后一年患小儿麻痹症，其后不能行走，母亲每天背着患儿往返于东京某大学附属医院进行理疗和按摩，治疗一年，患儿一个人不能站立。双手可以自由活动，但是双下肢消瘦无力，尤其是右腿严重。营养、血色欠佳，遗尿。

根据上述症状，我投予了十全大补汤一个月量治疗。约一个月后，其母亲携患儿再诊，患儿的营养状态、血色明显好转，与一个月前比判若两人，并已能独自站立，遗尿也减轻了。第三个月时，开始能够扶着窗户或拉门行走了。患儿父母的欢喜异乎寻常，对汉方的伟效惊叹不已。

304 伴有寒性脓肿的股关节结核

对于结核病患者，有时服用十全大补汤可以取得惊人的疗效，这一点在本人的拙作《汉方疗法》中有记载，这里就不再赘述，试举另外一个病例。

患者为二十七岁男性，一九五二年三月二十七日往诊。这是我最后一次出诊，随后我也因病而必须静养一段时间，所以回忆起该患者时感慨颇深。

患者的家是在东京沼袋车站往北步行十分钟左右农田一角建的小房子。在厨房口脱鞋进屋，是一间三张草叠席大小的房间，男主人躺着，旁边睡着刚出生的婴儿，像是夫妇和一个孩子一起生活。男主人在东京某处经营夜总会破产，所以搬到现在的小房子来了。就在事业失败的前后，因右侧股关节结核而出现活动受限，十余日来连厕所也不能去了，大腿内侧出现了脓肿。用手触摸，是明显的寒性脓肿。最近几天因疼痛无法入睡，患者很憔悴，也无食欲。腹部特别是下腹部硬如板状。

对于骨和关节结核并发寒性脓肿的患者，使用十全大补汤多数有效。所以，对于该患者我也投予了十全大补汤。服药五天后，妇人背着孩子高兴地来到我的诊室。

第一句话是"没想到汉方药起效这么快"，然后说患者服药第二天即可以翻身，大腿的脓肿缩小了。一个月后患者可以走着到附近的药店，未和我商量，自己买链霉素进行注射治疗（没有告诉我由谁注射的）。令人吃惊的是仅仅注射了1毫升，便出现发冷、寒战，发热近40.0℃，本来九成左右被吸收的寒性脓肿处又出现肿胀，疼痛剧烈，连厕所也走不到了。所以嘱其立即停止注射链霉素，予以柴胡姜桂汤治疗，五天后体温恢复正常，再转服十全大补汤治疗，脓肿终于自溃流脓了。到了年底，患者独自步行来诊，瘘道也完全愈合。

其后，患者返回家乡静养，恢复健康后在横滨找到工作，但好像生活仍有困难。到了一九五二年夏天，腹股沟部又出现肿大，且腰痛。于是又投予十全大补汤治疗，就这样肿胀部位慢慢消散而愈。

一九五九年贺年卡告知，一直在健康地工作。

家住爱知县的某患者，数年来因结核和寒性脓肿卧病在床，询问有否好药可治。于是寄去十全大补汤嘱其试用，数月后，该患者来信高兴地说，瘘道长好，也不再出脓，能够拄着松枝拐杖外出了。

305 子宫癌已束手无策的患者

这是一个被告知余命不多的子宫癌患者9年后的今天仍然健康地工作着的病案。

患者为四十五岁妇人。战争结束后，因故与丈夫分居，有两个孩子的负担，生活艰苦。一九五○年九月的一天，患者艰难地走进我的诊室。

走路的步履很艰难，可以说是蹭到这里来的。

据患者讲，自今年三月开始，不定期子宫出血，自认为是更年期出血，未予治疗，最近不仅出血，带下也多，腰痛波及两下肢疼痛，连日常起居也困难了。所以到某大学医院就诊，诊断为子宫体癌，已无手术机会，建议放疗。

患者面色像背阴处的草一样苍白，步行时弯着腰一步一步地拖着腿走。我不能做妇科检查，但也觉察到该患者余命不多，很可怜。患者本人也感到死亡临近，涕泪俱出，哭着说：即使我死了，也不能让孩子们马上受冻犯难，至少趁天气还不冷，得赶紧把被褥的棉花续好。

一九四○年时，我曾在某私立大学附属医院，对诊断为子宫体癌出现腰痛、子宫出血的年长女性，予以肾气丸治疗获效。一九四五年，因战灾，我曾借居在该患者家附近，那时该患者仍很健康。

我想起这名年长女性的事情，认为目前这名患者也可以试用八味丸，但是考虑到该患者的重度衰弱和严重贫血，决定投予十全大补汤治疗。

我并没有认为可能治好，只希望减轻一些患者的痛苦……但是服药七天后，患者稳步走进诊室，和初诊时样子完全不同，腰痛消失。不仅如此，出血停止，食欲也好转。过了一个月，我对患者说，照这样下去，或许可以治好，试着并用放疗如何呢？

但是患者觉得没有接受当初就诊医院的放疗建议，不好意思再去。于是改在国立第一医院一边进行放疗，一边服用十全大补汤治疗。但由于经济上不允许，没过多久便停止了放疗。服用我的汉方药也是断断续续。只是当工作过度而腰痛时、排便时子宫出血的时候等才想起服药。时间已过去了九年，患者完全恢复了健康，甚至一个人能干双倍的工作，也不知疲倦。

我怀疑该患者，还有以前的那位年长患者是否真的患有子宫体癌。临床上看上去像癌症，也不是病理诊断，也许是误诊了呢。

我极力建议患者再去先前做出子宫体癌诊断的医院就诊，说身体变得这么好了，再次检查一下。可是患者说算了，没有听从我的话。

十全大补汤是四君子汤合四物汤，再加上桂枝、黄芪而成，实如其名，该方对气血衰弱者具有十全的大力的补益作用。

306 顽固湿疹（其一）

患者为肤色浅黑的三十六岁男性。从七年前起出现湿疹，曾到皮肤科就诊并进行温泉治疗，无效，

断食的时候曾经一时治愈，又复发。曾用饮食疗法，一过性好转，后来再复发。所以认为如果饮食疗法再配合汉方治疗，说不定会根治，故来诊。

一九五四年十一月二十九日初诊。湿疹布满颜面并扩展至手足，奇痒。患部分泌物流出，多处结痂。口渴，大便一天一次。

我投予消风散治疗。禁食砂糖、酒精、牛肉、鸡肉以及金枪鱼、鲭鱼等鱼类。每周来诊一次，患部好转，但病情多少有进有退，至一九五五年六月，已好转了九成。可是当不遵守饮食禁忌时又有复发的倾向。

307 顽固湿疹（其二）

患者为四十二岁男性，二年前出现湿疹，遍及全身，病情时好时坏，三个月前病情加重，到某医院住院治疗，未见好转。

湿疹在颜面最严重，一部分有浆液样分泌物流出，一部分结痂，一部分呈小豆样大小发红皮疹，连眼睑周围都有湿疹。口渴，脉浮大。

我投予消风散治疗。第三天开始有明显效果，瘙痒减轻，服药三

周后，有九成好转。但该患者的职业是演员，隔了一段时间，又因演出施以简单化妆后，多少出现了加重的迹象。但是一边继续服用消风散，一边参加舞台演出，也就治愈了。

后来，若偶尔出现湿疹时，就来取消风散。这种状态持续了一年半左右，最后彻底治愈。但还是嘱其尽量避免食用牛肉、酒、砂糖。

308 从乳儿期即被湿疹困扰的女孩

患者为八岁的女孩，从乳儿期即被湿疹困扰。一九五四年六月十一日初诊。湿疹遍及颜面、上肢内侧、臀部、下肢，以颜面部最重。一部分皮疹湿润，有分泌物流出，一部分结成厚痂，眼睑周围糜烂、发红。并且奇痒难忍，总是处于焦躁状态。

我投予消风散治疗。服药后瘙痒日渐减轻，红赤消失，分泌物也没有了。五个月后，除眼睑周围外，全部治愈，但是眼睑周围湿疹难以好转。为此想出一个办法，消风散除内服外，还制成眼蒸敷剂，每天早晚各十五至三十分钟，湿敷患部。当归、荆芥、黄柏、菊花各3.0克，黄连、红花、薄荷各1.0克，加水1000毫升，煮沸二十分钟，蘸取药液，温敷患部。效果很好，不到一个月，眼睑处的湿疹也完全治愈。

309 慢性湿疹

患者为四十岁男性，自幼时起常出现湿疹，于每年冬天加重。但是战争期间生活在南方的三年，湿疹完全好了。

回国后的第二年开始，又出现湿疹。患者中等胖瘦，颈部、手关节、腹股沟部、膝关节周围可见略带黑色的湿疹聚集，表面扁平，分泌物不多，夜间瘙痒加重。下肢发凉，大便一天一次，脐上有振水音，无口渴及发热。

我投予当归饮子治疗。服药后尿量增加，瘙痒减轻，一个月后已经好了七分，三个月后完全治愈。又过了二年，也没有复发的迹象。

310 湿疹并发肾炎

患者为二十岁男性，一九五七年九月二十七日初诊。该患者自幼患湿疹，时好时坏。

初诊时湿疹集中在手和颜面部，自诉干燥、瘙痒，血压142/60 mmHg，尿中有中等量蛋白。

我投予消风散治疗。服药后第二周来诊时，尿蛋白转阴性，血压为134/60 mmHg，但湿疹无变化。继续治疗二周，尿蛋白检查呈不确定，又过了二周，尿蛋白为弱阳性，血压降至126mmHg，但是，湿疹只有轻微的减轻，无明显好转。遂改投当归饮子。服药二周后，尿蛋白转阴性，湿疹也迅速地好转。又服用二周来诊时，湿疹好了九分，尿蛋白阴性，血压降至108mmHg。又服用四周，湿疹完全治愈，以后未再来诊。

就像该病例，有时消风散证与当归饮子证很难鉴别。根据目黑道琢（1739–1798，日本江户时期医家——译者注）的口诀，二者的区别如下所述，可供参考。但是若拘泥于此，反而不能融会贯通了。

根据道琢的口诀，二者的区别在于当归饮子用于血虚，消风散用于血热。但道琢所指的血虚是什么状态，现在的人恐怕不会知道的吧。试述血虚情况下发疹的状态，其相对多见的形态如下：

出现的湿疹小、缠绵难愈，湿疹无突起，呈扁平状、局部湿漉漉地有渗出液，不干燥。当感觉到快要干燥时，又湿漉漉地渗出，瘙痒严重。多见于老人、身体虚弱者。

当归饮子不宜用于脉有力而快者。

那么消风散的情况是怎样的呢？也是缠绵难愈，有时有渗出液，有时干燥，这与当归饮子证相似。但会感觉皮疹有一定的力度，带红色而有热感，瘙痒于夜间加重。自诉口干舌燥，有时两足发热。

311 萎缩性胃炎无食欲的妇人

三十岁妇人，育有一子。自诉没有食欲、身体进行性消瘦而来诊。一九五四年六月四日初诊。上小学时患过肠伤寒，十九岁时做过阑尾炎手术。

这次患病自三年前开始，食欲渐渐减退、消失。一九五三年四月到某医院就诊，诊断为胃下垂、无游离盐酸，予以药物治疗无效。在东京某大学附属医院就诊，诊断为萎缩性胃炎。三年间体重减轻了十二公斤，目前只有三十三公斤，但体重还在减轻。勉强多吃一点即感心窝处难受、恶心，喜欢酸味的食物，常有失眠，到了夜间全身各处总觉得瘙痒，时有悸动。舌质粗糙，感觉厚厚的、很重。脉迟弱，腹部硬而且呈陷凹状。大便一天有一二次，夜间小便四五次。时常出现颜面浮肿，肩凝。诊断为胃下垂时，同时进行的血液检查发现红细胞减少，但这次血液检查正常。月经规则。

根据以上所见，投予四君子汤治疗。患者带一个月的药量回乡下老家，以后每个月邮寄一次药物。

服药一个月后来信说，不仅有了食欲，饭后的不快感也消失，晚上睡眠好转，夜间也不上厕所了。因此患者有了信心，约连续服用了该方三年，疾病终于痊愈，体重也比患病前增加，身体恢复了健康。

四君子汤和人参汤的区别在于有无茯苓，该患者使用人参汤或许也会有效。

312 自诉便秘、食欲不振、头晕的胃下垂患者

二十八岁妇人，育有一儿一女。既往未患过大病，但平素胃肠弱。最近明显消瘦，到某医院就诊，被诊断为胃下垂，说胃下垂至骨盆。饮食量少，进食后感心窝处沉重，时有头晕。便秘，大便四天一次，需灌肠排便。虽然消瘦，但X线胸片检查，胸部未见明显异常。脉小弱，脐上有振水声。

我投予六君子汤治疗，因其喜食甘味，嘱其控制食用。服药后，每天有感觉舒畅的排便，食欲渐增，约一个月后体重增加四公斤，振

水声仅存轻微程度。不仅如此，也不患感冒了。六君子汤是四君子汤加半夏、陈皮而成。

313 患有胃下垂的肺结核患者

四十一岁男子，消瘦、血色不佳。主诉疲劳倦怠，食用脂肪含量高的食物后，倦怠无力感加重。七年前发现患有肺结核，三年前曾行人工气胸术，同时服用抗结核药物对氨基水杨酸和异烟肼，结核基本上治愈。

脉沉弱，腹部弹力差，脐上有振水声。大便时而秘结，时而腹泻。手足发冷。无烟酒嗜好，但喜食甘味。

我投予六君子汤治疗。服药后食欲略有好转，但治疗三周后，疲劳倦怠感无明显变化。因其感觉"胃重"，改投半夏泻心汤，效果仍不满意。此时停服对氨基水杨酸，予以小柴胡汤治疗，但还是无效。检验尿蛋白阴性，但尿胆原阳性。这种情况，有时使用清暑益气汤有效，便给予该方治疗。服药一周后，疲劳感减轻，尿胆原转为正常。继服本方二月余，体重增加了三公斤，血色也好转，有了精神头。但是不知为什么，颈部、颜面部出现湿疹。转而服用当归饮子，二周后湿疹好转，但又诉胃痛、失眠。改用温胆汤，一周后胃痛消失，睡眠正常，再予以清暑益气汤治疗约六个月，完全恢复了健康。

314 慢性胃肠炎、便秘

患者为六十岁的妇人，平素胃肠弱，经常腹泻，从三个月前起出现便秘，在某消化专科医院就诊。自诉三个月来体重也下降了七八公斤。虽说有食欲，但是进食后就难受，所以一次只能吃一碗粥，佐以梅干、萝卜泥、面筋等。不管便秘程度如何重，只要一喝牛奶就会出现剧烈腹痛、腹泻。七日未大便，灌肠后也只有少量兔粪样大便排出。舌苔白、干燥。腹部凹陷，脐周硬而向上鼓胀，可触及悸动。脉沉小而弱。从腹证和脉象来看不像泻下剂之证。

于是投予香砂六君子汤七日量。服药后，每天大便自然排出，身心感觉舒畅，食欲增加，能够安然入睡。一个月后，患者已可进食普通饭食，无不适，体力也增强了。患者非常高兴，认为若这样持续下去的话，胃肠肯定会变得很结实。但是不知什么原因，突然中断了治疗，二十多天后，患者少气无力地来到了诊室。

原来自上次诊察后患了扁桃体炎，体温高达39.0℃余，在附近医院就诊，服用解热剂，体温下降了，但是胃肠功能严重紊乱，出现口渴、无食欲、腹泻。于是投予半夏泻心汤治疗，腹泻止，但出现口中发黏、嗳气、身心感觉不佳。患者想服用最初的药物（六君子汤）。于是又投予香砂六君子汤治疗，食欲增加，每日大便也通畅，治疗三个月，完全恢复了健康。后来如果出现便秘，即使出现兔粪样大便时，也不用泻下剂，使用六君子汤或香砂六君子汤，大便也会通畅的。

香砂六君子汤为六君子汤加藿香、缩砂而成。

315 伴有脾脏、肝脏肿大的贫血患者

患者为六岁男孩，一九五五年六月二十日初诊。

其母代述，自出生后不久出现贫血，原因不明。直到二年前还时常发生痉挛。易患感冒，无腹泻。

严重贫血，脉微细。腹诊见脾脏肿大，于脐下可触及，肝脏肿大至肋弓下二横指处。

从症状上考虑疑为白血病，但是这种情况已经持续很长时间了。患儿家境不富裕，近二、三年未进行治疗，所以未做过详细的血液检查。

对此，我投予归脾汤治疗，给予了十天药量。但是此后未再来诊，一直挂念着不知怎么样了，约过了两个月，又来诊。

一看，贫血减轻，血色好转，脾脏缩小，与初诊时比较，缩小了一半，肝脏也未触及。我很吃惊。照这样下去的话，或许可以治愈，所以嘱其继续服药，又给予十天的药量，患者以后再未来诊。

316 恶性贫血和再生障碍性贫血

一九四一年梅雨期闷热的一天。我去看望了在东京某医院住院的恶性贫血患者。该患者为二十八岁女性，育有一儿一女，数月前住进该院，病情逐渐恶化，被告知还有一个月的余命，得到医院院长的许

可，想试用汉方疗法，故邀我来出诊。

我一进病房，就看见了这位用鸭嘴壶在湿润口腔、血色不好的妇人。患者诉口渴，但饮后即吐，所以只好用水湿润一下口腔。舌质呈无乳头状，发红糜烂。脉象沉小弱，体温38.7℃。腹部凹陷，脐部明显悸动，下半身浮肿。

对此我投予加味归脾汤治疗。服药后，顽固的呕吐停止了，当夜排出大量尿，这是很罕见的现象。四五天后体温降至37.0℃左右，也有了食欲。

七天后，患者决定出院回家，只服用我的汉方药治疗。出院当晚，我到患者家出诊。患者下肢已无浮肿，面露生机。

在这种状态下，贫血迅速好转，连续服用五个月后停药。从那以后已经过了十七年，患者一直没生过大病，健康地生活着。

我于一九五八年七月用该方治疗一位再生障碍性贫血患者，效果良好，自开始服药后，不用再输血治疗了。该患者是某大学附属医院的住院患者，经主管医生介绍而来诊，所以一直在坚持服用汉方药。一九五九年元旦该医生寄来的贺卡上这样写到：

从得到您的诊治后，输血的间隔开始逐渐延长，现在已经过了8个月，已完全不输血，血液检查保持在红细胞350万，白细胞4千，血小板2万。

该患者今后的治疗经过与结果，需要继续观察很长时间，但不管怎样，就目前的状态来看，可以认为加味归脾汤治疗是有效的。

加味归脾汤的适应证很多，如失眠、健忘等，但也用于吐血、衄血、便血等引起的贫血。基于这一点考虑，我有时用于贫血病患者。

317 妊娠恶阻呕吐的妇人

患者为三十四岁女性，第四次妊娠。现妊娠两个月，出现恶心、呕吐，大便一天一次。

投予小半夏加茯苓汤加灶心土6.0克治疗，服药一周后，呕吐停止。

恶阻呕吐者最常用的方剂是小半夏加茯苓汤，这里加用灶心土是为了取得更好的疗效，源于贺川玄悦（1700－1777，日本江户时期医家——译者注）、原南阳（1753－1820，日本江户时期医家——译者注）等人的经验。灶心土就是炉灶的烧土，自己可以到乡下找一些。汉方药店所卖的灶心土其实是素陶，不是真正的灶心土。灶心土又叫伏龙肝，所谓的伏龙肝煎就是把灶心土放入水中，充分搅拌，取上清液，以此煎取小半夏加茯苓汤而成。我采取的方法是诸药加上灶心土一起煎。有时出现呕吐时，可以少量多次冷服。

使用小半夏加茯苓汤是为了消除呕吐症状，但此证与五苓散证的呕吐不同，不是吐出大量的水，而是恶心较重。服用本方时，可以冷却后一次服下一口。一次大量地服用，有可能出现呕吐。

318 肠伤寒患者出现多汗和心悸

一九三三年的经历。当时的学友矢数有道君患肠伤寒，住在他的恩师某教授的医院，已下病重通知。

一天，我去探望住在市谷某医院隔离室的患者。刚一推开门，就看到汗水从他的前额、脸颊、鼻子上流淌而下。他面容痛苦，说自己的表现越来越像附子证。脉诊发现脉搏次数多的程度与肠伤寒的症状不符，达120次/分。体温超过39.0℃，但是无口渴。

从今天早晨开始心悸明显加重，一个小时前皮下注射了葡萄糖和林格氏液，根本没有吸收，大腿内侧注射处仍是隆起状态。看到林格氏液不吸收，认为心脏功能正在减弱，同时全身开始流汗。汗出如珠，从胸部、腹部、手上、腿上往外流。问了一下小便情况，从今天早上到现在一直没有小便。

我认为不是附子剂证，也不是使用四逆汤的证候。《伤寒论》曰："伤寒，汗出而渴者，五苓散主之；不渴者，茯苓甘草汤主之。""伤寒厥而心下悸者，宜先治水，当用茯苓甘草汤。"以心悸明显、多汗、尿少为指征，宜用茯苓甘草汤治疗。

于是急忙煎药，第一次服药后三十分钟左右，汗止，注射部位的隆起也被迅速吸收了。随后傍晚至夜间有大量的尿液排出，心情变得非常爽快。

就这样，该患者尽管被诊断为重症，因为服用了汉方药，在同样疾病的患者中，提前好转出院了。

319 诉腹满、呕吐、口渴的患者

患者为三十四岁妇人，平素体质虚弱，容易疲劳，一劳累就出现浮肿。还有头晕、头重、肩凝。服用防己黄芪汤治疗后好转，但停药后还会复发。

自一九五〇年起间断服药，持续到一九五三年，目前症状发生了变化。

主诉食后即吐，吐后严重口渴。其他症状还有尿量减少、下肢厥冷、双手麻木、悸动等。体征腹部无膨满，但胃部有痞塞感。

我投予茯苓泽泻汤治疗。服药后呕吐、口渴消失，排出大量小便。虽然尿量增加了，但仍出现浮肿，且出现便秘。改投防己黄芪汤治疗，浮肿消除。其后出现食欲欠佳，又投予六君子汤，终于痊愈。

320 头晕、胃部重压感、悸动、失眠的胃弛缓症患者

患者为五十七岁男性，面色不佳，消瘦，平素胃肠功能较弱，最近情况越来越差。

主诉头晕，走路时身体摇晃甚至要摔倒。经常感觉头沉重，饮食一般，口不渴。大便隔天一次，小便昼夜间五六次。

腹诊，腹部轻度膨满，脐上可触及悸动，胃部有振水音。

对此我投予苓桂术甘汤治疗，服药后头晕、身体摇晃感消失，便停止了用药。又过了一段时间，出现胃痛、胃部重压感、腹泻、失眠、悸

动、腹鸣等症状，便又来诊。此时投予生姜泻心汤治疗，效果明显。所以后来每次身体状态不适时，就会想起来取生姜泻心汤服用。

但是，该患者非常不注意养生，嗜好香烟、咖啡、点心等，总是服药二周身体状况好转后，就二三个月不来诊了。所以断断续续治疗了七年，也没有痊愈。又过了三年，终因胃癌去世。

321 肢冷证男子的坐骨神经痛

这是一个使用甘姜苓术汤治愈顽固性坐骨神经痛的病案。

患者为三十六岁男性，一九三四年十二月三日初诊。

主诉两个月前发病，出现从左侧腰部至下肢疼痛，曾多方治疗，效果不明显，随着气候变冷，疼痛加重。

患者肤色白，消瘦，因肢冷证手足明显发冷。小便频，日十次以上，每次尿量也多。遇冷后小便次数增加，遇暖后减少。大便一天一次，软便。饮食尚可，口渴。

脉弱，腹部略凹陷、柔软，胃部有振水音。舌湿而无苔。

我诊断为坐骨神经痛，投予甘姜苓术汤治疗。以小便自利、腰以下冷痛为着眼点。但是问题在于口渴这个症状，虽然在《金匮要略》甘姜苓术汤条文中有"反不渴"的记载，可是没有更适合的处方了。服用本方三周后，疼痛完全消失，一度停药，但是第二年的三月二十四日，又因出现疼痛而来诊，仍投予前方治疗，连续服用至六月一日，痊愈。

该条文中"其人身体重，腰中冷，如坐水中""小便自利，饮食如故""腰以下冷痛，腰重如带五千钱"等表现是应用甘姜苓术汤的指征，即使是坐骨神经痛，如果出现这些指征的话，也可以使用该方。

322 出现瘙痒、灼热感的皮炎

患者为二十六岁男性，数天前满脸出现皮疹，瘙痒，有灼热感，部分红赤，表面出现大量粟粒样小疹，并有很多水泡。

患者的婚礼定于一月上旬举行，现在面部像妖怪一样，无法在结婚仪式上出现，非常焦急。

根据以上症状，考虑有可能是苓桂五味甘草汤证，于是进行了如下的问答。

"有没有下肢发冷，好像有什么东西盖在头上的感觉？"

"确实有。"

"小便次数少吗？"

"没注意。"

然后诊脉，类似于沉微脉。

现在想起来曾使用苓桂五味甘草汤治疗过三例渗出性中耳炎患者，脉象均沉微。但该患者的脉象不是典型的沉与微，更像浮小之脉。

此时不知如何是好，先投予苓桂五味甘草汤治疗。

患者三天后再诊，面部潮红减轻，瘙痒也去了大半。

后又服用了七天，到了正月，如期顺利举行了婚礼。

通过该病例，我得到了一个新的经验，苓桂五味甘草汤证脉象不一定沉微。

323 多量渗出液的中耳炎

患者为二十三岁妇人，从昨天开始出现右耳堵塞疼痛，来院就诊。

脉象沉微，但模糊不清。问是否有头部轰热感，回答说从数天前起，吃饭时、与人说话时，会有面部发热、气往上冲的感觉。同时觉得好像有什么东西盖在头上。出现这种现象时两下肢非常冷。

患者担心中耳炎的病情。

对此，我投予苓桂五味甘草汤治疗。只服用了一天的药物，耳痛、耳堵塞感、面部轰热感、两下肢发冷诸症均减轻。

自此之前，我曾用苓桂五味甘草汤治愈过中耳炎。那名患者为分泌性中耳炎，无疼痛和发热，头重，如有物覆顶。中耳内常有渗出液潴留，为避免引起耳聋，便通过手术取出中耳内液体，但术后第二天又出现和原来一样的液体潴留。这时会出现脉沉微、下肢发冷，头面部轰热感等症状。这些症状与《金匮要略》中苓桂五味甘草汤条文的描述一致。另外，这种情况多出现尿量减少，也是重要指征之一。

324 肝硬化出现腹水、黄疸的患者

某日早晨，一位年轻妇人来到我的诊室。

该妇人首先说"不是我看病。"接着叙述了她丈夫的病情。

第
拾
章

303

其丈夫目前在某医院住院，被诊断为肝硬化，医生说大约还有一二个月的生命。"请您到医院出诊，无论如何想得到您的搭救。"

我回答说，若到医院出诊的话，必须得到经治医生的同意，因此谢绝了。第二天，该妇人和她的父亲一起又来到诊所，要我无论如何想想办法，哭着不走。我也很为难。

没有办法，就询问了患者的病情。

患者三十九岁，瘦高体形，高度嗜酒。大约六个月前，总是感觉很疲惫，在附近的医院被诊断为胃病，治疗一段时间后，又出现了腹部胀大。后到某大学附属医院住院治疗，入院后不久，出现黄疸。该大学附属医院诊断为肝硬化。因出现腹水，多次穿刺放水，但放水后马上又出现腹水。最近两下肢浮肿，自己不能翻身。听完这些话，我给该妇人的父亲做了一番诊察，然后说："这些药送给你。"

药物是茵陈五苓散和人参汤的合方。

三天后，那名妇女满面笑容地来到了我的诊室，说："大夫，托您的福，明显好转。"

接着叙述道："上次得到您给我父亲的药后，马上煎药拿到医院让病人喝了。那天夜里不断地排尿，一夜小便十一次。同样第二天、第三天也不断地排尿，医院的医生们一直在说不可思议、不可思议。"

我又给予前方。服药两周后，腹水、下肢浮肿基本上消失，一个月后黄疸消退，出院了。出院时，医院的医生很高兴，说："你的运气真好啊，很少有这样的事情哟。"

从那以后，不知不觉过了二十年。该患者前年因急性肝炎卧床休息了二周，除此之外，没有什么大病，非常健康。

325 因慢性腹泻怀疑肠结核的女演员

患者女，四十二岁，电影演员，平素胃肠虚弱，容易出现腹泻。这次自半年前开始出现腹泻，不能缓解。因此怀疑肠结核，使用链霉素、对氨基水杨酸治疗，腹泻仍不见好转。

患者消瘦，脉弱，舌无苔，腹软弱，可闻及明显振水音。月经规则，容易出现肩凝，手足发冷。

我投予真武汤治疗。服药七天后，无明显变化，每天有二三次腹泻。于是改投启脾汤。服药二周后，腹泻减为每天一次，一个多月后，腹泻停止。

使用真武汤止不住的腹泻，用启脾汤有效。相反，有时用启脾汤无效的腹泻，用真武汤可治愈。

326 肺结核合并骨盆结核和肾结核

一九四八年十月上旬某日，一位二十二三岁的妇人持电影演员K氏的介绍信来到我在西荻洼的临时住所。这是一名护士，患者是其护理的一名青年，从四年前起因病卧床。

这名青年于左侧胸膜炎后，患肺结核，后出现骨盆结核，最近肾脏又被结核侵犯，经治医师S博士指示手术切除患侧的肾脏。因偶然的机会，听说K氏的脊椎结核和肾膀胱结核经过我的治疗后明显好转，如果有可能希望非手术治疗，护士Y抱着这个希望来找我。

当天下午，我来到了S家，门口有颗亭亭而立枝叶繁茂的老松。我坐在二楼的一个房间里进行诊察。患者T氏身材高而消瘦，面色不佳，少言语，静静地躺在床上。我一边翻阅厚厚的病程记录，一边和患者进行问答，把患者的病情记录在笔记本上，如下所述。

体温有时为37.2℃－37.3℃，在极少的情况下接近38.0℃。食欲不佳，时常腹泻，无便秘。偶尔出现腹泻伴呕吐、并可见头痛。排尿后尿道有轻微异常感觉。

脉弦细，脉搏62次／分，舌无苔，湿润。腹诊，脐部悸动，心下部可闻及振水音。双肾触诊无异常。叩诊左肺呈浊音，未能闻及呼吸音。X光片提示肺部几乎全部浸润。骨盆中央偏右有一大豆大小的瘘道正在流脓。尿混浊，可见大量的脓球和红细胞。后来才知道，当时尿培养第5周的结果提示，每个视野可见十几个菌落。

诊察之后，我到了待客室。随后患者的父母问若不手术的话能够好起来吗等等一些问题。我回答说患者目前的状态，手术反而危险，不手术的话，治愈的可能性很大。

护士Y很高兴并赞成我的意见。后来感觉到，正是因为这名护士的热情和诚意，这么重的病人才得以痊愈。我很佩服这家主人的眼光，挑选了这名护士。

对于骨结核和肾膀胱结核的治疗。我经常使用配伍有地黄的处方剂，例如，十全大补汤、肾气丸、四物汤合猪苓汤等。K氏是以四物汤合猪苓汤为主方，同时服用了露蜂房。但是对该患者应当避开地黄剂，这是因为地黄容易引起腹泻、呕吐，容易破坏胃肠功能，本来患者胃肠就弱，若再进一步恶化的话，就更加棘手。

基于安全第一的考虑，投予六君子汤治疗，给予三天的药量，观察服药后变化。但是诊察后的第二天早上，护士Y打来电话咨询，昨天傍晚只服了一次药，夜间出现咳嗽，频繁咯痰，没睡好觉，这样没问题吗？

我回答说停止服用剩下的药物，又改投清心莲子饮治疗。这次无明显副作用，咳嗽、咯痰症状消失。但仍和从前一样，每月有一二次腹泻，有时出现头痛影响心情。这种头痛多于胃肠状态不良时发生，有时伴有呕吐。食欲未见增加。

这样三个月后，改为启脾汤加黄柏2.0克治疗。服用该方后，胃肠状态明显好转，几乎不腹泻，食欲也增加了，体重也一点一点地增加。可是小便无明显变化，有时尿中混有血点样物。仍从瘘道有脓排出。于是兼用露蜂房每日6.0克。约两个月后，尿液混浊渐渐减轻。

我每隔二周往诊一次。自一九五〇年起，患者在传染病保健所每两个月尿培养一次。其结果显示的结核菌明显减少的程度让保健所医生大吃一惊，五周尿培养，每个视野可见二三个菌落。

随后注射链霉素和服用对氨基水杨酸治疗，但是服用对氨基水杨酸后，出现食欲下降，恶心，故停药。链霉素注射15瓶后也停药。但是，从此以后一直不好的瘘道排脓减少，瘘道也变浅了。于是用纱布蘸上紫云膏，置入瘘道内。

患者开始渐渐在室内行走了。一九五三年开始每月进行尿培养，从该年的五月起尿培养结核菌转阴性，后检查持续了一年。瘘孔完全愈合，两肺仅呈稳定的钙化灶。于是停用露蜂房，只服启脾汤加黄柏治疗。从一九五四年起，将十天的药量平均在一个月内服完，到了一九五五年便停止了一切治疗。

患者完全恢复了健康，也胖起来了，现在是某公司的负责人。

治愈了这样的疑难病症，护士Y功不可没。最初反对手术，请我给患者治疗，是护士Y极力推荐的结果。服用六君子汤出现咳嗽时，向患者解释汉方药如此迅速出现反应，一定会有效果的，所以绝不能失望，说服患者继续服药的也是护士Y。类似的事情不胜枚举。护士Y持续护理患者十余年，如果没有她的护理，恐怕我也治愈不了该患者的疾病。

另外，给我介绍该患者的K氏，疾病好转后就在日本各地进行电影、舞台、广播等演出，甚至到了美国。如此过度劳累，最终功亏一篑，没能痊愈，于一九五七年因尿毒症去世。

从体质方面看，K氏比该患者强壮，但因为是名人，欲望又高，引起了过度劳累。《素问·上古天真论》中的"恬淡虚无"是适用于任何时代的通往长生之道路，但如同我们的凡夫俗子，无论如何也难以达成这种心境的啊。

还有，露蜂房就是胡蜂科大黄蜂的巢，以风吹雨打过的旧巢为佳，所以叫露蜂房。一般市场上出售的露蜂房，多为土蜂巢，但最好是山蜂巢。用研钵或粉碎器把它研成药末，过细筛，把剩余的残渣用砂锅烘干后，用研钵研碎，再过细筛，把得到的粉末和第一次的粉末混合在一起，每次2.0 - 3.0克，内服。

据说露蜂房可强壮身体，补益精力，此外，还有止血、消炎、镇痛的效果，对各种化脓性疾患往往可奏显效。

327 周期性异常食欲亢进和顽固性呕吐

患者为三十三岁男性，中国人，职业是药剂师。高个子，呈消瘦体形。

该患者约从十年前开始，有时食欲异常亢进，有时完全没有食欲，处于不安定状态。食欲亢进时无法忍耐，大量进食，食后马上开始呕吐，然后就变得什么也不能吃。呕吐一般持续十天至十五天，约呕吐停止十天后，食欲又开始异常亢进。这种状态反复出现，多方治疗未见效果。

一九五五年九月十四日初诊。这天患者摇摇晃晃地走进了诊室。脉象浮大，重按无底力且弱，舌苔白而厚，且湿滑。近几天呕吐，几乎没有进食，但腹部仍发胀，便秘。有时服用泻下剂，有时灌肠治疗，但是大便量少。小便量也少，脐上悸动明显，手足不温，四五天

第
拾
章

309

前起出现下肢疼痛。

对此我投予人参汤三天药量治疗。服药后呕吐消失，但是下肢疼痛却加重，大便不通。于是改投桂枝加芍药汤加附子，再加大黄0.3克，治疗三天后下肢疼痛消除，但大便仍不通。因为有了食欲，精神转佳，因而停止了治疗。但过了二十余天，患者又来诊。

原因是呕吐复发，并且不断地有稀薄唾液在口内聚集。睡意浓厚，几乎不可抗拒。无发热，却有恶寒，便秘如前。其他症状与上次大同小异。

这次合用附子理中汤与大建中汤治疗，于是，呕吐停止，食欲增加，大便畅快，嗜睡和恶寒也全部消失。连续服用该方五十余天后，体重增加，血色转佳，此后便未再来诊。

328 胃肠弛缓症主诉腹痛的患者

四十岁男性，生来胃肠虚弱，一年前诊断为胃溃疡，曾住院治疗四十余天。因毫无效果而出院，后曾经二三名医生的治疗，仍不见效果。

患者高个子，消瘦，血色不佳。主诉腹痛，站立时像有根木棍顶进腹部一样疼痛，这时如果改成卧位则疼痛消失。还有食后二三小时出现心窝部疼痛，有时呕吐出水。大便干燥，约七天有一次。手足常发凉，苔白而湿滑。

脉象，右浮大弱，左弦细弱。胃部有明显的振水音。全腹部软弱。

我诊断为胃肠弛缓症，投予六君子汤治疗。但服药一周后，病情无明显变化，改投解急蜀椒汤治疗，疼痛逐渐减轻，从第三周开始食欲渐增，精神好转，但是出现左侧腰部疼痛。尽管如此仍守前方，腰痛遂即消失。至第八周，感觉腹部胀满，多梦。继服前方，至第十二周，腹部渐有弹力，大便每天一次，体重也增加，血色明显好转，与以前判若两人。

329 主诉腹痛呕吐的患者

自称是汉方信徒，对汉方医学深深信赖的六十四岁男性，于疲劳、饮酒后，昨晚突然出现右下腹疼痛，频频呕吐，自认为像阑尾炎。脉迟而弱，口不渴，舌无苔而湿润，体温也不高。疼痛局限于回盲部，略有抵抗感，有压痛，昨晚到现在未进食，但腹部膨满。

对此，我投予桂枝加芍药汤治疗，服药两天，仍腹痛、呕吐，无法入睡。

再次往诊。脉沉迟，脉幅减小。腹部症状同前。考虑之后，改投解急蜀椒汤治疗，服用一次后，腹痛呕吐即消失，第三天腹部已无任何不适。但随后因颈部活动受限而索药。我没有去诊察，考虑到项背强急便投予葛根汤治疗。服药二天后无效，邀请我出诊。

脉象浮而有力，颈部完全不能动弹，即使起立和躺下也需要他人帮助。无结胸（心下部如石头样发硬）、胸胁苦满和心下痞硬等症状，是应该使用葛根汤治疗的。但此方无效，推测一定有某种原因。

于是我想起最近一周该患者体温不高，但一直用冰枕冷敷后头部。

《金匮要略》痉湿暍病篇中有："病家一身尽痛，发热，日晡所剧者，名风湿。此病伤于汗出当风，或久伤取冷所致也。可与麻黄杏仁薏苡甘草汤"条文，遂投予麻杏薏甘汤治疗，服药二天病情去半，服药四天痊愈。

第拾壹章

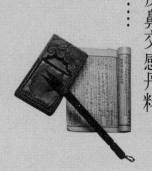

330 老人习惯性便秘

八十二岁老妇人，主诉便秘和夜间多尿而来诊。无心悸和浮肿，食欲尚可，口不渴，夜间排尿四五次，因此而不能熟睡。

我投予麻子仁丸治疗。该方效果非常明显，服药后大便一天一次，夜间排尿变为一二次。可是一停药，又出现便秘，所以时常来取药，嘱其将十天的药量一个月内分服。

331 二十余年的习惯性便秘

患者为七十四岁老妇人，从二十年前开始出现便秘，经常使用泻下剂。一九五七年五月三日初诊，约一年前起出现恶心，某医生诊断为胃下垂症。现在无恶心，但心窝部发沉，时有轻微疼痛。

脉象弦大，血压为174/92mmHg。腹诊，无胸胁苦满，全腹部紧张度弱。

我投予了麻子仁丸料。所谓麻子仁丸料，即不做成麻子仁丸，而是把麻子仁丸料作为煎剂使用。另外，通常遇到这种情况，我还加甘草1.5克。给予该患者大黄的量特别小，每天用0.3克。但是效果非常好，大便每天有而且通畅，服药二十天后停药。一年余之后，一九五八年九月上旬的一天，突然收到了该患者寄来的明信片，是介绍一名患者来就诊。明信片的最后写道，去年服药之后，二十年的便秘治愈了。

332 严重粉刺的青年

二十五岁的男性，数年前曾患肺结核，现在基本痊愈。但是面部出现粉刺，痤疮的顶部出现脓疱，此起彼伏，难以治愈。对此我投予清上防风汤治疗三个月，基本上治愈。但是头部发际处出现数个疖子，怎么也治不好，所以在清上防风汤的基础上，加桃仁1.5克。服用二三天后，面部的粉刺突然增多，痤疮的顶部又出现脓疱。吃惊之余，立即去掉桃仁，再服用，面部粉刺马上好转，六个月后治愈。

我以前遇到过使用桂枝茯苓丸治疗面部粉刺的妇女，病情反而加重的病例。桂枝茯苓丸中也含有桃仁。桃仁为何使病情加重，到现在也不清楚，所以特意报道一下该病例。

333 出现荨麻疹、粉刺和疖子的女性

二十八岁妇人，五年前结婚，未曾妊娠。于二年前开始面部出现粉刺，经常感染化脓。不仅如此，还常出现荨麻疹。大便一天一次，月经规则。

我投予清上防风汤治疗，服药二周后荨麻疹全部消退，粉刺也少了许多。可不知什么原因，开始便秘，故加大黄1.5克，用药后大便通畅，食欲好转。再用原方治疗不足两个月，粉刺完全治愈。

334 鼻塞头痛患者

患者为三十五岁妇人，高个子，略瘦，血色欠佳。直至数年前一直以开酒吧为生，现在是家庭主妇。十二三年前曾流产一次，后未再妊娠。

主诉仅有鼻塞头痛，鼻涕不多。查手掌干燥，粗糙，皮厚，脱皮。手心部有烦热感，月经不调，无白带，大便一天有二次左右，略有腹泻倾向，小便次数多。

腹诊，脐下方左侧腹直肌痉挛发硬，按之疼痛。

询问口唇发干吗，回答说干燥。最后患者说想怀孕生子，就诊的目的好像是治疗不孕。

为此，我投予温经汤七日量进行观察。服药后鼻子稍微通畅，手掌皮肤有了柔润感，又给予七日药量。服完药物后，鼻塞消除，头痛停止，左侧手掌皮肤也基本正常，大便也已成形。还有的变化是以前月经来潮时昏昏欲睡，但这次没有任何异常。自己没有觉察到，但邻居说突然变胖了，一测体重，发现增加了二公斤。继服上方七天。

就这样，该患者基本上恢复了健康，再次来诊时，带来了其丈夫。但最后并没有如她所希望的那样怀孕，便停止了服药。

对该患者使用温经汤是根据《金匮要略》妇人杂病脉证并治篇中的这一条："问曰：妇人年五十所，病下痢（一版本有下血）数十日不止，暮即发热，少腹里急（下腹部拘挛），腹满，手掌烦热（手心发热），唇口干燥，何也？师曰：此病属带下（指妇科疾病）。何以故？曾经半产，瘀血在少腹不去。何以知之？其证唇口干燥，故知之。当温经汤主之。""亦主妇人少腹寒，久不受胎；兼取崩中去血（子宫出血），或月水（月经）来过多，及至期不来。"

《勿误药室方函口诀》〔日本明治时期医家浅田宗伯（1815-1894）医著——译者注〕对该条的注释云："条文论述胞门虚寒（子宫冷之意），该方用于妇人血室（指子宫）虚弱，月水不调，腰冷、腹痛、头疼、下血等种种有虚寒证候者。所云五十等等不可拘泥，应当以方后主治为依据。还适用于下血症、唇口干燥、手掌烦热、下寒（下半身发冷）、腹中无肿块者。"

335 诊断为胸膜炎、类风湿、神经痛、腹膜炎等长年病痛的患者

患者为二十一岁未婚妇人，数年来分别被诊断为胸膜炎、类风湿性关节炎、神经痛和腹膜炎等不同的病名，曾进行过现代医学治疗，也尝试过针灸、按摩、指压以及其他的民间疗法，均无明显效果。最后来本院就诊。

初诊于一九五三年二月三日，患者血色不佳，营养状态一般。

患者叙述如下：

下肢发冷，头面轰热感，轰热时如火烧般发烫。便秘，腹胀难忍。无食欲，特别是在早上，早饭只吃一口。肩胛部强凝不适，右侧较甚。从腰至下肢乏力，夜间睡眠欠佳，有时出现右侧胸痛。有时痔

疮出血，月经不调，经期易错后。

脉象沉弦，主诉腹部膨满，但腹诊时未触及明显膨满，仅脐左右两侧以下有压痛，右侧稍重。听诊自右肩胛部至腋下呼吸音微弱，但X线胸片并无提示胸膜炎表现，体温37.3℃。

我考虑为腹膜炎引起的粘连、便秘。

于是，以头面轰热和便秘为指征，试用三黄泻心汤治疗。服药后，头面轰热好转，但便秘无变化。大黄的用量改为2.0克，服后仅有少量大便但不完全通畅，仍有腹满。试改投大柴胡汤治疗后，反而腹胀，更加食不下。于是改为温下法，投予桂枝加芍药大黄汤治疗，服药后身心感觉好。但继续服药一个月左右，大便无论如何还是不通畅，仍有头面轰热感。这次改用加味逍遥散治疗，服药后，大便完全不通，严重肩凝，情绪反而变差了。真是束手无策，试用三和散，无效，麻子仁丸也无效。即使每日大黄量用至6.0克也不见效果。试投大建中汤治疗后，情绪好转，但连续服用十天后，便秘加重，很难受。

这种状况持续了一段时间，一天我不经意地翻阅《众方规矩》〔日本战国时期医家曲直濑道三（1507－1594）医著——译者注〕，疝气门中的神效汤映入眼帘。

《众方规矩》神效汤条云："治一切疝气。多为热郁于中，寒束于外。"在古人称为疝气的疾病中，也包括粘连引起的肠狭窄，于是决定试用该方。

治疗效果值得惊叹。服该药后，患者身体感觉舒适的程度大大超过了以前服用过的任何药物，大便通畅，每天或隔日一次，食欲渐增，患者很高兴。我们都期待着这次能够治愈，于是连续服用该方约十个月。其间有时停药十天左右，会出现便秘。现在已停药一年半，但患者完全恢复了健康，与治疗前相比判若两人，大便通畅，每天一次，不管吃什么也无不适，腹部不胀，肩背无强凝，晚上睡眠也很好。

我从该验案得到了启发，后来经常使用神效汤，迄今为止治愈了许多疑难痼疾。

336 阑尾炎术后粘连而致便秘

患者为三十三岁妇人，二年多前行阑尾炎手术，术后引起粘连，出现便秘、腹痛、腹部膨满等症状，于八个月前又进行了粘连剥离手术，但近来还是有便秘、腹胀和突胀样疼痛。脊背感觉沉重，并有痛感。有的医生认为上述症状是胃下垂的表现。月经规律，但经期前后腰痛。

腹诊，腹部从脐以下均膨满，多处有压痛。可闻及气体移动声，仔细观察可看到肠蠕动。

这样的症状，即古人称为"疝"的疾病。于是应用《众方规矩》〔日本战国时期医家曲直濑道三（1507–1594）医著——译者注〕中的神效汤，大便变得通畅，虚恭多出，腹部膨满减轻。

由于身体感觉很好，便又忙于工作，结果出现头重、头晕，继续服用前方，症状减轻，也不觉得疲劳了。共服药约七个月，停止治疗。以后失去了联系，不知状况如何，多半是痊愈了吧。

337 婚后第十六年初次妊娠的妇人

三十九岁妇人，主诉胃痛而来诊。腹诊，腹部无力，脐部可触及悸动。腹部有轻微疼痛，无压痛，虽有食欲，但因害怕疼痛而控制饮食，大便一天一次。

对此，我投予安中散治疗。服药约一个月，胃痛痊愈，遂停药。大约过了半年，患者又来诊，仍诉胃部不适，恶心欲吐。

诊察后认为是妊娠三个月左右的妊娠恶阻症状。当我告诉患者时，患者说结婚十六年来一次也没有怀孕过，这次也不会是怀孕的，很直率地表示并不相信我的话。于是到妇产科诊察，其结果正如我所说，是妊娠。妊娠期满后，生下一健康男孩。

安中散常用于胃酸过多、胃溃疡、胃下垂等表现出胃痛症状者，该方剂原本是以治疗"疝"所致腹痛为目的而创立的。该患者的怀孕也许是安中散治愈"疝"病而带来的结果。

338 胃溃疡术后仍腹痛不止

患者为四十五岁男性，二年前因胃溃疡而进行了三分之二胃切除的手术治疗。术后一段时间身体状态尚好，但从约一年前起出现脐下和右季肋下疼痛。

脉弱，腹部无力，脐上悸动明显，悸动部位有压痛，脐下和右季肋下无压痛及抵抗。大便一天一次。腹诊时手掌可以感觉到气体的移动。

对于这种情况可以考虑使用的方剂有人参汤，但我还是投予了安中散加蜀椒2.0克。

该方效果很好，服药七天后再诊时，腹痛已基本上消失。约一个月后，腹部有了弹力，脐上的悸动和压痛也触及不到了。

339 因肝硬化而腹水积聚的患者

患者为四十五岁妇人，平素胃弱，曾被诊断为胃下垂症。一九四七年曾行输卵管结扎术。一九五三年夏开始出现嗳气、呕吐、胃痛等症状，被诊断为胃溃疡。于当年秋天在某医院进行手术治疗，胃的四分之三被切除，同时也摘除了胆囊，当时已被告知肝脏功能不好。手术过程顺利，但约一个月后开始出现腹泻，随后便出现发热。发热难解，39.0℃左右持续约二周。其间腹部渐渐胀大，医生诊断为腹水，告知也许是肝硬化。伴有下肢浮肿。注射链霉素治疗后，热度一时下降，但很快又回复到38.0℃左右并持续着，伴有盗汗。

现有症状，除发热外，有腹水、呕吐、胸内苦闷感。无食欲，每天有大便。患者处于这种状态，一天一天地衰弱下去，腹水在持续增加。

患者要求在现代医学治疗的同时，再并用汉方药物，于是便投予了分消汤。服药二三天后，呕吐停止，尿量增加，三周后大部分腹水去除，体温也恢复正常。二个月后，食欲增进，体力也增加了。从那以后三年多来，一直在工作，身体健康。

340 膀胱炎久治不愈的肢冷证患者

患者为二十七岁肤色白、消瘦的妇人，由其母亲陪同来诊。诉全身不适，但最感痛苦的是排尿痛，并持续了四个月。尿频，排尿时从下腹部至尿道疼痛。白带甚多，月经期长，有半个月之久。妇科医师诊断，除膀胱炎外，还有子宫后屈和子宫内膜炎。食欲全无，有时腹泻，下半身经常如冰一样发凉，虽然才九月份，却已经在使用暖水袋。

脉沉小弱，全腹软弱，脐周围和左下腹有压痛。按压膀胱部位时，有尿意，感觉不适。

对此，我投予了清心莲子饮。服药一周后再诊时，诉感觉略有好转。服药第二周时，排尿痛减轻，一直存在着的行走时下腹部的牵拉样疼痛消失了。

但下肢发凉严重，甚至影响睡眠。于是在第四周投予真武汤合甘草干姜汤，但症状仍无明显改善。便改投桂枝加苓术附汤加当归3.0克。该方有明显效果，下肢变温，心情好转。带下也减少，患者很高兴。但不知是好事还是坏事，长子刚刚二岁，患者却又怀孕了。因担心身体虚弱便做了人流手术，术后立即出现发热、带下增多、腹胀、食欲下降、口渴，其母代为来诊。我投予了柴胡桂枝干姜汤。服该方四五日后体温下降，身体感觉好转，但排尿时尿道仍有隐约的疼痛。于是又给予清心莲子饮，服药四五日后排尿痛消失了。但不清楚是月经还是子宫出血，有大量的出血，甚至不敢活动。便投予芎归胶艾汤，服药七天后，出血停止。接着又出现唾液在口中积聚、胃部沉重、下肢发凉疼痛并牵及腹部等症状，于是投予当归建中汤，终于治愈了。

341 背部冰冷疼痛及腰

三十三岁男性，汽车司机。平时体弱，既往曾患肺炎和肺门淋巴结炎。

这次发病于一个月前，感觉身体寒冷，精神萎靡，不想做工作。某医生说并无大病，注射某药物治疗，但未见任何效果。总是感觉背部冰冷，并且时时有疼痛的感觉从背部传向腰间，下肢也疼痛乏力。大便约四天一次，质硬。嗜烟，喜食肉食和甜点。胃有振水音。

诊察过程中好像也怕冷，面色不佳。

对此我使用了清湿化痰汤治疗。该方效果显著，仅服药三天，寒冷感便无影无踪了，有了工作的愿望，背部和下肢的疼痛也基本上消失。患者说，如果知道是这样，早些来看病就好了。服药十天后便外出工作了。

背部有点状如冰一般寒凉感，是应用该方的指征之一。该方用于肋间神经痛样的胸痛也多有良好的效果。

342 尿道淋症排脓不止

患者为五十五岁男性，约一年前患淋病，至今常常于尿道口有脓附着。晨起小便常呈混浊状态。余无其他异常。

腹诊未见瘀血的腹证，也无胸胁苦满。只是腹直肌于下腹部略有拘急突出的感觉。

对于上述症状投予了龙胆泻心汤治疗。服药月余，尿道排脓完全停止。但在尿中还可以见到淋丝，便向患者强调还需继续服药治疗，但患者说打算停药一段时间，便中止了治疗。

343 鸡蛋大小的子宫肌瘤

一妇人，被某医院诊断为子宫肌瘤，建议手术治疗。患者随后到二三家医院就诊，均被告知为鸡蛋大小的子宫肌瘤。

现有症状为带下，疲劳和工作过度时感觉尿道有异常感而身心感觉不良。

对于子宫肌瘤，一般多使用桂枝茯苓丸，但我以上述症状为指征，投予了龙胆泻肝汤治疗。服用约三个月后，因自觉症状好转，遂又至前述医院检查，结果发现子宫肌瘤完全消失了。于是患者便讲述了服用汉方药物的治疗经过，但该医生却说了些内服药物不可能消除子宫肌瘤，大概是以前诊断错误之类的话。

344 主诉头重、耳鸣、眩晕的动脉硬化患者

患者为五十二岁男性，一九五六年四月十二日初诊。

该患者既往有梅毒病史。这次感觉不适始于一九五三年十一月左右，因出现头重、眩晕和耳鸣而至某医生处就诊，被认为是高血压所致，当时的收缩压是194mmHg。其后一直在该医生处治疗，每周测量一次血压。至一九五四年夏天，收缩压仍在180mmHg左右，自觉症状也未消除。此时打算治疗梅毒病，从九月起注射肿凡纳明和服用加入碘剂的溴化物。连续治疗了五个月，一直具有的自觉症状也未消除，华氏反应为阴性。

于是被推荐汉方治疗，服用某药店制作的药物，出现口干、轰热感，一个月后中止。

现有症状：头重、眩晕、耳鸣、背痛、腰痛、头后部紧张感、排尿后不快感等。大便软，一天二次。

脉略沉弦，血压右侧158/94mmHg，左侧167/102mmHg，左右间差较大。右侧有胸胁苦满。

我投予钩藤散治疗，一周测量一次血压，具体数值如下（mmHg）。

右侧140/86，左侧152/92；右侧130/82，左侧132/80；右侧134/84，左侧134/80；右侧132/94，左侧132/92。

从服药第三周起患者的主诉症状开始减少，两个月后所有的不适

感均消失。

但在此时，有时出现血痰，遂于前方中加地黄。其后仅测量右侧血压，具体数值如下（mmHg）。

126/76，136/88，116/90。

血痰消失。

其后两周测量一次血压（mmHg）。

128/90，120/60，126/80，128/80，130/86，134/84，120/76，118/70，124/80。

这时又有一段时间出现血痰，早上起床时有咳嗽。于是改投栝蒌枳实汤。服药二周左右咳嗽停止。其后也未再出现血痰。血压数值如下（mmHg）。

128/86，130/88，128/74，130/82，128/76。

随后停止了治疗。距今已近两年，该患者介绍另外的高血压患者来诊，据说该患者血压不高，很健康地工作着。

345 肛门周围炎和淋巴腺炎

消瘦、面色苍白的二十八岁青年，曾患胸膜炎，这次因痔疮加重而来诊。

脉象沉小弱。腹诊，腹壁薄，腹直肌拘急而突出。

肛门近旁可见已经化脓而呈白色的部分。所患为肛门周围炎，但疼痛与压痛均较轻微。

患者希望不做手术而能够治好。

我试用托里消毒饮，服药一周，脓肿已消除大半，三周后痊愈。

后来使用托里消毒饮治疗另一例疼痛剧烈的肛门周围炎，但没能取得类似该病例的效果。

另对一例已经化脓的下颌淋巴结炎患者，应用托里消毒散取得了显著的疗效。

患者为五岁的男孩，约十天前出现下颌淋巴结肿大，由于无明显疼痛，便未加以治疗。随后肿胀加重，颈部好像戴了个胶皮套，连脖子转动都显得困难，由其母亲陪同来诊。该患儿是在本书第337例病例中介绍的妇人因安中散治愈胃痛后于婚后第十六年怀孕生下的那个值得纪念的孩子。

体温与平时相同，局部有压痛，但自觉并无明显疼痛。

对此我投予了托里消毒饮，服药的第三天早上，醒来后已经可以自由地张开口，脓液从脖子流到了后背。于是在患部涂上紫云膏，淋巴结的肿胀渐渐减轻，二周后局部恢复如常。

也曾用托里消毒饮治愈过化脓性乳腺炎。但对于疼痛剧烈、有高热者无效，对体力衰弱、难于治愈的病例有良效。

346 阑尾炎术后从疮口出脓的患者

患者为四十七岁的蔬菜店主，约五个月前因阑尾炎而进行手术治疗，术后创口不愈合，经常流脓，需要再次手术。因而来诊询问能否不手术而治愈。患者大便、小便均无异常，有食欲，只是身体易疲劳，手术的创口处有一个可以插入铅笔的孔道。

我对此使用了内托散，服用十五天左右再诊时，创口处已经长出新的红色肉芽，分泌物已很少。仍给予前方十五天量，药物服完时，创口处已经完全封口，分泌物消失。继续使用紫云膏涂局部两个月。

三年后，创口处仍完好无碍。

347 化脓性中耳炎

四十六岁妇人，曾患慢性中耳炎，平时无排脓，仅有听力下降。另外，数年前患类风湿性关节炎，现在手足关节肿胀。

约一个月前发热，继而出现左耳疼痛、流脓。每天在耳鼻喉科注射青霉素治疗，但效果并不明显，因为病情严重，恐怕有耳聋的可能，医生建议手术治疗。

患者极其消瘦，面色苍白，勉强能够行走的样子。因耳痛而致失眠。

脉弦数无力。腹部凹陷而硬，脐部可触及悸动。

我投予内托散进行治疗观察。二周后，流脓减少了，耳鼻喉科医生说这种状态不做手术亦可。同时疼痛消失，开始有了食欲。约一个月后，流脓全部停止，活动一天也不感觉疲劳。仍继服前方一个月后停药。近一年的时间过去了，没有再发。

内托散具有排脓、促进肉芽生发和伤口愈合的功效。

348 痔疮疼痛出血

患者为四十三岁肤色浅黑的男性，曾患痔疮，近来排便时疼痛并有出血，酒后出血加重。傍晚两足乏力。

我投予芎归胶艾汤治疗，服药后第五天出血减少，第十天出血便完全停止、疼痛也消失。但不知什么原因，却出现腹泻。于是给予真武汤三日量，服药一天后腹泻即止，遂愈。

该患者后来又两次出现痔疮出血，均投予芎归胶艾汤而愈。

除痔疮出血外，芎归胶艾汤还用于子宫出血、肾脏出血、衄血（鼻衄）及其他出血证。

349 颜面顽固皮肤病

这是二十五年前的事情。我妻子为顽固皮肤病所苦。皮疹大致呈圆形，以两颊为中心向外扩展，瘙痒，色微红，干燥，有微小的皮屑。遇强风或日光后，红色变浓，瘙痒加重。

我打算用内服药物来治疗，先后投予大柴胡汤加石膏、大黄牡丹汤加薏苡仁、桂枝茯苓丸和黄连解毒汤等，治疗达百日之久，未见任何效果，反而有加重的倾向。最后甚至认为用汉方可能无法治愈了。

于是我改变了治疗思路，反复考虑后，用阿胶滋润皮肤的干燥，用黄连、黄芩去除皮疹的发红与热感，便投予了黄连阿胶汤。该方效果显著，服药一次后，皮疹的发红即变淡，一周后瘙痒消除，约一个月后痊愈。

我从这里得到启发，知道了对于这种皮肤病黄连阿胶汤有效。后来用该方治愈了多例妇人颜面的皮肤病。

应用黄连阿胶汤的指征是，皮疹小、隆起不明显、疹色带有红色、干燥等。

350 反复出现急性胃肠炎的幼儿

虚实的判断说起来好像容易，实际上很难。平素虚证体质的患者，发热时会表现为实证；相反，平素为实证的患者，发热时又有可能表现为虚证。一般在患急性病时，平时的虚实不能成为"证"的决定性因素。

试举一例如下。

患者为五岁的男孩，平素为肤色苍白的虚弱体格，经常生病。该患儿的父母也因身体虚弱，日常生活离不开医药。在汉方医学看来属于虚证。

初诊为一九四〇年四月十八日，诉昨夜起体温上升至38.0℃多，有时腹痛。腹诊，心窝部略有发胀倾向，无膨满感。腹部无压痛，仅有轻度恶心，无食欲，两足无力。

对于上述症状，试用了一天的柴胡桂枝汤，但翌日体温上升至38.5℃，且夜间身体感觉不适，基本上没能入睡。二天来无大便。

考虑到这些情况，便投予了一天的调胃承气汤（大黄1.5克、芒硝1.0克）。于是当天下午，排出多量大便，发热也消除，精神状态好转。第二天，改投桂枝汤，服用二天后痊愈。

四个月后的八月十日，该患儿又来诊，一天腹泻五六次，胃痛，时有呕吐，有低热。

腹诊，腹部有振水音，腹部软而凹陷。精神差。

于是投予了一天的人参汤。使用人参汤的理由主要是有腹痛、呕吐和腹泻，但腹泻为少量水样便，无里急后重感，小便量多，腹部软弱无力等。

第二天，腹泻停止，但仍有腹痛和恶心，发热不退。于是投予一天的桂枝加芍药汤，但似乎没有任何效果，下肢无力，烦躁，并出现严重口渴。

从这些症状考虑，觉得其类似调胃承气汤证。又投予调胃承气汤一天量，夜间二次排出多量大便，体力迅速恢复，体温也正常了。于是以调理为着眼点，给予桂枝汤三日量，遂痊愈。

调胃承气汤具有调整胃肠功能、除热的效果。热病时多用顿服的方法。

351 每夜频发哮喘咳嗽

四十九岁男性，约一年前起患气管炎，曾经过二三名医生治疗，未见任何效果。一九五三年十一月八日来诊，要求继续治疗。主诉夜间频发咳嗽，并伴有哮喘和轻微的呼吸困难，咽喉右侧好像有受伤的感觉。其他症状有右侧肩凝，痰少，不易咯出等。

患者中等个子，胖瘦适中，腹诊，胃部有振水音，腹部有弹力，腹壁紧张度适中。少量饮酒，不吸烟。

《众方规矩》〔日本战国时期医家曲直濑道三（1507－1594）医著——译者注〕对于夜间咳嗽使用滋阴降火汤，晨起咳嗽使用栝蒌枳实汤。根据这个口诀该患者宜用滋阴降火汤，但对于哮喘、呼吸困难和胃部振水音者，还是栝蒌枳实汤为好。痰不易咯出是两个方剂共有的征候。于是我打算首先使用栝蒌枳实汤，如果无效则再用滋阴降火汤。

但服用栝蒌枳实汤四五日后，咳嗽减轻，痰变得易咯出，渐渐地哮喘也停止了。继服该方八周，完全治愈。五年过去了，现在即使是冬天也再无咳嗽哮喘之苦。

352 老妇人的类风湿关节炎

六十五岁肥胖的妇人，主诉四肢关节痛而来诊。但任何关节也无明显肿胀，晨起时感觉关节僵硬，但一旦活动开后便无障碍。另外，有眼花、肩凝、失眠、头痛、便秘等症状。

脉沉而有力，血压174/60mmHg，腹部膨满，但无胸胁苦满，左下腹部可触及条索状抵抗物，该条索状物有压痛。我考虑这是少腹急结的一种类型，诊断为瘀血证腹证。

我投予了疏经活血汤治疗，服药二周后，关节疼痛去除，大便通畅，夜间亦能熟睡。服药三周后便停药了。

后来与该患者失去了联系，疏经活血汤如此显著奏效者少见。

353 肺脓肿

肺脓肿的初期，在患者尚有充分体力的时期，使用桔梗白散（即三物白散——译者注）后，会出现顿然的轻快。但对于进入慢性期体力衰弱者反而不好。曾将桔梗白散用于白喉患者，服药五分钟左右，假膜便完全消失了。

下述为桔梗白散用于肺脓肿的病案。

患者为二十五岁妇人，与男友同居于某公寓。数日前出现胸痛，在附近几处就医，或被说是肋间神经痛，或被诊断为胸膜炎。

我被邀往诊时，患者体温上升至近38.0℃，咳嗽，仔细观察咯出的痰，是一种肺脓肿特有的臭痰。

病灶在右肺上叶，局部自觉疼痛，右侧肩凝，脉洪大有力。

我打算试用桔梗白散。桔梗和贝母各1.0克，巴豆0.5克，将其混合，均分两份，温开水送服一份。二三分钟后，患者开始呕吐，约五分钟后，随着咳嗽吐出一块核桃大小的脓块。约二三十分钟后，开始出现腹泻，泻出多量白色黏液。但患者自觉胸中宽畅，身心感觉好转。

翌日体温恢复正常，胸痛也消失。于是改投柴胡桔枳汤，服用一个月左右，完全治愈。

还有一个病案，为五十岁男性，诊断为右肺下叶浸润，走进病室时可闻到肺脓肿样恶臭，再看咯出的痰，可以确诊是肺脓肿。

患者体力尚好，脉亦有力，于是投予桔梗白散顿服。不到十分钟，患者有烧心感，然后开始呕吐，先吐出食物，随后吐出鸡蛋大小的肉块。约三十分钟后开始腹泻，此时迅速喝下一碗事先准备好的冷粥，二十分钟后腹泻停止。该患者于服药前体温近40.0℃，呕吐出肉块后体温开始下降，夜间便恢复至正常。

继投柴胡桔枳汤加葶苈子3.0克，服用两个月左右而愈。

桔梗白散含有巴豆，为峻烈之品，必须注意使用方法。如果避免用于体力极度衰竭者、老人和幼儿，还是安全的。

服用该方数分钟后，出现呕吐，二三十分钟后出现腹泻。如果打算早一些止住腹泻，可以进冷粥一碗。

巴豆存放日久或脂质少者无效。

354 因梅毒而失明的患者

患者为五十一岁男性，血色欠佳，于一九五四年二月二十日初诊。

患者诉自一九五一年开始出现视力模糊，在某大学附属医院眼科诊治，被认为是梅毒所致，予以热疗法治疗，病情反而加重。目前视力程度只能勉强分辨明暗，即使在室内走动，也得借助他人，初诊当天也是由其夫人领进诊室的。大便一天一次，时有头痛，下肢发凉，腹诊可触及脐上悸动，脉弦。余无明显异常。

我没有专攻过眼科，无法评估患者的眼底状况，对能否治好也缺乏信心。但《众方规矩》〔日本战国时期医家曲直濑道三（1507－1594）医著——译者注〕中写道，滋肾明目汤可用于内障导致的失明，于是便用该方予以治疗。此前曾使用过该方，有的患者视力有所恢复，但愿这名患者视力能够有所提高。

一个月后患者又来就诊，自诉多少有点好转。所以继服前方一个月，至五月下旬，可以看见拉门的木格，到了十月份的时候，可以一个人坐电车来诊了。从那以后，可以稍微做些工作，继续服药二年，视力恢复到了0.3。

355 所谓的五十肩（肩周炎）

十味剉散，有时用于肩周炎。以有肢冷证、血色欠佳为应用指征。

某妇人四十八岁，因五十肩来诊。患者高个子，血色欠佳。平素有肢冷证，两个月前开始出现左侧肩关节疼痛，不能系腰带，上肢也不能抬起。曾在东京某医院就诊，被诊断为肩周炎，告知无特殊治疗方法，二三年后会自然痊愈，但是就这样下去的话，这二三年间无法忍受。

于是我投予了十味剉散，服药一周后，自己能系腰带了，又服药两周，接近痊愈。

这是疗效最好的一例，多数病人需服药一二个月。

356 欲自杀吞服硫酸后呕吐不止

患者为五十四岁男性，患有失眠证。三个月前，吞服工业用硫酸企图自杀未遂，二十天后恢复了健康，但是开始出现呕吐。食物虽然能通过食道，但是一小时后会呕吐出来。所以出现消瘦、皮肤粗糙而没有光泽。

脉微弱，舌干燥，有少许白苔，大便二三天一次，且量少。腹诊，从心窝处至脐部略偏左，有一拳头大的膨隆部分，有压痛。患者总觉得心窝部有堵塞感。

对此我投予了生津补血汤治疗。服药一周后再诊时，呕吐完全停止，食欲有所增进。继服前方五周，身体恢复良好，又可以继续工作了，遂停药。

357 声音嘶哑的老人

七十三岁，为皮肤略黑、身体壮实的男性，约于一个月前出现咳嗽，渐渐声音嘶哑以至不能出声。现在咳嗽几乎停止，但总觉得有痰络于喉咙，并且喉咙深部有干燥感。

我投予滋阴降火汤治疗。由于担心是喉癌，所以另外向患者交代，服药二周后，若无任何变化的话，请到耳鼻喉科进一步检查。

但是，服药一周左右，就稍微能出点声音，二个多月后，可以像平常一样说话了。

滋阴降火汤对于干燥无痰的剧烈咳嗽有良效。老人不停地夜间咳嗽也有适于本方者。

曾用于慢性肺结核患者时有咯血者，有效。

358 腰痛和下肢麻木

患者为体格良好、肥胖的四十六岁男性，自诉三年前患急性肺炎治愈后，出现腰痛，曾经接受治疗，但效果不佳，又到按摩师处就诊，反而疼痛加重。后又在骨科被诊断为腰椎错位，正在进行石膏固定治疗。可是腰痛依然如旧，从左大腿到膝部之间感觉麻木，总觉得不舒服。为此，戒掉了喜欢的酒，但仍不见好转。经友人推荐用汉方治疗而来我院就诊。初诊日期是一九五三年十月五日。

脉略沉，腹部柔软有弹性，无胸胁苦满，也无腹直肌痉挛。虽然第四五腰椎有压痛，但无活动受限。大便通畅，一天二次。

我嘱其拆掉石膏，投予补阴汤治疗。服药十天后再诊时，腰部轻快，麻木也减轻。患者高兴地说第一次感受到了治疗的效果，每天连续服药，直至翌年的五月下旬，完全治愈，可以打高尔夫球了。

359 诉胃痛和烧心的胃溃疡患者

患者为五十岁男性，从三年前开始，胃溃疡反复发作。

初诊时间为一九五七年二月十二日。

主诉食后三小时左右出现胃痛和烧心。舌苔白，大便一天一次。有烟酒嗜好。

腹诊，胃部略膨满，正中线稍偏左处有压痛。

对于胃溃疡，甘草栀子黄连汤治疗多有效。对有烧心症状的患者使用该方时，胃痛消失，但是会出现更严重的烧心症状，再转投清热解郁汤可治愈。所以对该患者一开始即投予了清热解郁汤治疗。

该方非常有效，七日药量尚未服完，胃痛、烧心症状全部消失。可是担心复发，又给予了一个月的药物，同时嘱其戒烟戒酒。

最近整理该病案，又确认了该患者停药以后的情况，自那以后既无胃痛，又无烧心症状，很健康。

360 幼儿头部湿疹（胎毒）

体格健壮的四岁女孩，生后不久，以头部为主，前额、耳周出现顽固性湿疹，自诉瘙痒，久治不愈。头皮上出现厚痂，剥离厚痂后，有分泌物流出，然后再结痂。这就是古人所说的胎毒，幼儿常见的湿疹。初诊为一九五三年十月五日。

患儿家长介绍说，这个湿疹在皮肤科治疗时，会一时好转，但随后又加重，不能痊愈。患儿食欲旺盛，吃得多，喝得多，但是大便硬，有便秘倾向。

对此我投予了大芎黄汤治疗，其中大黄为1.0克，服药后，大便每天一二次。十天后，瘙痒减轻，结痂也渐渐变薄了，四十天后看上去已经痊愈。但是停药一段时间后，又开始迸发出小湿疹。再予以前方治疗，这次连续服用了两个月，完全治愈。

361 肩凝、头痛、腰痛、白带多的梅毒患者

三十四岁的家庭主妇，三年前开始知道患有梅毒。自那以后，一直在进行治疗，但是血液检查仍不能转阴性，并有如下症状。初诊为一九五一年六月十六日。

肩凝、头痛、眼底疼痛、腰痛、下肢发冷、右下腹疼痛、白带多、小便频数、月经正常、外痔时有疼痛。

听诊时发现心脏瓣膜病。脉沉涩，腹诊时于左下腹髂骨窝处可触及对按压敏感的条索状物，即少腹急结。

我投予香川解毒剂合桂枝茯苓丸治疗。患者很有耐心，坚持服药近三年，因而肩凝、眼痛、头痛、白带多、腰痛均减轻，外痔只剩下一个，如红小豆大，疼痛消失。其间进行两次血液检查，均为阴性。

362 诉眼睑发红、灼热和瘙痒

一九四○年十二月上旬，二十三岁的妇人来院就诊。患者说去年曾来就诊过一次，开了七天的药，未服完就治好了，直到现在。今年又出现了同样的症状，眼睑周围瘙痒难忍，搔抓后成了这个样子。

一看，两眼的眼睑周围发黑而略带有红色，如画的脸谱，用指尖

触摸患处略有热感，大小便等其他均无异常。

查阅去年的病历，看了一下治疗经过，使用的是栀子柏皮汤。于是这次还用同样的方剂治疗，给予了七日量，遂痊愈。

363 诉失眠、头重、耳鸣、肩凝并有易疲劳感的患者

患者为六十二岁男性，诉数年来失眠、头重、耳鸣、肩凝、易疲劳，也没有食欲。

到目前为止，用过多种安眠药，并就医治疗过二年，效果不明显。

患者身体消瘦，腹部无力，脐部悸动明显。我投予酸枣仁汤治疗，服药月余，耳鸣、肩凝、头重症状消失，可以安静入睡五六个小时，记忆力也增强了。于是改投小柴胡汤，食欲增强，体重也增加了。某日患者说，服药后性欲变得旺盛，仿佛年轻了十几岁。继续服药，十几年的痔疮顽疾也得到了治愈。

酸枣仁汤是治疗失眠的方剂，但也有止盗汗、通大便的作用。

364 主诉胸背痛的顽固性胃痛

一般日常诊疗中，使用赤石脂丸的机会很少，前辈们关于使用该方的经验，也几乎没有什么描述，在这里试举一个应用该方的罕见病例。

患者为四十一岁妇人，一九三七年三月十九日初诊。患者自七年前

开始，一年到头每天后背放进一个怀炉，到了冬天腹部再加一个，经常于腹背两面温暖着。天气稍一凉，从心窝部延及胸、背疼痛难忍，放进怀炉后才容易挺过去。像这样的身体，想必天气热时会好些，但并非如此，夏天反而全身乏力，什么工作也做不了。睡觉时，流着汗，还得盖着被子，几乎无法入睡。饮食一般，大便一天一次，安静时小便容易排出，稍微一活动则排出困难。有时下肢浮肿，头重。

如上所述症状，谁都会认为是附子证。我也首先投予桂枝加附子汤，后来是附子粳米汤、附子理中汤等，效果均不明显，又改投安中散。患者七月下旬带药去了四方温泉。但在逗留的四五天里，胸背剧烈疼痛难忍，所以急忙回家，前来就诊。

这些症状与《金匮要略》"胸痹心痛短气病"篇中的赤石脂丸条文非常相似。该条文曰：

"心痛彻背，背痛彻心，乌头赤石脂丸主之。

乌头赤石脂丸方

蜀椒一两（一法二分）　乌头一分炮　附子半两炮（一法一分）

干姜一两（一法一分）　赤石脂一两（一法二分）。

上五味，末之，蜜丸如桐子大，先食服一丸，日三服。不知，稍加服。"

我决心试用该方，让患者在接待室里等着，把这些药物用药研碾成粉末，用蜜掺练，做成了如梧桐子大小的药丸。

先服了一丸，大约过了二十分钟，仅在胸背疼痛的部位出现局限性灼热感，犹如胸部和后背着火的感觉，先前如此剧烈的疼痛好像从来没有存在过似地消失了。

其后，稍微出现疼痛时，只服该药丸一粒即可以止住胸背疼痛。这样共服了赤石脂丸五十粒，数年的痼疾治愈了。

从那以后，又过了二十余年，该患者仍然很健康。

365 溃疡性口腔炎并发荨麻疹的患者

五十一岁妇人，约两个月前于口腔黏膜和舌上连续出现数个溃疡，进食和说话时疼痛，因此而影响情绪。又于二周前开始出现荨麻疹，也未能治愈。虽然有食欲，但因疼痛而吃不下。每天有大便。

对此我投予了凉膈散加荆芥2.0克、石膏5.0克。嘱患者煎取药汁，服药时先在口中含一会儿再下咽。仅用药三天，口腔溃疡便痊愈。但为了防止再发仍给予了二周的药物，服药过程中荨麻疹也痊愈了。

已经三年过去了，该患者的口腔炎和荨麻疹均未再发。

366 痔疮术后肛门瘙痒的患者

五十七岁男性，连续三次痔疮手术后，出现肛门周围瘙痒。手术医生给予了某种软膏，外涂后仍不见效果，瘙痒程度丝毫未减，甚至影响夜间睡眠。无蛲虫，大便无特殊异常，肛门周围干燥，略显青色。

投予栀子甘草豉汤，治疗三周左右，基本痊愈。

《伤寒论》论述道，栀子豉汤治疗"身热不去""虚烦不得眠""心中懊恼"等证。栀子甘草豉汤用于有上述症状而处于急迫状态者。我从以上各点得到启发，而对该患者使用了栀子甘草豉汤。

367 食道炎和食道息肉

我喜欢吃糯米黏糕，而且不管吃什么速度都很快，是急性子。在宴会上或者和朋友一起吃饭，我搁下筷子时，再看周围的人，一般刚吃一半。鉴于这种情况，我努力让自己慢慢吃饭，可是这种小时候形成的习惯，很难改变。因为这种急性子，就不时有被热茶烫嘴或喉咙被烫疼的事情发生。

一次，当急急忙忙地吃下一块热的烤黏糕时，感觉食道疼痛，大概是引起了食道烫伤。随后即使进流食也感觉胸口堵塞样疼痛。我想起了《伤寒论》栀子豉汤条对"胸中窒者"和"心中结痛者"应用栀子豉汤的论述，便想试用栀子豉汤治疗。栀子豉汤为栀子和香豉二味药物组成，但不凑巧手头没有香豉，便代之以甘草入了药，之所以用甘草是想到了它具有的镇痛作用。没想到服药一次就感觉到了显著的效果，为其如此好的效果吃了一惊。

基于这次的实际感受，我写了一个栀子豉汤治疗食道炎有效的报告，发表在一九三三年春阳堂发行的《汉方临床提要》上。三四年以后，福冈一位名叫栎本的药剂师读到了《汉方临床提要》，对一名在九州大学被诊断为食道息肉、只有牛奶等流食才能通过食道、必须手术治疗的患者，采集自家庭院栽种的栀子的果实（栀子），制成煎剂，成功治愈。我看到了这篇刊登在药学杂志上的报告，该病案也是以"胸中窒者"为应用指征的。

368 急性肝炎有黄疸的患者

二十六岁男性，约十天前出现超过38.0℃的高热，二三天后体温下降而随之出现黄疸。

现在的症状有：胸中堵塞样感觉，恶心，心情沉重，全身到处瘙痒感，口渴，小便呈茶色且量少。大便为灰白色，一天三次，量少。全腹软弱，心窝部无膨满。

对于急性肝炎的黄疸，多为茵陈蒿汤证。但该患者腹部柔软，各处均无膨满的感觉，并且也没有便秘，我觉得使用茵陈蒿汤很勉强，便投予了栀子生姜豉汤。

服药四五天后，胸部的堵塞感和瘙痒消失了，但尿量少和黄疸仍存在，便改投茵陈五苓散。服药一周后来诊时，黄疸已完全消失。

栀子生姜豉汤为栀子豉汤加生姜而成，以胸中堵塞感和恶心为应用指征。但该病例也许应该一开始就使用茵陈五苓散为好。

369 因脑梅毒而神态呆滞的患者

由其妻子带来就诊的三十八岁男性。面色苍白，神态呆滞，不能回答问题。

其妻介绍说，约从一年前开始出现记忆力减退，并诉疲劳倦怠感和耳鸣。其后病情渐渐加重，在某大学附属医院被诊断为脑梅毒，入院治疗三个月，但并未感觉到病情的减轻，遂出院，准备回农村老家。因患者的妻弟曾患胸膜炎在我院接受过治疗，想起这件事后便来我处就诊。

脉诊，患者伸出手臂时颤抖，脉细弱。食欲一般，大便基本上一天一次，也有时无大便。睡眠好。

对此我投予了反鼻交感丹。服药二周后，来信称变得有气力了。便又分两次寄去三周和二周的药物。五月四日来诊时，神情快活，与之前判若两人。虽然感觉头部沉重，但有时出现看看报纸之类的愿望。

但由于身心容易疲劳，还是在尽量避免脑力活动。继续服用前方至七月下旬，然后停药。从九月份开始去上班了，几乎和生病前没两样。用于该患者的反鼻交感丹为：茯苓5.0克、香附3.0克、反鼻（干燥品）（反鼻蛇，即蝮蛇——译者注）6.0克、干姜2.0克，均为一日量，水煎内服。《勿误药室方函口诀》称该方剂"治健忘甚者，或发狂后精神恍惚痴钝者，或痫郁心气怏怏不舒者"。

370 舌下长出的唾石

十五六年前的事情。一位在锦丝街经营美容店的妇人，二三天前发现舌头下面长出一个小舌，疼痛，影响睡眠。我想过去所说的重舌大概就是指这种情况吧。模仿治疗食道息肉的例子，对该患者投予了栀子加甘草。于是在服药的第二天，患者拿来了蚕豆大的淡褐色石头。原来服药后第二天早上，患者对着镜子看到新出的小舌端有个破口，有个硬东西要冒出来，随即用镊子夹了出来，便是这个石头。是一块唾石，这是一个使用栀子剂去除舌下腺结成唾石的病案。

前年，有一例与上述相同的病案。患者是琦玉县某镇一个蔬菜店的女主人。前一段时间，舌下长出一个小肿物，数天前突然增大，渐渐地疼痛加重，甚至合不上口了。外科医生说不做手术治不好。我诊察后，认为与前例相同，也是唾石。这次以栀子代替排脓散的桔梗，制成栀子枳实芍药汤给予了患者。前例的患者并没有清楚地诊断是唾石，给予栀子加甘草的目的是为消炎，如果确实是唾石的话，还应当加入枳实和芍药为好。该患者也是在服药的第二天，自然排出一个蚕豆大的唾石而愈。

371 自患急性扁桃体炎的经过

数年前的一个三月上旬，我时隔很久参加了一个集会，深夜才回到家中。因为太疲劳，就合衣睡着了。天快亮时醒来，感觉从喉咙至口腔非常干燥，并有灼热感。大概是因为平时入睡时把取暖炉挪开，而这一天因为太累，就这样睡着了的缘故。早饭进食很少，几乎是用茶冲下去的。从下午开始发热，超过38.0℃，变成了急性扁桃体炎的状态，咽痛难忍，咽口唾液就疼得掉眼泪。于是试用桔梗汤和半夏散来缓解咽痛，但没有效果。到了第二天，咽痛更甚，黏稠的分泌物覆在扁桃体的周围，想咯出黏痰而咳嗽时，全身汗出，痛苦不堪。这一天用了驱风解毒汤，也无效。这时忽然想到对食道癌患者使用利膈汤去除黏稠的黏液，减轻通过的困难，现在覆在扁桃体周围的黏稠分泌物能否用它来去除呢？自己现在的苦痛不也正是栀子剂使用指征之一的"心烦"表现吗？栀子豉汤是以"心中结痛"和"胸中窒"为应用指征的，咽痛不是可以看作是其延长吗？唾石之类的病变，栀子剂不也是有效的吗？这样一考虑，便觉得自己早就应该想到栀子剂了。于是，迅速取栀子3.0克、半夏3.0克、甘草2.0克水煎，慢慢地喝下去。随着一口一口地咽下，咽喉部的烦热得以去除，咽下也轻松了，第二天已基本痊愈。没有比此时更能够亲身体会到栀子的难能可贵之妙处了。

372 十二指肠溃疡

四十三岁男性，约一个月前被诊断为十二指肠溃疡而进行治疗，但效果不明显。初诊为一九五八年九月十五日。

主诉食后三十分钟左右上腹部疼痛。这种疼痛在安静睡眠时不发生。其他有眩晕、肩凝、背痛。大便一天一次，潜血阳性。小野寺氏压痛点（肢体深部按压感知点——译者注）左右均为强阳性。

腹诊，上腹部正中线略偏右处有压痛。我投予甘草4.0克、栀子2.0克、黄连2.0克治疗，服药四五天后疼痛减轻。但大便变硬，有便秘倾向。于是给予栀子3.0克、黄连1.0克。大便每天有，并且排便舒畅。服药二周后疼痛完全消失，小野寺氏压痛点亦转阴性。

继续服药一周，心窝部疼痛完全消失，大便潜血转阴性，工作时也没有疲劳感了。

373 胃溃疡和痔疮患者

四十八岁男性，曾经行痔疮手术。

三四年前胃部不适，曾被诊断为胃酸增多症。现痔疮发作，在服用民间疗法的鱼腥草及其他药草，服药后大便通畅。约三个月前因背部疼痛，在某医科大学附属医院被诊断为胃溃疡，服用某药物治疗，好转了一段时间后又再发。

现在症状除胃痛外，后背部也疼痛，身体极感疲惫。左下肢有痉挛感觉并无力。二三天前呕吐过一次，脉略数。

腹诊，心窝部略膨满，幽门部周边有压痛。

我对此投予了甘连栀子汤，仅服用一次，胃痛即消失，胸中舒畅，继服三周后，病痛完全解除，痔疮也好转了。于是一个月后，在上述医院再行X线检查，未发现溃疡。

374 痔疮注射治疗后肛门周围瘙痒的患者

四十二岁妇人，患有外痔，在某医院进行药物注射治疗。注射后痔的疼痛和肿胀痊愈，但肛门周围出现瘙痒，难以忍受。

注射治疗后已经两个月，肛周瘙痒仍未见任何好转。治疗的医生给予软膏局部涂抹，仍无效果。在有人的场合不能随便抓挠，很是苦恼。于是前来就诊，问有无治疗的方法。

进行通常的诊察，从脉诊到腹诊，然后看局部。因抓挠的原因，局部发红而糜烂。

那么用什么方药好呢？一般内服药通常会想到乙字汤或栀子柏皮汤，但我没有投予内服药，而是给予了蛇床子散外用。

蛇床子散是《金匮要略》的方剂，以蛇床子一味，与白粉相混，入绢袋，作为坐药，用于温妇人阴中。吉益东洞（1702–1773，日本江户时期医家——译者注）将该方的适应证定为"治下白物，阴中痒，或有小疮者"。

蛇床子也适用于肛门瘙痒吧，我在这么考虑。于是将蛇床子粉碎，与等量牡蛎细粉混合，嘱患者一天数次，敷于患部。治疗获得了成功，瘙痒很快消除，患者非常感谢。这种情况用蛇床子煎汤湿敷亦可吧。

我曾经用蛇床子煎汤湿敷的方法治疗麦粒肿初发时的瘙痒，也很有效，并且早用可以减轻肿胀程度。但现在有的市售蛇床子实际上是野胡萝卜籽，该物无效。

证候、病名索引（数字为病案序号）

方剂索引

（括弧内数字为病案序号，无序号者为加减所用原方，药物后的数字为用量克数）

A

安中散（190 337 338 364）*桂枝4 延胡索、牡蛎各3 茴香1.5 缩砂、甘草各1 良姜0.5*

B

八味地黄丸（291）*同肾气丸*

八味肾气丸（291）*同肾气丸*

白虎汤（164 219 248）*知母5 粳米8 石膏15 甘草2*

白虎加桂枝汤（5）*白虎汤加桂枝4*

白虎加黄连汤（249）*白虎汤加黄连1.5*

白虎加人参汤（248）*白虎汤加人参3*

白术附子汤（32）*附子1 白术4 生姜3 甘草2 大枣3*

半硫丸（226 227）*半夏、硫黄各等分 研细末，米糊为丸，一次2-3克服用*

半夏白术天麻汤（203 220 222 223 224 225 226 227）
　　*半夏、白术、陈皮、茯苓各3 麦芽、天麻、生姜、神曲各2 黄芪、人参、泽泻
　　各1.5 黄柏、干姜各1*

半夏干姜人参丸（183）*半夏、干姜、人参各等分 分别研细末，米糊为丸，一次2
　　克，一日三次服用*

半夏厚朴汤（50 104 113 206 207 209 210 211 212 213 283）
　　半夏6 茯苓5 生姜4 厚朴3 苏叶2

半夏厚朴汤合桂枝甘草龙骨牡蛎汤（208）*半夏厚朴汤加桂枝4 甘草、龙骨、牡蛎各2*

半夏散（61 371）*半夏、桂枝、甘草各3*

半夏泻心汤（6 116 128 130 131 132 133 221 225 284 313 314）

半夏5 黄芩、干姜、人参、甘草、大枣各2.5 黄连1

伯州散（167）（出处：日本江户时期医家吉益东洞处方——译者注）

津蟹（即藻屑蟹——译者注）、反鼻（即蝮蛇——译者注）、鹿角 将上药分别
焙成焦黑状后混合，一次1克，一日三次服用

补阴汤（358）人参、芍药、生地黄、熟地黄、陈皮、牛膝、补骨脂、杜仲各2 当
归、茯苓各3 小茴香、知母、黄柏、甘草各1

补中益气汤（273 274 275）黄芪、人参、白术各4 当归3 陈皮、生姜、大枣、柴胡
各2 甘草1.5 升麻1

C

柴胡桂枝汤（1 109 112 116 230 350）

柴胡5 半夏4 桂枝2.5 黄芩、人参、芍药、生姜、大枣各2 甘草1.5

柴胡桂枝干姜汤（柴胡姜桂汤）（110 111 112 171 174 283 304 340）

柴胡3 桂枝、栝蒌根、黄芩、牡蛎各3 干姜2 甘草2

柴胡姜桂汤加吴茱萸茯苓（125）柴胡桂枝干姜汤加吴茱萸1 茯苓3

柴胡剂（55 99 113）以柴胡为主药的方剂

柴胡加龙骨牡蛎汤（100 101 102 103 104 105 106 107 108 112 249）

柴胡5 半夏4 茯苓、桂枝各3 黄芩、大枣、生姜、人参、龙骨、牡蛎各2.5 大黄1

柴胡疏肝汤（114）柴胡6 芍药4 甘草2 枳实4 香附子、川芎各3 青皮2 栀子2

柴陷汤（174）（出处：日本经验方---译者注）

柴胡、半夏各5 黄芩、生姜、大枣、栝蒌仁各3 甘草、黄连各1.5 人参2

柴胡桔枳汤（353）柴胡、半夏各5 生姜、黄芩、栝蒌仁、桔梗各3 甘草1 枳实1.5

肠痈汤（260 283）薏苡仁9 瓜子6 桃仁5 牡丹皮4

承气汤（164）大承气汤、小承气汤、调味承气汤等总称

川芎茶调散（220）白芷、羌活、荆芥、防风、薄荷各2 甘草、细茶各1.5 川芎3 香附4

D

大柴胡汤（41 62 80 81 82 83 84 85 86 87 88 89 90 91 92 93 98 99 116 136 221

242 248 262 279 335 349）

　　　柴胡6　半夏、生姜各4　黄芩、芍药、大枣各3　枳实2　大黄1-3

大柴胡汤合半夏厚朴汤（213）*大柴胡汤增半夏至6　加厚朴3　茯苓5　苏叶2*

大柴胡汤合桃核承气汤（93 94 95）*大柴胡汤加桃仁5　桂枝4　芒硝2　大黄3　甘草1.5*

大柴胡汤合茵陈蒿汤（97）*大柴胡汤加茵陈4、栀子3*

大柴胡汤加地黄（96）*大柴胡汤加地黄4*

大承气汤（6 7 219 263 264 265 266 267）*大黄2　枳实、芒硝各3　厚朴5*

大防风汤（48）*当归、芍药、地黄、黄芪、防风、杜仲、白术各3　川芎2　人参、羌*
　　　活、牛膝、甘草、生姜、大枣各1.5　附子1

大黄附子汤（241 242 243）*大黄0.5-1　附子0.5-1　细辛2*

大黄牡丹汤（176 219 240 260 261 262 267 349）*大黄2　牡丹皮、桃仁、芒硝各4　瓜子6*

大建中汤（16 18 21 52 140 214 215 216）*蜀椒2　干姜5　人参3　将以上药物如常法煎*
　　　取去渣，纳入胶饴，再置火上煮沸五分钟，温服

大建中汤合茯苓饮（281 335）*大建中汤加茯苓5　白术4　生姜、橘皮各3　枳实1.5*

大青龙汤（45 67）*麻黄6　杏仁5　桂枝、生姜、大枣各3　甘草2　石膏1*

大芎黄汤（360）（出处：日本近代医家浅田宗伯医著《勿误药室方函口诀》——译者注）
　　　忍冬3　红花2　连翘、白术、荆芥各4　防风、川芎各3　大黄2　甘草1.5

当归贝母苦参丸（283）*当归、贝母、苦参各3*

当归建中汤（26 27 28 29 150 161 171 340）*小建中汤去胶饴加当归3*

当归芍药散（28 29 138 171 230 250 268 269 270 271 272）*当归、川芎各3　茯*
　　　苓、白术各4　泽泻5　芍药6

当归芍药散合猪苓汤（283）*当归芍药散加猪苓、滑石、阿胶各3*

当归四逆汤（49）*当归、桂枝、芍药、木通各3　细辛、甘草各2　大枣5*

当归四逆加吴茱萸生姜汤（49 50 51 52 53）*当归四逆汤加吴茱萸2　生姜4*

当归汤（98）*当归、半夏各5　芍药、厚朴、桂枝、人参各3　干姜、黄芪、蜀椒各1.5　甘草1*

当归饮子（309 310 313）*当归5　芍药、川芎、蒺藜、防风各3　地黄4　荆芥、黄芪各*
　　　1.5　何首乌2　甘草1

抵挡汤（107）*水蛭、虻虫、桃仁各1　大黄3　上药研细末，如常法取煎液，一日三次服用*

F

反鼻交感丹料（369）（出处：日本经验方——译者注）
茯苓5　香附3　反鼻（即蝮蛇——译者注）2　干姜1.5

防己黄芪汤（10 319）防己、黄芪各5　白术、生姜、大枣各3　甘草1.5

防风通圣散（158）当归、芍药、川芎、栀子、连翘、薄荷、生姜、荆芥、防风、麻黄
各1.2　大黄、芒硝各1.5　桔梗、黄芩、石膏、甘草各2　滑石3

分消汤（240 339）苍术、茯苓、白术各2.5　陈皮、厚朴、香附、猪苓、泽泻各2　枳
实、大腹皮、缩砂、木香、生姜、灯心草各1

茯苓甘草汤（318）茯苓6　桂枝4　生姜3　甘草1

茯苓饮（172 174 185 190 198 199 200 283）茯苓5　白术4　人参、生姜、陈皮各3　枳实1.5

茯苓饮合半夏厚朴汤（185）茯苓饮加半夏6　厚朴3　苏叶2

茯苓饮合小承气汤（199）茯苓饮加大黄、枳实各2　厚朴3

茯苓四逆汤（14 218 219）茯苓4　甘草、干姜、人参各2　附子0.5-1

茯苓杏仁甘草汤（204）茯苓6　杏仁4　甘草1

茯苓泽泻汤（319）茯苓、泽泻各4　白术、生姜各3　桂枝2　甘草1.5

浮萍汤（117）浮萍3　麻黄3　川芎2　荆芥2　甘草1

附子粳米汤（52 364）附子0.5-1　粳米7　半夏5　大枣3　甘草1.5

附子理中汤（79 193 194 213 364）人参汤加附子0.5-1

附子理中汤合大建中汤（327）附子理中汤加蜀椒2

附子剂（113）指配伍有附子的方剂

附子泻心汤（241）三黄泻心汤加附子0.5-1

G

甘草干姜汤（191 192）甘草4　干姜2

甘草附子汤（5）甘草2　白术4　桂枝3.5　附子0.5

甘草泻心汤（106 136 137 169 180 193 283）半夏5　黄芩、干姜、人参、大枣各2.5
甘草3.5　黄连1

甘姜苓术汤（167 321）茯苓6　干姜、白术各3　甘草2

甘连栀子汤（359 372 373）（出处：本书作者大塚敬节处方——译者注）

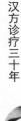

汉方诊疗三十年

甘草4　黄连2　栀子2

葛根汤（2 20 54 55 56 57 58 59 60 62 87 109 117 138 164 173 196 197 203 205 329）

　　葛根8　麻黄、生姜、大枣各4　桂枝、芍药各3　甘草2

葛根加半夏汤（61）葛根汤加半夏5

葛根红花汤（73）（出处：日本江户时期医家有持桂里医著《方舆輗》——译者注）

　　葛根、芍药、地黄各3　黄连、栀子、红花各1.5　大黄、甘草各1

葛根黄芩黄连汤（138 197）葛根6　黄芩、黄连各3　甘草2

栝蒌枳实汤（351）当归、茯苓、贝母各3　栝蒌仁、桔梗、陈皮、黄芩、生姜各2　缩
　　砂、木香、甘草、栀子、枳实、竹茹各1

钩藤散（32 344）钩藤、橘皮、半夏、麦门冬、茯苓各3　人参、菊花、防风各2　石膏
　　5　甘草、生姜各1

归脾汤（315）黄芪2　人参、白术、茯苓、酸枣仁、龙眼肉各3　当归2　远志1.5　甘
　　草、木香各1　生姜、大枣各1.5

归芪建中汤（30 31 32 33）当归、桂枝、生姜、大枣各2.5　芍药5　甘草2　黄芪2

桂枝汤（1 2 3 4 5 7 21 54 109 127 219 350）桂枝、芍药、大枣、生姜各4　甘草2

桂枝二麻黄一汤（54）桂枝4.5　芍药、生姜、大枣各3　麻黄、杏仁各1.5　甘草2.5

桂枝麻黄各半汤（1 2 45 163 175）桂枝3.5　芍药、生姜、甘草、麻黄、大枣各2　杏仁2.5

桂枝加黄芪汤（34 35 275）桂枝汤加黄芪3

桂枝加厚朴杏子汤（46）桂枝汤加厚朴1　杏仁4

桂枝加芍药汤（6 7 8 9 12 18 19 21 62 176 260 329 350）桂枝汤加芍药量至6

桂枝加芍药大黄汤（8 10 11 12 335）桂枝加芍药汤加大黄1

桂枝加芍药汤加附子（327）桂枝加芍药汤加附子0.5

桂枝芍药知母汤（47 48）桂枝、知母、防风、生姜、芍药、麻黄各3　白术4　甘草1.5
　　附子0.1-1

桂枝芍药知母汤合四物汤（48）桂枝芍药知母汤加当归、川芎、芍药、地黄各3

桂枝加苓术附汤（44 195 340）桂枝汤加茯苓、白术各5　附子0.5-1

桂枝加附子汤（40 41 42 43 52 364）桂枝汤加附子0.5-1

桂枝加龙骨牡蛎汤（21 36 37 38 167 233）桂枝汤加龙骨、牡蛎各3

桂枝加龙骨牡蛎汤合半夏厚朴汤（233）桂枝加龙骨牡蛎汤加半夏6　茯苓5　厚朴3　苏叶2

桂枝去芍药汤（69）桂枝汤去芍药

桂枝去芍药加蜀漆龙骨牡蛎救逆汤（39）桂枝汤去芍药加蜀漆4 龙骨5 牡蛎6

桂枝人参汤（127 163 174 194 195 196 197 217）桂枝4 甘草、白术、人参各3 干姜2

桂枝人参汤加芍药附子茯苓（195）桂枝人参汤加芍药3 附子0.5 茯苓4

桂枝茯苓丸（26 150 250 251 252 253 254 255 258 260 263 332 343 349）

 桂枝、茯苓、桃仁、牡丹皮、芍药各等分 蜜炼为丸，一次3克，一日三次服用。

 煎剂时取诸药各3

桂姜草枣黄辛附汤 桂枝、生姜、大枣各3 甘草、麻黄、细辛各2 附子0.5-1

H

黄解丸（黄连解毒丸，有大黄者）（131）黄连解毒汤加大黄1，将各药分别研细末，

 米糊为丸，一次2-3克，一日三次服用

黄解丸（黄连解毒丸，无大黄者）（349）将黄连解毒汤各药分别研细末，米糊为丸，

 一次2-3克，一日三次服用

黄连解毒汤（139 145 146 147 148 149 150 190）黄连1.5 黄芩3 黄柏1.5 栀子2

黄连解毒汤加甘草（152）黄连解毒汤加甘草1.5

黄连解毒汤加钩藤（70）黄连解毒汤加钩藤3

黄连解毒汤加钩藤、黄芪（151 153）黄连解毒汤加钩藤、黄芪各3

黄连阿胶汤（349）黄连3 芍药2.5 黄芩2 将以上药物如常法煎取去渣，纳入阿胶，

 再置火上使阿胶熔化，待稍冷后入卵黄一个，搅拌后分三次服

黄芪桂枝五物汤（45）黄芪、芍药、桂枝、大枣各3 生姜6

黄芪建中汤（22 23 24 25 35）小建中汤加黄芪4

黄芩汤（62 218）黄芩、大枣各4 甘草、芍药各3

J

济生肾气丸（牛车肾气丸）（292 293 294）肾气丸加牛膝、车前子各5。煎剂药量如

 下：地黄5 山茱萸、山药、泽泻、茯苓、牡丹皮各3 桂枝、附子各1 牛膝、车

 前子各3。

加味归脾汤（316）黄芪2 人参、白术、茯苓、酸枣仁、龙眼肉各3 当归2 远志1.5

 甘草、木香各1 生姜、大枣各1.5 柴胡3 栀子2

加味温胆汤（244）半夏5　竹茹、枳实、茯苓、陈皮各3　甘草2　远志、玄参、人参、地黄、酸枣仁、大枣、生姜各2

加味逍遥散（28　126　127　128　129　226　335）当归、芍药、柴胡、白术、茯苓各3.5　生姜2　甘草1.5　薄荷1　牡丹皮、栀子各2

椒梅泻心汤（139）半夏泻心汤加乌梅、蜀椒各2

桔梗白散（即三物白散——译者注）（353）桔梗、贝母各三份　巴豆一份　去巴豆外皮后研碎，与另外两味的细末混合一起，一次0.5克，温开水顿服

桔梗汤（371）桔梗2　甘草3　以上为一日量，以水400毫升煮取一半，去渣，分两次服

解急蜀椒汤（328　329）粳米8　半夏5　人参、大枣各3　蜀椒2　干姜、甘草各1.5　附子0.5　胶饴20

解劳散（115　116）柴胡5　枳实2　芍药4　甘草1.5　鳖甲、茯苓各3　大枣、生姜各2

荆防败毒汤（120）荆芥、防风、羌活、独活、柴胡、前胡、薄荷、连翘、桔梗、枳实、川芎、金银花、生姜各1.5　甘草1

加减木防己汤（245）木防己汤加苏子5　桑白皮、生姜各3

L

利膈汤（371）半夏8　附子0.5-1　栀子3

理中汤　即人参汤

理中汤去术加附子（185）人参汤去白术加附子

凉膈散加荆芥石膏（365）连翘4　大黄、薄荷各2　黄芩3　芒硝2　甘草1.5　荆芥3　石膏5

苓甘姜味辛夏汤（281）茯苓、半夏各4　五味子3　甘草、干姜、细辛各2

苓桂甘枣汤（285）茯苓6　桂枝、大枣各4　甘草2

苓桂术甘汤（172　249　320）茯苓6　桂枝4　白术 3　甘草2

苓桂味甘汤（苓桂五味甘草汤）（55　288　322　323）茯苓6　桂枝4　五味子3　甘草2

六君子汤（200　229　274　312　313　319　326　328）人参、白术、茯苓、半夏各4　陈皮、生姜、大枣各2　甘草1

龙胆泻肝汤（225　231　280　283　342　343）车前子　黄芩　泽泻各3　木通、地黄、当归各5　栀子、甘草、龙胆草各1.5

良枳汤（289）（出处：日本江户时期医家杉山和一医著《疗治大概》——译者注）

茯苓、半夏各6　桂枝、大枣各4　甘草2　良姜1　枳实2

M

麻黄剂（240）*以麻黄为主药的方剂*

麻黄加术汤（248）*麻黄汤加白术5*

麻黄附子细辛汤　*麻黄4　细辛3　附子0.5-1*

麻黄连轺赤小豆汤（204）*麻黄、连翘、生姜、大枣、桑白皮各3　杏仁4　赤小豆10　甘草1*

麻黄汤（2　54　109　164　165　184）*麻黄、杏仁各5　桂枝4　甘草1.5*

麻杏甘石汤（63　68）*麻黄、杏仁各4　甘草2　石膏10*

麻杏甘石汤合半夏厚朴汤（70）*麻杏甘石汤加半夏6　茯苓5　生姜4　厚朴3　苏叶2*

麻杏薏甘汤（158　329）*麻黄4　杏仁3　薏苡仁10　甘草2*

麻子仁丸（32　330　331　335）*麻子仁5份　芍药、枳实、厚朴各2份　大黄4份　杏仁3份　上药炼蜜为丸，一次2克，顿服*

麦门冬汤（231　132　233　283　285）*麦门冬10　半夏、粳米各5　大枣3　人参、甘草各2*

木防己汤（244　245　246　247　297）*木防己4　石膏10　桂枝、人参各3*

N

内托散（346　347）*人参2.5　黄芪、川芎、防风、桔梗、厚朴、桂枝各2　当归3　白芷、甘草各1*

女神散（155）（出处：日本近代医家浅田宗伯医著《浅田家方》——译者注）
　　当归4　川芎、桂枝、白术各3　木香2　黄芩4　丁香0.5　黄连2　人参、甘草各1.5　香附4　大黄1　槟榔4

Q

启脾汤（325　326）*人参3　白术、茯苓各4　莲肉、山药各3　山楂、陈皮、泽泻各2　甘草1*

七贤散（219）*茯苓5　地黄6　山药、牡丹皮各3　山茱萸、人参、黄芪各2*

钱氏白术散（138）*人参3　白术、茯苓、葛根各4　藿香、木香、甘草各1*

清热解郁汤（359）栀子3　川芎、枳实各2　苍术、黄连各1　陈皮、干姜各0.7　甘草1

清上防风汤（332　333）荆芥、黄连、薄荷各1　栀子、川芎、黄芩、连翘、白芷、桔梗、防风各2　枳实、甘草各1.5

清湿化痰汤（341）天南星、黄芩、生姜、陈皮各3　半夏、茯苓、苍术各4　羌活、白芷、白芥子、甘草各1

清暑益气汤（155　313）人参、白术、麦门冬各3　五味子、陈皮、甘草、黄柏各2　当归、黄芪各3

清心莲子饮（326　340）莲肉、麦门冬、茯苓各4　人参、车前子、黄芩各3　黄芪　地骨皮各2　甘草1.5

驱风解毒散（371）防风3　荆芥1.5　羌活1.5　连翘5　牛蒡子3　甘草1.5

驱瘀血剂（113　240）具有祛除瘀血作用方剂的总称，如桃核承气汤、桂枝茯苓丸等

R

人参汤（理中汤）（16　18　22　52　131　140　163　169　178　179　180　181　182　183　184　185　186　187　188　189　190　191　192　193　194　196　200　216　233　327　338　350）
人参、甘草、白术、干姜各3

S

三和散（335）沉香、苏叶、大腹皮各2　甘草1　木香、陈皮、槟榔、木瓜、生姜各1.5　白术、川芎3

三黄泻心汤（36　131　141　142　143　144　145　146　335）大黄、黄芩、黄连各1　使用浸剂时，可加开水100毫升，煮沸3分钟，去渣顿服。

三物黄芩汤（157　158　298）黄芩、苦参各3　地黄6

芍药甘草汤（267）芍药、甘草各3

芍药汤（62）芍药4　黄芩、当归、黄连各2　甘草、木香、枳实、大黄、槟榔各1

芍甘黄辛附汤（241）芍药、甘草各3　附子1　大黄1　细辛2

蛇床子散（374）将蛇床子研细末，掺少许白粉（铅白），包以绢布，制成枣大小坐剂，纳入妇人阴道

参苓白术散（137）人参3　白术、茯苓各4　山药、扁豆、莲肉各3　桔梗2.5　薏苡仁8

缩砂2　甘草1.5　上药制为粉末，一次2.5克，一日三次服用

肾气丸（28　37　56　96　156　177　193　219　236　256　261　278　279　280　281　282　283　284　285　286　287　288　289　290　291　297　305　326）

地黄8份　山茱萸、山药各4份　泽泻、茯苓、牡丹皮各3份　桂枝、附子各1份
上药炼蜜为丸，一次2克，一日三次服用。煎剂时一日量为地黄5　山茱萸、山药、泽泻、茯苓、牡丹皮各3　桂枝、附子各1

肾气丸合桃核承气汤（156）肾气丸煎剂剂量加桃仁5　桂枝4　芒硝2　大黄3　甘草1.5

神效汤（335　336）（出处：日本战国时期医家曲直濑道三医著《众方规矩》——译者注）

木香、吴茱萸、小茴香、延胡索、益智仁、苍术、香附、当归、乌药、栀子各2
缩砂1.5　甘草1　生姜2　灯心草3

生姜泻心汤（131　134　135　140　190　320）半夏泻心汤减干姜量至1，加生姜2

生津补血汤（356）当归、芍药、地黄、茯苓各3　枳实、陈皮、黄连、苏子、贝母各2
缩砂、沉香各1　生姜、大枣各1.5

十六味流气饮（276　277）川芎、当归、芍药、白芷、桂枝、人参、黄芪、木香、乌药、厚朴、枳实、槟榔、苏子、防风、桔梗、甘草各1

十全大补汤（302　303　304　305　326）人参、黄芪各2.5　白术、当归、茯苓、地黄各3.5　川芎、芍药、桂枝各3　甘草1

十味败毒汤（5　76　117　118　119　120　129　158　238）（出处：日本江户时期医家华冈青洲处方——译者注）

柴胡、樱皮或朴樕（朴樕即槲皮，日本有以山樱树皮代之者——译者注）、桔梗、生姜、川芎、茯苓各2　独活、防风各1.5　甘草、荆芥各1

十味剉散（355）当归、芍药、川芎、地黄、茯苓、白术、黄芪、桂枝、防风各3　附子0.5-1

疏经活血汤（352）

当归、地黄、苍术、川芎、桃仁、茯苓各2　芍药2.5　牛膝、威灵仙、防己、羌活、防风、龙胆草、生姜、陈皮各1.5　白芷、甘草各1

四物汤　当归、川芎、芍药、地黄各1.5

四物汤合猪苓汤（299　326）四物汤加猪苓、茯苓、滑石、泽泻、阿胶各3

四物汤加柴胡钩藤黄芪黄柏（300）四物汤加柴胡、钩藤、黄芪各3　黄柏2

四物汤加钩藤黄芪栀子（301）四物汤加钩藤、黄芪各3　栀子2

四物汤加减（138）四物汤加木瓜、苍术各3　薏苡仁6

四君子汤（75 186 200 311）人参、白术、茯苓各4　甘草、生姜、大枣各1.5

四逆散加茯苓辛夷薏苡仁（115）柴胡5　枳实2　芍药4　甘草1.5　茯苓3　辛夷2　薏苡仁10

四逆汤（18 176 248 318）甘草3　干姜2　附子1

四逆加人参汤（217）四逆汤加人参2

酸枣仁汤（233 268 363）酸枣仁6　知母、川芎各3　茯苓5　甘草1

T

唐侍中一方（249）槟榔4　生姜、橘皮、木瓜各3　吴茱萸、苏叶各2

桃核承气汤（26 107 254 256 257 258 259 263）桃仁5　桂枝4　芒硝2　大黄3　甘草1.5

调胃承气汤（164 166 350）大黄2　芒硝、甘草各1

调中益气汤（226）补中益气汤加芍药、茯苓各3

托里消毒饮（345）人参、川芎、桔梗、白术、芍药各3　当归、茯苓各5　白芷1　厚朴、皂角各2　黄芪、金银花各5

W

胃风汤（137）人参、白术、茯苓、当归、芍药各3　川芎、桂枝各2　粟米10

温胆汤（313）半夏、茯苓各6　生姜3　陈皮2.5　竹茹2　枳实1.5　甘草1

温经汤（150 334）半夏、麦门冬各4　当归3　川芎、芍药、人参、桂枝、阿胶、牡丹皮、生姜、甘草各2　吴茱萸1

温清饮（93）当归、地黄各4　芍药、川芎、黄芩各3　栀子、黄连、黄柏各1.5

温清饮加钩藤（155）温清饮加钩藤

温清饮加钩藤、大黄（154）温清饮加钩藤3　大黄1，但应以每日有大便为目标增减大黄的用量

温清饮加泽泻、猪苓、茯苓、甘草（156）温清饮加泽泻、猪苓、茯苓各3　甘草1

五虎汤（63）麻杏甘石汤加桑白皮3

五淋散（156）芍药、栀子各2　茯苓6　当归、甘草、黄芩各3

五苓散（18 163 184 186 194 201 202 203 204 205 220 221 240 283 317 318）泽泻5份　猪苓、茯苓、白术各3份　桂枝2份　以上为细末，一次1克，一日三次，白水送服。煎剂时药物一日用量为泽泻5　猪苓、茯苓、白术各3　桂枝2

乌头赤石脂丸（364）乌头、附子、干姜各1　山椒、赤石脂各2　将以上各药分别研细末，炼蜜为丸，一次0.5，一日三次服用

吴茱萸汤（220 221）吴茱萸3　人参2　大枣、生姜各4

X

香川解毒剂合桂枝茯苓丸（361）（出处：香川解毒剂为日本江户时期医家香川修德处方——译者注）

山归来（即土茯苓——译者注）、木通各4　茯苓、川芎、忍冬藤各3　大黄1　桂枝、芍药、桃仁、牡丹皮各3

香砂六君子汤（314）人参、白术、茯苓、半夏各3　陈皮、香附子各2　大枣、生姜各1.5　甘草、缩砂、藿香各1

香苓汤（203）石膏12　桂枝4.5　川芎5　甘草2　薄荷1　香附子5

小半夏加茯苓汤（317）半夏、生姜各6　茯苓5

小柴胡汤（1 21 68 75 76 77 78 79 80 109 110 112 113 127 164 165 174 184 214 221 313 363）

柴胡7　半夏5　生姜4　黄芩、大枣、人参各3　甘草2

小柴胡汤合半夏厚朴汤（213）小柴胡汤增半夏为6，加厚朴3　苏叶2　茯苓5

小柴胡汤合五苓散（柴苓汤）（281）小柴胡汤加泽泻6　猪苓、茯苓、白术各4.5　桂枝3

小柴胡汤加地黄（298）小柴胡汤加地黄4

小承气汤（70 267）大黄、枳实各2　厚朴3

小建中汤（13 14 15 16 17 18 19 20 21 25 34 35 140 167 216）桂枝、生姜、大枣各4　芍药6　甘草2　煎取上药去渣，加入胶饴20，再置于火上煮沸5分钟，温服

小解毒汤（283）（出处：日本江户时期山田元伦编著《名医方选》——译者注）

山归来（即土茯苓——译者注）4、滑石6、泽泻3、阿胶2、木通5、忍冬藤3、大黄1

消风散（117 158 306 307 308 310）当归、地黄各3　防风2　蝉蜕1　知母1.5　苦参1　胡麻1.5　荆芥、苍术、牛蒡子、木通各2　石膏3　甘草1

逍遥散　当归、芍药、柴胡、白术、茯苓各2　生姜2　甘草1.5　薄荷1

逍遥散加陈皮香附（127）逍遥散加陈皮、香附各3

小青龙汤（66 67 68）麻黄、芍药、干姜、甘草、桂枝、细辛、五味子各3　半夏6

小青龙加石膏汤（66）小青龙汤加石膏5

小陷胸汤（190） 黄连1.5 栝蒌仁3 半夏6

小续命汤（72） 附子0.1-1 防风、芍药、防己各2 人参、甘草、生姜各1 杏仁3
　　麻黄、桂枝、川芎、黄芩各2

续命汤（70 71）杏仁、麻黄、桂枝、人参、当归各3 川芎、干姜、甘草各2 石膏6

芎归胶艾汤（150 156 281 340 348）川芎、甘草、艾叶各3 当归、芍药各4.5 地黄6
　　如常法煎诸药，去渣，加阿胶3后再置于火上，待阿胶充分熔化后温服

旋复花代赭石汤（16 18 132 135 140 190 216）旋复花、大枣、代赭石各3 甘草、
　　人参各2 半夏5 生姜4

Y

眼蒸敷剂（308） 当归、荆芥、黄柏、菊花各3，黄连、红花、薄荷各1，加水1000毫
　　升，煮沸二十分钟，去渣，蘸取药液，温敷患部。

抑肝散（121 122 123 124）当归、钩藤、川芎各3 白术、茯苓各4 柴胡2 甘草1.5

抑肝散加陈皮半夏（125）抑肝散加陈皮3 半夏5

医王汤（同补中益气汤）（275）

薏苡仁汤（74）麻黄、当归、白术各4 薏苡仁8 桂枝、芍药各3 甘草2

薏苡附子败酱散（158 176 219）薏苡仁10 败酱3 附子0.5-1

茵陈蒿汤（221 234 235 236 237 238 239 240 296 368）茵陈4 栀子3 大黄1

茵陈五苓散（228 229 230 234 296 368）茵陈4 泽泻6 猪苓、茯苓、白术各4.5 桂枝3

茵陈五苓散合人参汤（324）茵陈4 泽泻6 猪苓、茯苓、白术各4.5 人参、桂枝各3
　　甘草、干姜各2

越婢加术汤（64 65 95）麻黄6 石膏8 生姜、大枣各3 甘草2 白术4

越婢加半夏汤（66）麻黄6 石膏8 生姜、大枣各3 甘草2 半夏5

Z

泽泻汤（155） 泽泻5 白术2

炙甘草汤（296 297 298）炙甘草、生姜、桂枝、麻子仁、大枣、人参各3 生地黄、
　　麦门冬各6 阿胶2

栀子柏皮汤（374）*栀子3 甘草1 黄柏2*

栀子半夏甘草汤（371）*栀子3 半夏5 甘草2*

栀子剂（240）*以栀子为主药的方剂*

栀子枳实芍药汤（370）（出处：本书作者大塚敬节处方---译者注）*栀子3 枳实2 芍药3*

栀子生姜豉汤（368）*栀子3 香豉4 生姜4*

栀子甘草汤（367）*栀子3 甘草2*

栀子甘草豉汤（366）*栀子3 香豉4 甘草2*

真武汤（6 8 18 40 79 137 140 159 160 161 162 163 164 165 166 167 168 169 170 171 172 173 174 175 176 177 191 193 216 275 283 325 348）

    茯苓5 芍药、生姜、白术各3 附子0.5-1

真武汤合甘草干姜汤（340）*真武汤加甘草4 干姜2*

猪苓汤（156 283）*猪苓、茯苓、滑石、泽泻、阿胶各3*

竹叶石膏汤（166）*竹叶、甘草各2 石膏10 粳米、麦门冬各6 半夏4 人参3*

滋肾明目汤（354）*当归、川芎、熟地黄、生地黄、芍药各3 桔梗、人参、栀子、黄连、白芷、蔓荆子、菊花、甘草、细茶各1.5*

滋阴降火汤（351 357）*当归、芍药、地黄、天门冬、麦门冬、陈皮各2.5 白术3 知母、黄柏、甘草各1.5*

紫云膏（23 39 51 93 107 346）（出处：日本江户时期医家华冈青洲处方——译者注）*胡麻油1000 当归、紫草各100 黄蜡380 豚脂25。首先煮胡麻油，放入黄蜡和豚脂，待其熔化后再放入当归，最后放入紫草，待液体变明亮后用布过滤，充分搅拌待其冷却。放入紫草时以140℃油温为宜。另外，夏天和冬天应加减黄蜡用量。*

高古的诗意

——《汉方诊疗三十年》译后小记

今年三月一日晚，当编写出方剂索引的最后一个"良枳汤"时，我愉快地意识到《汉方诊疗三十年》一书的翻译已经完稿，我终于可以坦然地面对大塚敬节先生的微笑了。

第一次看到大塚敬节先生这张微笑着的照片，是在日本岐阜大学学习期间阅读小曾户洋先生的著作《汉方的历史》（大修馆书店）时。照片应该是坐位略向右侧身拍摄的，晚年的先生身着白大衣，略挺起上身，微笑着，看上去身体很好，照片下面的文字说明是：为昭和时期汉方医学的复兴而竭尽全力的大塚敬节。

但直到最近，我为了翻译"代序"一篇，参考先生的长子大塚恭男先生的著作《东洋医学》（岩波书店）有关章节时才知道，先生患有高血压，左眼发生过重度眼底出血而视力严重下降。书中这样写道："在西荻洼居住时期的一九五二年三月，左眼发生了重度眼底出血，便戒掉了原本应该节制的烟酒，彻底素食化，服用自拟的七物降下汤，仅用右眼的支持进行着繁重过激的工作，直到八〇年去世……
这天早上他在穿好西服等待坐车去上班的时候倒下了，上去扶他的身
体时，已经没有了意识，短短的两个小时后辞世，五十年汉方一条道
路的人生走到了终点。"

以后再看到这张照片时，我有了更多的感触。先生家族代代为
医，自己也顺利地继承了家业，本来是可以有着安稳工作和富裕生活
的，但他却放弃了日益繁盛发达的西方医学，不顾周围人的反对，关
闭了经营兴旺的医院，离开故乡，只身赴东京，投于汤本求真门下，
从头学起跌落至谷底的汉方医学，并且"五十年汉方一条道路"，遍
尝成败苦甘。而且这完全是一种主动的选择，对于一个人的人生来
说，是很重大的，浪漫地可以说生机与危机并存，其实谁也会看得出
来，现实情况是危机远远大于生机。

先生在"代序"里写了到达东京那一天的情况，文字不多，但颇
具神韵。

是什么样的因素促使先生毅然决然地弃"明"投"暗"，转身到
汉方医学世界里来的呢？在小曾户洋先生为本译本所撰序言中称大塚
敬节先生是"有所感"而为之，先生自己在"代序"中则将其原因归
结为"生性使然"。

是一种什么样的"生性"而"使然"？他感觉到了什么？在追求
什么？

在本书翻译过程中，我得到了许多宝贵的汉方医学知识和启发，

这无须赘言，但对于这几个问题探寻的愿望也一直在迫使我思考。

我尝试将思考结果归结为：大塚敬节先生的"诗人"生性使然，他感觉到了"黑暗"中的清澈和生机，他要追求汉方医学究极的"斯文"与"诗意"。

包括现代医学在内的现代自然科学与技术从十九世纪后期就开始显露出了锐利的锋芒，并且发展神速，给人类社会带来了壮观的现代文明，人类在不断地追求着"比一千个太阳还亮"的现代技术光明，兴奋地扮身为"成年的技术男性"。但是渐渐地，现代科技也显露出了所谓"技术问题"，即技术与人的异化，技术对人的控制，人类在享受现代科技带来的好处的同时也被其"绑架"和规制，现代科技中所包含的反人类利益的成分也日益显现出了不俗的作用。

另一方面，多种传统文化形式在现代科技带来的强大功利面前显得苍白无力，其中所包含的数千年来人类积蓄的精彩纷呈的智慧也无可奈何地随着其躯壳一起走向衰弱，甚至灭亡。

毕竟，天不丧斯文。许多人开始反思，为人类选择另外的道路和前途。比如日本二十世纪三十年代的著名作家宫泽贤治就曾经说过，现代科学冰冷而可怕。他选择了童话创作与关心农民宗教活动等形式来表达儿童的情感，安顿农民的心灵。

在医学领域，西方医学不由分说地侵用了"醫"字，大模大样地成了正统的"医学"。而使用"醫"字数千年自然形成的"醫学"却无可奈何地被加以说明性定语，不明不白地成了"传统医学""汉方医学""东洋医学"，等等。"医学"发展锐不可当，光明一片，人声鼎沸，"医学"理论和技术"别有用心"地在规制和要求着人类去理解、接受和使用其试图建立的对生命、健康、疾病以及治疗的解释。"传统医学"江河日下，灯火阑珊，黯然神伤，在无力窥见"全豹"的尴尬困境中沦落为被新潮"文明"乜视的废物、容忍的另类和研究的对象。

当然，天，不丧斯文。有些人通过形而上的文化省视与实际的医疗活动，真切地感觉到，西方医学借助现代科技手段所建立的解剖学、病理学、病原学、统计学等等方法虽然强势，但终究存在着极限之所，有其永远也达不到的空间和深邃之处，甚至在光明一片、极其活跃、创新、有能力的背后，实际上存在着大量本性的不雅驯、不合理，存在着与人类的健康和疾病本质"不真正切身"的东西。

而在西方医学炫目的光亮下黯然失色的传统汉方医学是在现代医学功利冲击下的骤然失神。汉方医学所基于的文化内涵，以一种"精神性的目光"来"看"病人的方式，对疾病的观察、描述、思考、表达与治疗等迫近健康和疾病最原初的本质的独特方法，有着文化性的、本质的灵性。《老子》第二十八章云"知其白守其黑"，"知其白"，当知"比一千个太阳还亮"的现代技术光明有其冰冷与可怕的一面，"守其黑"便是应当体会到传统汉方医学这种清澈"黑暗"中的温润与生机。

于是投身于传统医学就成了一种文化的自觉与回归。

我推测，这些用现代语言表述的一部分内容——当然并不止这些内容，是大塚敬节先生所深深感知到的。同时，这是不是先生在"自序"中谈到恩师汤本求真先生放弃西方医学转向汉方的原因时所谓"有所感"之感呢。

　　但具体到大塚敬节先生的弃"明"投"暗"，则更有着文学气质的因素、"诗人"生性的存在。

　　先生中学时代拿手的科目是语文，喜欢汉文，崇敬文学家辻润，是一名埋头于写小说、写诗的文学青年，小说作品曾在家乡的《高知日报》进行了153次连载，并出版过诗集。

　　"被称为诗人是一种机遇"，而"写诗出自本能"（《中国当代名诗人选集·舒婷》 人民文学出版社），先生虽然最终没有成为一名诗人，但"诗人"的生性与本能却使得他对主客二分化、构架化、平板化、计量化的西方医学提不起兴趣，正像他在"自序"里讲到的一样，当时"自己并没有一生投入到医学研究中去的想法，总有一种所学得的医学与自己性格不符的感觉"，"没有一个要去积极做某件事情、达成一定目标的理想"。

　　但就在这种思维"慵懒"的日子里，当他偶然读到也是一位诗人的著作时，立即在心里产生了共鸣，便一头扎进了汉方医学的灵性世界，从此波澜起伏。

　　大塚恭男先生在《东洋医学》中是这样记述的："父亲与汉方最初的接触，是在一九二七年一天的读卖新闻的文艺栏目中，读到了一篇介绍中山忠直著作《汉方医学的新研究》的文章。他产生了强烈的兴趣，立即买来该书阅读。中山忠直不是医生，是一位诗人。父亲自身也从学生时代就开始写诗，并在一九二二年的医学生时期由京都的坩埚社出版了名为《处女座拜祭》的诗集。也许在这一点上两根琴弦发生了共鸣。"

一般在我们看来，文字语言构成文学作品，小说、诗文是一种由文字语言形成的文学形式，如果必须用最简单扼要的方式表述语言、文学的功用的话，恐怕谁都会搬出这三个字："诗言志"。

但哲学并不这么认为，现象学研究对文字、语言和诗的本质与功能有更深的认识。

哲学家张祥龙先生在《海德格尔传》（商务印书馆）中这样论述（大意）道：海德格尔认为，语言将存在者作为存在者而首次带入开启之域，只有在语言这个缘构成的域之中，存在者才作为存在者显现出来，人和世界才同样原初地成为其自身。语言承载着原初的、域性的意义与消息，它是一种敞亮着、隐藏着和释放着的呈献。这种呈献并不完全靠语音和文字，而是出自缘构域的本性。并且，语言本身是原本意义上的诗，这是说，诗不只是或主要不是"表达情感"的或"言志"的诗，而是究天人之际的缘构，即"真理的促成"和"让……显现或到场"。诗是一种具有微妙的引发机制的活动，它不只是一种"什么"，比如文学的一种形式，而是一种出自人的本性的纯构成方式。

虽然有生硬套搬上述理论之嫌，但我还是试图这样推测，医者兼诗人的大塚敬节先生凭着天生对语言文字的敏感，真切地感觉到汉方医学理论通过独特的文字语言表述，带来了患者作为患者显现出来的开启之域，患者、生命、健康、疾病原初地成为其自身，疾病的本质得以显现或到场，医者处在语言的缘构开启域之中，得以讲话和思想。

"天地无私春又归"，见山还是山，见水还是水。主客浑一，物我交融，天感人应，诗人医者的诗意追求在汉方医学的活动中得以实现，诗意正是汉方医学活动的开启之域。

大塚敬节先生以诗人之心感受和追求汉方医学之诗意，心志拳拳，意趣盎然，险韵诗成，格调高古，踌躇而志满。

今年是大塚敬节先生诞辰一百一十周年、逝世三十周年。不揣笔力拙陋，译出《汉方诊疗三十年》，并对先生的学术道路进行一些粗浅探讨，谨纪念之。

本书的内容可以说是大塚敬节先生汉方临证前三十年的医案精华选编，限于篇幅，不能就其所包含的深邃学术思想进行探讨。在此想说明的是本书体例上所具有的特点，如病案编有序号，附加目录、阅读说明、证候索引和方剂索引，使读者既可以系统地了解全貌、指导阅读全书，也能够便捷准确地从二十多万字中就所关心的证候、疾病、方药迅速找到具体内容，并利于比较、体味。这种编写方法颇为读者着想，在医案类书籍中显得独具匠心。

原书证候索引和方剂索引为日语五十音图序，译本改为汉语拼音序。译本对原书中出现的日本医家、医著和出自日本的方剂给予注明。

另外，本书的文体在很大程度上是采用谈话体写成的，不同于一般医案的写法。诗文大家张中行先生强调并力行"写话"，他在谈及行文的语言时总是讲到叶圣陶先生的教诲，即"写成文章，在这间房里念，要让那间房里的人听着，是说话，不是念稿，才算及了格"（《负暄续话》 中华书局）。我很尊重、钦佩，也愿意学习和模仿这种写话文体，虽然仍是望道而未之见，但在确定本译稿时，就采用了念出声来进行修改的方法，果然发现了多处表述的欠缺。

尽管如此，译文中仍多有不妥之处，实乃译者诸方面的力所不逮所致，敬请看到该书的诸位不吝赐教，以待今后的更臻完善。

我的恩师、中国科学院院士陈可冀先生欣然为本书题写书名，向我讲述了他与矢数道明先生、大塚恭男先生等汉方学者的学术交往，并让我看当时的照片。中日友好医院教授史载祥先生在百忙中为本书撰写序言，并多次称"不容易、不容易"，予以赞许和鼓励。日本北里大学东洋医学综合研究所医史学研究室主任小曾户洋先生在我提出请求之后，先用网络传来大塚敬节先生的照片和手迹照片，随后邮寄来为本书所撰序言。序言是用铅笔写在方格稿纸上的，满满四页，一格一字，一字一格，正楷，劲而秀，看惯了打印文稿的我，拆开信后惊住了，然后便是喜悦和感动至今，就为这难得的古雅之美。

我的恩师、日本岐阜大学教授、兵库县立尼崎医院院长、兵库县

汉方诊疗三十年